카렌 호나이의 분석 정신

김병석 저

圖書出版 하나醫學社

감사의 말씀

오랫동안 카렌 호나이 정신분석에 대한 집필을 권장해 주신 하나의학사
오무근 사장님과 정신과 양종철교수님께 감사합니다.

50여 년 정신치료를 해오면서 인간의 고독함과 불안과 세상의 어두움을 나누고
원활한 성격의 새 삶을 찾아 제게 고마워하던 수많은 피분석자들에게
제게 준 보람과 기쁨에 대해 더할 수 없이 감사합니다.

상담심리학을 공부한 코치로서 내겐 동지이며 비판자로서 내 꿈이 실현되기까지
끊임없이 격려하여 이 책의 산통을 함께 해준 아내 임경자 여사에게 이책을 바칩니다.

김 병 석

카렌 호나이와 행복의 동행

임 경 자

1. 행복의 이름

며칠째 계속 눈이 쌓였다.

《카렌 호나이 분석 정신》의 최종 교정을 보내고 나서 모처럼 창앞에 머물수 있는 시간이다. 눈이 내린 후 하늘은 저리 푸르고 바람은 차기만 하다. 뒷마당을 돌아보다가 발자욱, 발자욱으로 난 길이 눈에 들어왔다. 울타리 가까이 왔다갔다 했던 흔적이 찍혀 있다. 아마도 우리 동네를 제멋대로 돌아다니는 고양이였던가 우리집 귀퉁이 나무를 오르내리던 다람쥐였을 것이다. 뒷문으로부터 따로 떨어진 차고 담벼락까지에는 제법 넓은 폭으로 길이 나 있었다. 우리집의 한 식구인 강아지가 만들어둔 길이 틀림없다. 이 넓은 세상에 반드시 누군가 걸어가야 길이 시작된다. 끊임없이 오고가지 않으면 길은 만들어지지 않는다.

우리 강아지에게 묻는다.

너의 이름은 ? 《I am happy》,

행복하니? 하고 물으면 《I am Happy》 라고 대답한다.

물론 나의 자문자답이다. 해피는 이름도 해피이고 안부도 해피하다. 나는 나에게 해피 해피 라고 몇 번씩 말한다. 너의 이름과 행복은 하나인 것이다. 그런 우리 강아지 해피는 며칠동안 눈 속에서 자신의 길을 닦아놓았다. 신기하게 뒷문으로부터 외줄기로 나갔다가 양 갈래로 나뉘어져 있는 Y 자형의 제법 넓혀진 길이다. 나는 웃음지으며 셀폰에 그 길을 찍었다.

우리가 태어나서 살아가는 동안 끊임없이 추구하는 것은 행복이다. 그 길이 다르고 여정이 바뀌어가더라도 여전히 모든 길 끝에는 행복이라는 종착역 이름을 붙인다. 행복에 입학 원서가 필요한 것도, 정원이 정해진 것도, 평균 점수가 적용되는 것이 아니다. 시간제나 연봉으로 지불되거나 어느 명문학교나 굴지의 기업과 같은 브랜드가 있는 것도 아니다. 그럼에도 불구하고 사람들은 비교 경쟁하고 객관적 판단과 외적 드러냄으로 《행복》이라는 것에 대해 인지하려하는 왜곡을 한다.

The perfect normal person is rare in our civilization

- Karen Horney

If I couldn't be pretty, I decided I would be smart

- Karen Horney

2. 내 안에 있는 나

≪카렌 호나이의 분석 정신≫ 본 저자인 남편 김병석박사는 80년대에 카렌 호나이의 정신분석에 입문하였다. 정신과 전문의로서 정신 고통을 받는 이들을 치료에 몸담으면서 자신의 참 자아를 찾아 나선 것이다. 나의 80년대는 몸에 밴 어린 시절(Inner child of the past)의 저자 휴 미실다인(Hug Missildine) 박사의 저서들을 만남으로써 내 삶의 혁신적 방향을 선택하였다. 우리는 각각의 스승을 만나 내 안에 있는 나를 만나게 되었다.

누구라도 언제였던가 어리디 어린 아이였었다. 부모로부터 양육받던 동안에 기억되고 길들여진 경험들이 성장이라는 이름으로 지속되는 동안 우리 모두는 갈등과 시도를 반복하며 살아온다. 청소년들의 방황과 혼동 뿐만이 아니라 성인이 되어 결혼하고 아이를 둔 어른들이 그들 나이만큼 겪어온 아픔과 불안이 여러 형태로 나타난다. 비단 자살이라는 실제 행동뿐만이 아니라 자신의 소중한 존재와 창의력을 아예 죽인 채 생물적 시간만을 지나가고 있음도 종종 대하게 된다. 그 원인과 시작을 찾아 부모의 부모, 또 그 부모의 부모로 올라가보면 무엇하랴, 성선설이나 성악설을 들어 설명하려 하거나 정반합의 헤겔 철학을 들먹여서 무엇하랴, 많은 종교의 저마다의 큰 목소리가 개개인의 인성과 삶의 질에 대해 너무 피상적일뿐만 아니라 오히려 종교의 에고와 이기성이 일반인들의 진정한 자아와 행복을 찾기에 방해마저 될 때도 있다.

카렌 호나이의 연구 이론과 휴 미실다인의 저서에서 성인들의 성격과 인생관이 어렸을 때부터 성립되어 선택, 학습, 친교 뿐만 아니라 성적 취향, 권태, 충동성, 이기심, 물질적 몰입이나 명예욕, 완벽성 또는 강박적 고집, 게으름, 반항심, 우유부단함, 성실함, 변덕, 공포, 보복심, 고독, 기피, 부정적 사고, 거부감 등이 내재된다고 한다. 이는 개인으로서나 안에서 충분히 발견했고, 피상담자들과 50여년을 살아온 남편이나 최면과 라이프코치를 하며 함께해 온 이들에게서 예외없는 정답이었다. 부모가 세상에 자녀를 내었고 가장 사랑하고 가장 헌신하며 그들의 성공과 행복을 위해 양육하지만, 가장 위험한 존재가 되기도 한다는 엄숙한 사실 앞에 가슴 서늘한 때가 한 두번이 아니었다.

부모에게서 받은 그 모든 것이 아이들의 평생동안 지속된다는 것과, 부모는 아이를 키우면서 아이를 낳을 때 느끼는 그 분만통(산통)과 같은 아픔을 어디 한두번만 겪는 것이 아니라고 생각한다. 부모와 자녀가 이렇게 연결되어 형성되어온 인류의 역사 안에서 지성과 현대 정신 의학의 불을 밝혀야한다. 사랑하는 아이들이 너무 늦어서 불행과 어두움에 지쳐 넘어지기 전에 부모와 교육자들은 보다 세심하게 살피고 느끼고 생각하고 행동할 수 있도록 깨달아야 할 때다. 그리고 모든 이들이 자신의 지나간 성장 과정을 들여다 보고 지금 어른으로서의 자신이 어린 날의 자기를 느끼고 찾아내어 보살펴주는 회복의 시간이 필요하다.

내 앞에 그 누구이던간에 그의 안에도 그의 어린 날 형성된 성격이 작용하고 있음을 인지하기 시작할 수 있어야 우리의 삶을 《후회》에게 맡기지 않아도 될 것이다. 왜냐면 모두의 인생은 《One Way》이고, 행복은 엄격하게 《현재형》이기 때문이다.

우리 내외는 무단히 찾아 나섰다. 우리의 행복의 근원과 목적을 향해 가는 길을.

우리가 공부하고 수련하고 피상담자들과 함께 고뇌하고 연습하며 나누어 오던 동안에 준비해오던 책을 이제야 마칠 수 있게 되었다.

조국을 떠나 수십년을 사는 동안 내 민족의 긍지와 행복에 대해서만은 결코 떨어져 있지 않았음을 고백한다. 삼풍이 무너질 때도 세월호가 가라앉을 때도 우리는 심통했다. 자살 1위, 이혼 1위, 음주 1위 최다 최속 최우선 최상급 등 최고를 향해 질주하는 내 사람들이 정말 최선의 행복을 찾았으면 하는 간절한 바램이다.

이 저서 《카렌 호나이의 분석 정신 》을 친구 삼아 여러 독자들이 〈내 안에 있는 나〉를 만나시기 바란다. 카렌 호나이가 말한 성격의 유형 중에 자신이 사람들에게 도전적이거나 호의적이거나 회피하거나간에 카렌 호나이의 긍정적 가르침과 창의성 발견으로 독자 자신이 꿈꾸어 오던 행복의 손을 잡으시기 바란다.

"Rationalization may be defined as self-deception by reasoning "

- Karen Horney

3. 프로이드와 호나이

지그문트 프로이드(Sigmund Freud, 1856년 5월 6일 ~ 1939년 9월 23일)

카렌 호나이(Karen Horney, 1885년 9월16일 ~ 1952년 12월 4일)

우리 앞에는 자주 두 갈래 길이 보인다. 더 많은 여러 길이 있더라도 최종적으로 두 길 중의 하나 앞에 서게 된다. 비단 서정적이고 교훈적 시로써 우리에게 그 길을 보여준 로버트 리 프로스트(Robert Lee Frost, 1874년~1963년)에게만이 아니라 모든 이에게 평생동안 아주 여러번 그 선택으로 인생을 창조하고 경험한다. 정신분석의 창시자로 군림해온 프로이드와 그의 일부분 이론에 반론을 제시한 호나이의 다른 길을 정신의학, 심리학을 공부해온 사람들은 분명히 보게 되었다. 전통적으로 거의 유일한 고전이 되어온 프로이드 정신분석 회원들에게 제명 당한 위기에서 호나이는 용기있게 다른 길을 걸었다. 다수의 반대를 안타까워하면서 소수의 주관적 길을 선택한 결단이야말로 정신분석학도로서 정직하고 긍지있는 발자취이었다. 호나이는 주변 정신분석가들과의 편안함에 타협하지 않고 자신의 소신과 진실을 성취하는 삶으로 자신이 믿고 수련한 이론의 발전에 기여하며 일생을 마쳤다.

"To find a mountain path all by oneself gives a greater feeling of strength than to take a path that is shown"

- Karen Horney

프로이드는 어릴 적에 한번 형성된 정신/심리 문제는 육체의 본능과 욕구를 조율하기 위해 갈등을 계속하는 거의 고정적이라 보는 비관적 견해를 주장하였다. 반면에 호나이는 인간 관계에서 생성되는 스트레스와 정신 장애가 기본적으로 어렸을때부터 생성되는 것은 틀림없으나 인간은 이런 기저 불안과 성격 장애를 극복할 수 있는 힘이 참자아에 안에 숨어 있다고 확신하였다. 그러므로 전문가의 도움으로 스스로에게 잠재되어 있는 신념과 의지와 창의력을 회복하여 문제 해결에 도달할 수 있다는 긍정적 주장을 하였다.

호나이가 제시한 세 가지 유형의 노이로제적 성격은 본 저서에서 말한대로 팽창형, 축소형, 체념형인데 이런 세 가지의 양상들을 우리 일상에서 아주 쉽고 확연하게 볼 수 있어서 그의 이론에 접하자 마자 거의 질서적으로 응용하기 시작할 수 있었다. 나의 행동과 상대의 반응의 원인을 이해하기 시작할 뿐 아니라 예상되는 마찰과 갈등에 긍정적으로 대처할 수 있게 되기만 한다면 호나이가 희망하던 긍정적인 참 자아 완성에 도달 되었음이 아닐까 싶다.

프로이드의 남근 선망개념, 호나이의 자궁 선망개념에 대한 나의 입장은 한 마디로 우습다. 과연 여성이 남성을, 남성이 여성을 선망하는 것이 남근이나 자궁의 생물적이고 성적인 욕구의 상징으로 이해되어야 할까? 여성이 남성을 동경한다면 남성의 사회적 위치와 강한 신체, 가족 관계에서의 선호도 등에 대한 것이었을 듯 하다. 물론 남성이 여성의 자궁, 즉 성적 호감만을 선망하는 것이 아니라 여성 특유의 아름다움과 창의력, 모성애 등에 대한 욕구였을 것이라 여겨진다.

그런 맥락에서 프로이드의 오이디푸스 컴플랙스에 대한 나의 견해는 프로이드 이론이 지나치게 이성 간의 관계, 반응, 연관성에 치중되어 있다고 본다. 호나이 이론에서 성격은 어릴적부터 생소하고 외롭고 불안한 환경적 요소에서 성립되기 시작하며, 각각 다른 문화와 여건의 가정, 부모, 형제들 등 모든 인간관계에서 만들어지는 것이라는 것에 신뢰가 간다.

4. 행복의 동행

언젠가 누군가 말했다. 자신이 한 생명으로 태어나 이 세상을 다녀가면서, 오지 않았던 것보다는 이 세상을 지나간 것이, 이 세상에 조그만 도움이라도 되었다면 좋겠다고. 이 얼마나 겸허하고 아름다운 정성인가 싶다. 카렌 호나이는 인간의 정신과 마음 안에 아픔과 어두움을 알고, 지식과 비판으로 다가오는 정신분석보다 긍정과 열정을 담은 사랑으로 생명마다에게 빛을 심어주어야 한다고 강조했다. 그녀는 정신치료를 인간을 이해하고 사랑하기 위해 행했으며 그녀 자신이 정신 분석 치료의 비관적 어둠을 빛으로 비추는 존재로 남았다.

우리의 영혼은 언제부터 있었을까? 우리의 행복은 언제부터 함께 했을까? 우리가 느끼고 주고 받아온 사랑은 어디서 시작되었을까? 나는 이 모든 것이 태초 이전부터 있었다고 믿기로 하였다. 나의 몸과 느낌이 함께 만나는 마음, 정신이 어디에 기거하는지 말하기 어렵다. 그러나 내 정신과 성격에서 호나이가 말하던 세 가지 유형을 모두 보고 말았음을 고백한다. 그 이후, 나와 남편은 동양과 서양, 뿐만 아니라 세기를 달리 태어난 호나이와 동거동락하며 살기로 하였다. 나 자신을 들여다 보며, 진지하게 느끼고, 내가 생각하는 그 모양새를 지켜보는 나를 호나이의 낙관의 손이라 여겨왔음이라. 호나이의 훈광으로 이국땅에서 한인 이민자를 비롯 여러 인종들과 부딪치며 살아오면서 나이만큼 격동의 세파만큼 적재되었던 것들을 잘 지워내고 행복의 동행을 해온 것이다.

나는 내게 늘 말한다. 우리 강아지 해피의 이름과 그 녀석의 행복은 똑같듯이 나의 행복은 나와 늘 함께 있다는 것을 매일 매순간 느낀다. 행복과 사랑은 현재형이므로 행복했었다가 아니라 사랑했었다가 아니라 나는 행복하다 나는 사랑한다로 진행형의 동행을 꿈꾸며 살 것이다.

프로이드의 본능적인 힘과 무의식에 대한 이론이 인류에게 끼친 영향과 업적을 인정함과 동시에 호나이의 낙관적이고 과학적임 동시에 극히 인간 중심의 긍정적 이론에 진정한 신뢰와 경외함을 느낀다.

이 책을 접하는 여러분께서도 호나이의 이론이 우리의 삶이 앞으로 나아가는 긍정형이라는 신호를 따라, 이제껏 만들어온 Human being에 멈추지 말고, human becoming을 향해 행복의 길을 열어가시기 바란다.

목 차

서문

많은 한국사람들이 노이로제적 성격의 소유자이다.
더 안타까운 것은 성격노이로제라는 것이 있다는 사실을 모르거나, 성격노이로제 소유자이면서 자신의 증세를 인지하지 못하는 것이다.

정신 분석을 공부하지 않은 일반인들도 우리 주위를 살펴보면 쉽게 알아차릴 수 있다. 무조건 빨리빨리 성공하려는 성격, 남에게 싫은 소리 못하고 비위를 맞추고 어떻게든 잘 보이려는 성격, 모든 것이 다 귀찮으니 건드리지 말라는 성격 등이다. 누구나 조금씩은 이런 성격을 가지고 있으나 어느 한가지 면을 두드러지게 보이는 것이 성격노이로제이다.

1975년부터 호나이 정신분석 공부를 시작하여 가장 먼저 발견한 것은 나 자신을 비롯해 많은 한국사람들이 노이로제적 성격 소유자라는 것이었다.

성격노이로제란 공포증 같은 어떤 특수한 증상이 있는 것이 아니라 마치 특이한 성격의 소유자인 것처럼 보인다. 사생활이나 사회생활과 대인관계등에서 기능적 장애를 보여 본인이 고통을 느끼고 주변에게 고통을 주게 되지만, 일반적으로 사회에서는 그 사람 성격이 그러하다는 쪽으로 지나쳐준다. 보통 사람들은 〈성격〉이라 하면 타고난 것이어서 어쩔 수 없는 것이라고 체념하지만 사실은 타고난 것이 아니고 후천적으로 만들어진 것이며 노이로제로 발전되면 치료가 가능한 것이다.

그동안 우리 나라에 있었던 대형사고의 원인 뒤에는 이런 성격노이로제 사람들이 숨어 있다. 성수대교 붕괴, 삼풍백화점 붕괴, 경주시 체육관 지붕붕괴, 최근에 있었던 세월호 침몰 사건 등 다른 나라에서는 보기 드문 대사건들이다. 앞에서 말한 성격노이로제적 특성을 가진 사람들에 의해 빚어진 재난인 것이다. 가장 최근에 발생한 세월호 침몰로 드러난 소유주 일행의 행적을 보면 남보다 먼저 재물과 권력과 지위를 빨리빨리 얻기 위해 얼마나 야심적이고 공격적이고 비도덕적으로 살아왔는지 알 수 있다. 이 사건이야 말로 성격노이로제의 극단적인 예이다.

카렌 호나이 박사는 우리가 이제껏 단순히 〈성격〉이라 여겨 온 것들을 명확하게 연구

분석했다. 노이로제적 성격은 인간의 순수하고 참된 성격에서 벗어난 마음의 병이며, 이를 이해하고 치료받아 바로 잡아야 하는 정신문제라는 것을 정확한 이론으로 제시해주고 있다. 카렌 호나이가 강조하고 정신분석가들이 공감하는 것은 모든 인간에게 중요한 무의식적 심리과정이 늘 진행되고 있으며 이것이 사고(思考) 감정 행동의 많은 부분을 조정하고 있다는 사실이다. 노이로제, 성격노이로제가 바로 이런 무의식적인 과정의 결과임을 강조하고 있다. 사실 오늘날 많은 문제는 사람들이 자신의 의식적 심리과정을 성찰하지 않고, 무의식적 심리과정에서 만들어진 잘못된 결과에 주의를 기울이지 않는 데 있다.

프로이드가 150년 전에 창립한 정신분석학은 변천을 거쳐 정통 프로이드파와, 그의 본능과 성적(性的)충동을 인간행동과 인간 정신문제의 근본 추진력으로 제시하는 이론에 반기를 들고 나온 신프로이드 학파(Neo-Freudian)로 나누어졌다. 카렌 호나이는 프로이드 이론에 정면으로 반기를 들은 첫 정신분석가로 정통 프로이드 학파로부터 파면되고 매장되어 빛을 보지 못한 정신분석학의 거성이다. 그러나 호나이의 지성적인 근본은 전통적 정신분석에 뿌리를 두고 있다. 프로이드의 이론인 본능이나 성적충동은 이미 타고 난 것이어서 마음대로 조정할 수 없기 때문에 문제해결에 제한이 있어 인간성 발전에 비관적인데 반하여, 카렌 호나이의 이론은 환경적 요소와 인간 정신내부의 갈등을 인간행동과 인간문제의 근본 추진력으로 제시하고 있기 때문에 인간성의 발전과 성격 교정에 긍정적이고 낙관적이다. 호나이에 의하면 자기 자신(self)은 내부정신의 움직임으로 시작하여 대인관계를 통하여 우리 모든 사람이 젖어 있는 문화 속에 존재하는 것이다.

실존주의 철학자인 '키에키가르'가 쓴 '죽음에 이르는 병'이라는 현대인들의 비극에 대한 제시는 호나이에게 영향을 주었다. 사람들이 혼을 잃어 버리고 또 자기의 혼이 빠진 것도 알지 못하는 사실은 호나이의 이론과 일맥상통한다. 이 책에서 자세히 설명하고 있지만 호나이 이론의 핵심은 '참자아(real-self)'이며 '영광의 추구(search for glory)라는 추진력이 성격형성과 노이로제 형성의 과정을 만들어 간다.

카렌 호나이는 노년에 선불교(Zen-Buddhism)와 접촉하게 되고 호나이 이론이 선불교와 잘 어울리는 것을 때닫게 되었으나 호나이 이론은 선불교와의 접촉 이전에 발표되었으며 선불교의 영향을 직접적으로 받았다는 근거는 찾아볼 수 없다. 유사점은 호나이의 참자아(real self)라는 개념이 선불교에서 말하는 불성 (佛性)과 많이 일치한다는 점이다. 이것은 무의식속에 있는 현상이며 참자아는 모든 긍정적이고 창조적 힘의 원천인 것이다. 유교에도 도심(道心)이라해서 인심(人心)과 구별하는 비슷한 개념이 있다. 호나이에게 있어서 정신분석적 치료의 목적은, 오래전 어린 시기에 지녔던 마음의 갈등을 해결하는 새로운 방법을 추구하는 것 보다는 참자아의 잠재능력을 활성화 시켜서 자기 자신을 건전하고 긍정적이고 창조적인 방향으로 새롭게 이끌어주는 것이다. 호나이는 여기에서 참자아를 한겹 덮게되는 노이로제라는 성격이 이런 과정을 방해한다는 사실을 명시한 것이다.

카렌 호나이의 위대한 공헌 중의 하나는 모든 사람들의 가치 체계에 방향을 제시하는 동시에 인간성장과 자기 자신의 향상과 실현을 위한 방향 제시를 하였다.

카렌 호나이의 이론은 신비스럽거나, 기이하지 않고, 본능과 성적(性的) 충동을 강조하지도 않으며, 정신분석 이론 중 가장 현대 감각적이며 누구나 수긍할 수 있어서 가장 현실적이고 실용적이고 응용이 가능하다.

따라서 이 책은 단순히 정신과 의사나 심리치료사들 만을 위한 것이 아니고 누구든지 자기 향상을 갈망하고 노력하고 있는 일반인들까지 염두에 두고 저술하였다.

카렌 호나이는 The Neurotic Personality of Our Time, New ways in Psychoanalysis, Our Inner Conflicts, Self-Analysis, Feminine Psychology, Final Lectures 와 그가 편집한 Are You Considering Psychoanalysis 등 여덟개 저서를 펐다. Neurosis and Human Growth(노이로제와 인간의 성장)은 그의 마지막 저서이고 호나이 이론의 결정판이다. 필자가 정신분석가로서 외길로 연구하며 공부한 내용 중 마지막 저서를 위주로 이 책을 썼다.

카렌 호나이 정신분석 학교(The American Institute for Psychoanalysis and Karen Horney Psychoanalytic Center)는 뉴욕시에 1955년에 창설되었다. 한국계 정신과 의사로는 단 세명이 완전 수료하고 졸업했으며 두 사람은 이미 은퇴했고 현재는 저자만이 활동하고 있다. 한국 사람들중 성격노이로제를 가진 사람이 유난히 많고 그로 인해 사회 현상과 구조에 많은 영향을 미치고 있는 사실을 통감하고, 카렌 호나이의 이론을 한국사회에 소개할 절실함으로 이 책을 출간하게 되었다.

오십 여년 정신과 의사로서 정신분석가로 살아온 내 자신이 내 민족을 위한 애정을 이 책으로 공헌할 수 있어 무척 기쁘다. 늦은 감이 있지만 이 저서는 정신과 전문의와 심리치료와 정신분석을 공부하는 후학들과, 자기 자신을 알고 건전하고 긍정적이고 창조적이고 깊이 있는 자기 향상을 위해 노력하고 싶은 분들에게 도움이 될 것을 확신하는 바이다.

저자 김병석

1

Karen Horney의 핵심사상 참자아(Real Self)

호나이 이론은 참자아 개념을 분명히 이해하는 것이 가장 중요하다. 역사적으로 참자아(Real Self)라는 말을 누가 처음 사용한 것인지 알 수 없으나 카렌 호나이 이론의 중심과 시작이 참자아(Real Self)이므로 먼저 쓰기 시작한 학자 중 한 사람인 것이 분명한 것 같다. 호나이보다 늦게 활동한 심리학자로서 Client Centered Psychotherapy를 시작한 Carl Rogers도 Real Self라는 말을 썼으나 호나이처럼 자기 이론의 중심사상으로서 제시하지는 않았다. True Self와 Real Self를 비슷하게 참자아, 또는 진아(眞我)라고 번역하여 쓰는 학자도 있다.

참자아(Real Self)를 카렌 호나이는 다음과 같이 정의한다. 누구나 원래 타고나나 각 사람에게 독특하며 성장과 성취를 이룩하게 하는 에너지로서, 근본적으로 건설적인 창조를 가능케 하는 무한한 원천이다. 일반적으로 우리가 자아를 발견하겠다고 말할 때 뜻하는 부분이다.

참자아를 확실하게 이해하기 위해 자아의 분류에 대해 살펴보기로 한다. 호나이는 첫째 Real Self, 둘째 Idealized Self, 셋째 Actual Self를 제시했다. Neurosis 형성 과정을 설명하기 위해서 idealized self 즉 이상화한 자아라는 것을 등장시킨다. 다음 세 번째 자아는 actual self 즉 사실적 자아라 하여 어느 주어진 순간에 볼 수 있는 그 사람의 있는 그대로의 자아를 말한다.

참자아는 우선 자신의 마음속에 안전감과 자유스런 느낌을 느끼도록 따뜻한 인정과 보살핌을 받고 여러 가지 환경적 요소가 좋아야 참자아의 모든 능력을 제대로 발휘할 수 있게 된다. 이는 자연 속의 모든 생물이 건강하게 잘 자라려면 토양과 일기와 주위환경이 모두 좋아야 되는 것과 같다. 여건들이 좋지 않으면 심적 스트레스를 받게 되고 참자아의 능력을 제대로 발휘할 수 없음은 물론 스트레스를 주는 나쁜 여건들을 다루는 과정에서 참자아로 부터 멀어지는 행동을 하게 된다.

이것이 neurosis 발전의 시발점이 되며 이 과정을 바로잡지 않으면 neurosis가 크게 자리 잡게 되어 참자아로부터 멀어지게 된다.

2

신경증(Neuroses, 노이로제, 뉴로틱함)

한국어로 신경증(神經症)이라고 번역되어 노이로제라는 말로 많이 쓰이고 있으나 많은 사람들이 이 병의 성격을 애매하게 알고 있다. 호나이의 이론을 다 이해하고 나면 노이로제의 개념이 확실해지게 되지만 먼저 그 정의를 확실하게 해두어야 호나이의 이론을 바르게 이해할 수 있다. 이 개념을 이해하기 힘든 이유 중의 하나는 우리들이 정상인이라고 하는 모든 사람들이 노이로제적 요소를 조금씩 갖고 있으나 큰 고통을 느끼지 않아 병적이라는 것을 파악하기 힘든 데에 있다.

노이로제(neurosis)를 간단히 정의하면 기능적 정신장애로서 망상(delusion)이나 환각(hallucination)은 없으나 하나 또는 몇 가지 고통스러운 증상으로 나타나지만 그 증상들이 사회적으로 용납되는 범위를 크게 벗어나지 않는다. 이 장애를 가지고 있는 사람을 신경증적(neurotic)이라고 부르며 늘 과민하고 비현실적 생각으로 차 있는 것이 보통이다. 현실을 파악하는 능력에는 지장이 없으나 대인관계가 원활하지 못하고 현실을 부정하지는 않으나 왜곡하는 정신적 장애이다.

노이로제를 증상 노이로제(symptom neurosis)와 성격 노이로제(character neurosis)로 구분하기도 한다. 전자는 흔히 볼 수 있는 여러가지 불안증세들(anxiety symptoms), 즉 공포증(phobia), 불안공황증(panic disorder), 외상후 증후군(posttraumaticsyndrome), 강박증(obsessive compulsive disorder) 등과, 여러가지 우울증(기분부전증, depressive symptoms)등 분명한 증상들에만 초점을 맞춘 것이고, 후자는 이런 분명한 증상은 보이지 않고 마치 그 사람의 독특한 성격구조인 것처럼 보이는 장애이다. 즉 지나친 완벽성(perfectionism), 공격성(aggressiveness), 성급함(impatience), 겸손함(compliance), 무관심(indifference)등의 형태를 보인다.

이런 성격노이로제적 증상들은 여러 면으로 특징이 두드러지게 보이나 모든 사람들이 이런 요소들의 일부를 보이고 있기 때문에 이것을 정신적 장애로 자각하는데 시간이 걸린다. 이런 이유로 성격노이로제를 따로 분류하여 성격장애(personality disorder)에 넣는 학자들도 있다. 호나이는 성격노이로제가 얼마나 사람의 정신적 성장을 방해하는가를 깨닫고 사람들의 건전한 성자을 위하여 그의 이론을 발전시켰다. 그 이론은 바로 이 성격 노이로제와 그 형성 과정을 조직적이고 구체적으로 이해하기 쉽게 다루고 있다. 처음부터 위에 열거한 성격적인 문제를 호소하면서 정신과에 오는 사람은 거의 없다. 대부분의 환자들이 처음 정신과에 올 때는 하나 또는 몇 개의 증상을 치료받기 위해서 또는 대인관계에서 오는 고통을 해소하기 위해서 오지만 정신분석을 진행해보면 성격상의 증상들이 발견된다. 이런 성격 문제가 두드러진 사람들도 장애 또는 병이라는 자각이 없으나 그 성격 문제 때문에 대인관계가 원활하지 못하여 고통스럽거나 불안 증세, 우울 증세로 악화된 증상들로 인해 전문가를 찾게 되는 것이다.

Neurosis 문제를 더 복잡하게 한 것은 1980년 미국 정신과 학회에서 '진단 통계적 편람 III (Diagnostic Statistical Manual-III)을 펴내면서 neurosis진단명을 제거했다. 이로 인하여 마치 neurosis라는 병의 존재가 부정된 것처럼 생각하여 많은 사람들이 오해와 혼동을 일으키고 있다. 그러나 이것은 DSM-III 진단명의 분류 방법을 바꿨을 뿐이었다. 원인 분류적이 아닌 증상 중심의 분류 방법을 택했기 때문에 neuroses에서 볼 수 있는 증상들이 여기저기로 흩어져 기술되어 neurosis라는 말을 쓸 수가 없게 되었을 뿐이다.

그 좋은 예로 우울증이 neurosis를 형성하고 있는 여러 가지 요소 중 하나인데 증상에 따라 여러가지로 분류되어 neurosis라는 병명을 쓸 수가 없게 된 것이다. 또한 우울 증상은 조울병, 정신분열병(조현병) 등의 다른 병에서도 볼 수 있다. 불안증도 마찬가지로 병의 분류 방법이 바뀌었을 뿐 neurosis의 요소들을 갖추고 있는 사람들은 그대로 있기 때문에 neurosis는 심각한 장애로 남아있다. 세상이 복잡해지면서 그 숫자가 늘어나 여전히 치료의 대상이 되고 있는데 적절한 치료 방법인 정신분석 치료가 약물 치료에 밀려 나고 있어 한심스럽다.

3

참자아로부터 멀어지는 노이로제적(neurotic) 과정

1. 기본적 불안감(basic anxiety)의 형성과 처리

모든 사람들은 태어나면서부터 부모를 포함한 주위 모든 사람들이 이미 뉴로틱하여 자기 자신의 문제에 휩싸인채로 살아가고 있다. 자기의 뉴로틱한 요구에 따라 자녀를 대하기 때문에 따뜻하고 순수한 정이나 사랑을 주기가 어려워 자녀 양육 또한 노이로제적으로 발전하지 않을 수 없게 된다. 즉 너무 엄격하고 지배적이거나 과잉보호적이거나 버릇없이 두거나 짜증스럽거나 위선적이거나 편애하거나 무관심하거나 등을 예로 들 수 있다. 카렌 호나이는 이런 뉴로틱한 과정을 많은 사람들에게서 볼 수 있다고 했다.

따라서 이 아이는 심각한 불안전한 느낌과 막연한 근심을 갖게 되고 잠재적으로 적대적인 세상속에서 고립감, 무력감을 느끼게 되는데 호나이는 이것을 기본적 불안감(basic anxiety)이라고 이름 하였다. 불안감은 자기가 타고난 성품과 주위환경의 여건에 따라서 결정된다. 모든 사람은 이 불안한 느낌을 제거하려는 무의식적 노력을 하게 되며 기본적 불안감에 쌓인 아이는 이 느낌을 덜어 주는 방법을 찾지 않을 수 없게 된다.

아이가 이러한 불안 갈등 해결을 위해서 흔히 시도하는 방법은 자기 주위에 있는 가장 힘센 사람한테 매달리거나, 반항하거나, 주위 모든 사람들을 차단해 버리는 노력을 하게 된다. 즉 사람들을 향해 다가가거나 대항하거나 사람들로 부터 멀어지는 것이다. 이 세 가지 움직임 들은 모든 사람들에게서 볼 수 있다. 거의 대부분 상호 보완적이며 basic anxiety에 시달리는 아이는 처음에는 이 세 방향으로 헤매면서 대인관계에서 여러 가지로 갈등을 일으키게 된다. 그러다 시간이 지나면서 이 갈등을 해결해나가는 과정에서 결국 세 방향 중 하나를 택하여 두드러지게 사용하면서 다른 융통성을 잃게 된다.

아이의 이러한 첫 번째 시도는 결코 피상적이 아니다. 왜냐하면 이로 인해 이 아이의 노이로제가 앞으로 어떻게 발전할지 방향이 결정되고 성격 형성에 지대한 영향을 미치기 때문이다. 이것은 확고 부동한 것은 아니고 단지 다른 사람들과의 갈등을 해소하고 관계를 굳히려는 것을 목표로 하는 것이다. 아이가 이런 성장과정을 이어가면서 여러 가지 이유로 진정한 자신감을 발전시킬 수 없게 된다. 그 이유는 정신적 에너지를 이런 해결 방향으로 쓰다 보니 자기 성품의 건설적 힘을 발휘할 수 없게 되기 때문이다.

필사적으로 자신감, 안전감이 필요하게 된 이 아이는 자신이 남보다 이 세상을 살아가는데 잘 무장이 되어 있지 않다고 느끼게 된다. 만일 소속감(sense of belonging)이라도 있으면 도움이 되겠지만 경쟁이 심한 세상에서 그것도 쉬운 것이 아니다. 그래서 이 아이는 자신이 남보다 잘났다고 느낄 필요가 다급해진다. 결국 자기의 참자아로 부터 점점 멀어지는 행동을 하게 된다(alienation from self). 즉 자기 인생을 자기가 몰고 가는 것이 아니라 자기 자신으로부터 멀어지는 인생에 쫓겨 가는 신세가 된다.

자기의 진실한 자아로 부터 멀어진 이 사람은 "내가 누군가?" 하는 혼동에서 벗어나기 위하여 자기가 누구인지를 말해 주는 개체성(identity)의 성립을 필요로 하게 된다. '내가 나다' 하는 느낌이 생기면 어쨌든 뭔가 힘이 생기고 떳떳한 느낌을 가질 수 있게 되기 때문이다.

2. 자기 이상화(self-idealization) : (self를 자아, 자기, 자신으로 표현함)

앞서 말한 안전감, 자신감, 우월감을 한꺼번에 해결하는 방법으로 상상(imagination)을 동원하여 무의식적으로 차츰 차츰 자기 마음속에서 이상화시킨 자신의 모습(idealized image of self)을 창조하게 된다. 이렇게 형성되는 자기 이상화는 늘 자기 자신의 영광화(self glorification)를 포함하고 있어 자기가 잘났다는 우월감을 준다. 이상화된 자기의 모습은 각자의 경험과 환상과 능력과 필요에 따라 다르게 결정된다. 이때 기본적 불안감(basic anxiety)에서 오는 자신의 기본적 갈등의 세 가지 방향에서 자신이 적합하다고 선택한 것 중 최선적 해결 방법으로 이상화 시킨다.

고분고분한 사람은 자기가 착하고 사랑스럽고 성자와 같다고 하고, 반항적인 사람은 자신은 힘차고 통솔력있고 영웅적이고 전능적이라고 하고, 냉담한 사람은 지혜롭고 자기자족적, 독립적이라고 각각 이상화한다. 자기의 부족한 점과 모순을 이러한 세 가지 방법으로써 합리적으로 영광화(glorified)하는데, 그 방법으로 이런 부족한 점과 모순을 첫째는 뒤에 숨어 있게 하거나, 둘째는 분리(isolate)시켜서 더 이상 문제로 드러나지 않게 하거나, 셋째는 격상시켜 자신의 성품과 잘 어울리게 만들어 간다.

결국 이 사람은 자기 자신이 이상화 시킨 모습과 동일화(identify)하는 과정을 거쳐 이상화된 모습(idealized image)이 이상화된 자신(idealized self)으로 둔갑하게 된다. 이때 이 사람은 이상화된 자신을 참된 자아(real self)보다 더 사실적으로 느끼게 되는데, 그 이유는 그것이 자신의 모든 필요조건을 충족시켜 주기 때문이다.

이런 현상이 가능한 것은 그 사람의 참된 자아가 이미 흐려지기 시작했기 때문이다. 건전한 인간성장을 위한 건전한 움직임은 참된 자아를 향해 가는 것이지만 이때부터는 반대로 이상화된 자아를 위해 참된 자아를 버리기 시작한다. 그리하여 자신이 만든 이상화된 "나"라는 사람을 진정하고 가능성있고 마땅한 사람으로 내세우게 된다.

4

총체적인 뉴로틱 해결법(Comprehensive neurotic solution)

호나이는 자기 이상화 현상(self-idealization)을 **총체적인 노이로제적 해결법(Comprehensive neurotic solution)**이라고 이름하였다. 자기 이상화 현상(self-idealization)으로 어떤 특수한 갈등만 해결해 줄뿐만 아니라 각 사람이 정신적으로 필요로 하는 모든 것을 충족시켜 줄 수 있다고 믿고 있는 방법이다. 마음을 아프게하는 모든 감정을 제거하고 자신과 인생을 완성시켜주는 해결법이라고 믿는다. 따라서 이 해결법에 결사적으로 매달리게 되는데 이런 태도를 정신과적 용어로 강박적(compulsive)이라고 한다. 이렇게 자기를 이상화하는 강박증상은 어려서부터 성장과정에서 형성되며 참자아로부터 자연히 멀어지기 때문에 다음 새로운 문제의 원인이 되기도 한다. 참자아를 실현하는 데에 사용되어야 할 에너지가 이상화된 자아 실현을 위한 방향으로 전향되기 때문에 이 사람이 살아갈 인생과 전체 성격 형성 즉 노이로제적 성격형성에 지대한 영향을 주게 된다.

5

영광을 찾아서(The search for glory)

총체적인 뉴로틱 해결법은 더 이상 마음속에만 머무는 것이 아니고 그 사람의 생활과 인생 전반에 걸쳐 행동으로 나타나게 된다. 뿐만 아니라 이 사람은 그것을 증명하기 위하여 쫓기게 된다. 즉 그의 포부와 인생의 목적과 일상생활의 활동, 대인관계 등 모든 면에 이런 태도가 속속들이 파고 들어가게 되며 호나이는 이런 태도를 "영광의 추구(the search for glory)"라고 이름하였다. 여기에서 자기 이상화가 핵심적 위치를 차지하고 있으며 이것을 실현하기 위하여 다음 세 가지 태도가 가미된다. 즉 "완벽성의 필요(the need for perfection)", "노이로제적 야심(neurotic ambition)", "보복적인 승리(vindictive triumph)"의 필요성 등이 복합적으로 합쳐진다.

첫째, 자기 이상화의 추구 과정에서 "완벽성의 요구"가 가장 현저하다. 전 인격을 이상화한 자신의 모습에 완전 일치 되도록 하기 위하여, "이래야 된다, 저래야 된다. 이래서는 안 된다, 저래서는 안 된다'로 나타나는 내부강요(should)와 금기(taboo) 라는 두 가지 체계를 사용한다.

두 번째는 이 영광의 추구에서 가장 두드러지게 겉으로 나타나는 것이 외부적인 성공을 노리는 "노이로제적 야심"(neurotic ambition)이다. 이것은 경우에 따라 모습을 달리하지만 반에서 늘 일등을 해야 된다던지, 예쁜 여자들과 데이트를 제일 많이 해야 되고, 자기 주위에서 돈을 제일 많이 버는 사람이어야 하고, 가장 정치적으로 유능한 사람이 되겠다는 야심 등을 예로 들 수 있다. 아무튼 무엇을 하든 권력과 위신을 세우기 위해 최고를 추구하는 태도이다. "노이로제적 야심"(neurotic ambition)은 끊임없이 자신의 목표가 성사되도록 노력을 하기 때문에 어느 정도 실현성이 있기는 하다. 건전한 정신과 인생은 어떤 경쟁에서 이기려는 것보다 성숙한 인간이 되는 것이 더 바람직하다. 그러나 "노이로제적 야심"(neurotic ambition)을 가진 사람의 문제는 자기가 원하는 것을 성취해도 그 욕심의 끝이 없어 마음이 평화스러워지거나 인생이 더 즐거워지지 않는다는 데에 있다.

영광을 찾는 세 움직임 중에서 세 번째로 열거한 "보복적 승리"(vindictive triumph)의 추구가 가장 파괴적이다. 이런 성향을 가진 사람은 대개 성공한 것처럼 보이지만, 그가 목적하는 바가 내가 더 잘되어 자신의 목적을 이루려 하는 것보다는 남을 이기거나 수치스럽게 만들려는 데에 있다. 즉 권력을 잡아 남에게 모욕을 주거나 괴롭히는 행동을 일삼는다든가 남을 당황하게 하고 선수치고 패배하게 하려는 충동적이고 무의식적인 행동이 빈번하다. 이것이 보복적인 이유는 그 동기가 어렸을 때 자기가 당한 수모에 대한 원한을 풀려는 의식적, 무의식적 충동에 있기 때문이다. 이런 의식적 무의식적 동기가 노이로제의 발전 과정에서 더 강화되면서 남에게 지기 싫어하는 사람이 되고, 남을 이기다 보면 점점 건방져지고 더 잘난체하게 되는 과정이 악순환을 하게 된다.

위의 세 가지 움직임은 정도의 차이는 있으나 영광을 찾는 유형의 사람한테서 늘 볼 수 있다. 사람에 따라 어느 한 움직임이 두드러지게 겉에 나타나지만 이 세 가지는 밀접하게 연결되어 인생 과정의 시기에 따라 그 나타나는 모습이 달라지기도 한다. 영광을 찾는 세 움직임 중 "노이로제적 야심"(neurotic ambition)과 "보복적인 승리"(vindictive triumph)의 추구의 특징은 강박적(compulsive)인 점과 상상적(imaginative)인 점이다.

강박적(compulsive)이라는 것은 병적 현상인데 그 이유는 자기 이상화가 노이로제적 해결 방법인 데에 있다. 강박성의 특징은 첫째로 자발적(spontaneous)이지 못하다. 즉 "했으면 좋겠다"가 아니고 "하지 않으면 안 되겠다"가 된다. 무엇인가에 계속 쫓기는 것이다. "했으면 좋겠다"와 같은 자발적인 것은 참된 자아의 표현이지만, "하지 않으면 안 되겠다"와 같은 강박적인 것은 노이로제의 표현이다. 강박적인 사람은 무엇이 자기 자신에게 진정으로 이로운지 고려하지 않고 해야 된다는 생각에 고정되어 있다. 두 번째로 들 수 있는 특징은 물불을 가리지 않는다. 즉 무엇에서든 자기가 가장 두각을 나타내야 하기 때문이다. 세 번째는 아무리 잘한 것 같아도 만족할 줄 모른다. 영광을 찾아서(The search for glory)의 유형인 사람이 영광을 향해서 쫓기는 한 이 현상은 계속된다. 네 번째 마지막으로 들 수 있는 특징은 실패나 좌절되었을 때 보이는 지나친 반응이다. 꼭 달성해야 된다는 압박감에 고정되어 있으니 그 반응이 크지 않을 수 없다. 이로 인해 불안공황증(panic attack), 심한 우울증, 절망감, 자기와 남을 향한 심한 분노 등의 증상을 보이고, 때로는 악몽을 꾸기도 한다.

영광을 찾아 나가는 행위에서 강박성 다음으로 앞서 말한 두 번째 특징은 상상(imaginative) 속에서 이루는 것이다. 상상(imagination)의 역할은 이미 자기 이상화 과정에서 언급한 바 있듯이 무제한 영역이다. 성공과 승리와 완벽을 향한 전진이 아무리 진실하다고 본인이 생각해도 자기가 상상으로 만들어낸 모습이 반드시 뒤따르고 신기루와 같은 것을 참된 모습으로 착각한다.

정상적인 사람도 상상을 하지만 노이로제적 사람은 이 상상을 자기의 병적인 필요를 충당하는데 즉 영광을 찾아서(The search for glory) 를 위해 사용한다. 그 예는 '소망적 생각'(wishful thinking) 이란 것이 있는데 이것은 상상 속에서 현실을 왜곡하는 것으로써 본인이 원해서 하는 것이 아니라 영광을 찾아서라는 필요에 의해 만들어지는 것이다. 또 하나의 예로는 '백일몽'(daydreams) 이다. 눈을 뜬 채 꾸는 꿈으로 아직 이루어지지 않았거나 이루어질 수 없는 것들을 상상 속에서 이루어 보는 것이다.

영광을 찾아가는 유형의 사람이 영광을 뒤쫓는 모든 행위의 특징은 자신의 능력보다 많은 지식과 지혜와 미덕과 힘을 얻으려 노력하는 것이다. 또한 절대적인 것, 무절제한 것, 무한한 것을 목표로 한다. 이런 영광의 추구는 상상의 비현실성을 저지하는 능력이 마비되어 현실적이고 유한하고 구체적인 것이나 최종적인 것을 거부한다. 그 이유는 자기 상상 속에서 만들어지고 이상화시킨 무제한의 자기 모습과 너무 멀고, 상상 속에 만들어둔 이상화된 자기 모습이 자신인줄 착각하고 만족하기 때문이다. 뿐만 아니라 그들은 확실한 약속이나 결정을 내리는 것도 두려워하고 피한다.

영광을 찾아서(The search for glory)의 유형인 사람은 외부의 법이나 규정에 대한 반응이 자기 형편에 따라서 변하고, 자기 내부의 정신적인 세계에서 일어나는 법칙이 일정하지 못하여 당연하게 나타날 인과관계를 보려 하지 않는다. 자기가 상대방을 화내게 만들어 놓고 상대방이 화내는 것을 용납하지 않거나, 그것을 인정할 수 없다거나, 우연한 일이다, 어쩔 수 없었다, 상대방이 나를 약 올렸다, 너무나 어쩔 수 없는 자연스러운 것이다 등 핑계를 대서 무시하고 자기에게 불리한 증거들을 삭제하기도 한다. "만일 내가 맞이하고 있는 현실이라는 것이 없다면 완벽할텐데" 하는 식이다.

영광을 찾아서(The search for glory)의 유형인 사람이 영광을 찾는 행위와 건전한 노력과는 어떻게 구별이 될 수 있을까? 그 생각의 뿌리가 같아 보이고 정도의 차이만 있는 것처럼 보이지만 근본적 차이는 추진하는 힘의 근원에서부터 현격하게 다르다. 즉 건전한 노력은 참된 자아(Real Self) 속에 담겨 있는 잠재능력으로부터 나오고 영광을 찾는 유형의 사람이 영광을 뒤쫓는 노이로제적 행위는 이상화된 자아(Idealized Self)를 실현하려는 힘으로부터 나온다. 후자는 강박적이고 만족할 줄 모르고 무분별하고 공상적이고 허식적이고 심한 좌절감을 보이는 현상이 일어나며, 참자아에서 오는 행위에서는 이런 현상의 자연스럽고 긍정적인 면을 볼 수 있다.

다음은 영광을 뒤쫓는 사람들이 살아가는 동안 주변 사람들과 세상을 상대로 어떤 주장과 요구를 하는지 살펴보기로 한다.

6

노이로제적 권리주장 또는 요구(neurotic claim)

노이로제에 걸린 사람은 영광을 뒤쫓느라 환상적이고, 무한하고, 무제한한 가능성이 있다고 보는 영역으로 잘못 발을 들여놓는다.

겉보기에 노이로제에 걸린 사람들은 가정적으로나 사회적으로 정상적인 삶을 살아가는 것 같이 보인다. 그러나 조만간 "현실"에 부딪치지 않을 수 없게 된다. 왜냐하면 그 사람이 아무리 잘났어도 남과 마찬가지로 인간의 조건에 제한을 받고 또 많은 개인적 어려움을 겪지 않을 수 없기 때문이고 또 세상 사람들이 자기가 생각하는 것처럼 신을 위하듯 대해주지 않기 때문이다. 따라서 늘 현실과 자기 자화상과의 사이에 차이를 느끼면서 고통을 받게 된다.

그러면 이 일을 어떻게 다룰까 궁금할 것이다. 자기가 잘났다고 느끼는 한 이 사람은 세상이 잘못되었다고 비난하고, 또 자기 자신에 대한 착각을 다루는 것이 아니라, 자기 잘난 자화상에 맞추어서 세상 사람들이 당연히 자기를 모셔야 되고 자기는 그런 대접을 받을만한 권리가 주어져 있다고 주장한다. 자기의 소망이나 필요가 꼭 이뤄져야 된다는 주장으로 변해서 만일 그것이 성립되지 않으면 분노를 느껴도 된다고 믿게 된다. 예를 들면 기차나 비행기 스케쥴이 자기에게 편리한 시간에 안 맞춰져 있다고 화를 내거나 이중주차를 했다가 벌금 딱지를 받고 화를 내는 것 등이다. 모든 사람들이 내 비위를 맞춰야 된다는 마음가짐이 자기의 '노이로제적 필요사항'이라는 것을 깨닫지 못하고 오히려 자기는 이러한 것들이 자기가 원하는대로 되고 그런 대접을 받을 만한 자격이 있다고 느끼는 것이다. 한편 자기의 소망이 이뤄지지 않는 일이 생긴다는 것은 생각할 수 없는 일이라고 여겨 아예 소망이 일어나지 않게 억제하기도 한다.

늘 자기만이 옳아야 될 필요가 있는 사람은 절대로 남이 자기를 비난하거나 의심하거나 자기의 의도를 물어봐서는 안 된다고 주장한다. 거만하고 보복적인 사람은 자기는 남을 거역할 권리가 있지만 남이 자기를 절대로 거역해서는 안 된다고 주장하고 자기의 이런 것들을 남들이 무조건 이해해야 된다고 주장한다. 감정적으로 무관심한 형의 사람은 남들이 자기를 건드리지 말아야 된다고 주장한다. 남에게 항상 잘보여야 되는 사람은 자기만이 무조건 남에게 헌신적이어야 되겠다고 주장한다.

자기는 또 모든 자연 법칙에도 예외가 되어야한다고 주장한다. 자기에게 다른 사람과 마찬가지로 이런 법칙이 적용된다는 것을 도저히 용납할 수가 없기 때문이다. 자기도 인생을 살아가는데 있어서 다른 사람들처럼 제한이 있고 예측할 수 없는 일들이 있을 수 있다는 것을 받아드릴 수 없는 것이다. 이런 사실을 극복하기 위해 두 가지 극단적인 방법 중 하나를 택한다. 즉 이런 사실을 아예 부인하고 자기한테는 어떤 나쁜 일도 생기지 않을 것이라고 믿고 모든 일에 좌충우돌하거나, 반대로 인생을 지나치게 조심스럽게 대해서 좌절에서 오는 허무감을 피하려고 한다. 혹 자기보다 더 능력이 있고 운수가 좋은 사람을 보면 내가 나 아니기를 바란다. 그래서 심한 원망과 시기심을 보인다.

자기한테 대단한 능력이 주어져 있다는 생각은 그 사람을 불구자로 만들 수 있다. 즉 만성으로 질투와 불만으로 부글부글 끓게 만들뿐 아니라 자기분석치료에 방해가 된다. 왜냐하면 노이로제가 있다는 것도 받아들이기 힘든데 그것을 정신분석치료를 통해서 바로 잡아야 된다는 것은 더 용납할 수가 없는 것이다. 어떤 문제가 있을 때 조금도 노력하지 않고 거기에서 벗어날 자격이 주어져있다고 주장하는 것이다. 만일 누가 치료받으라고 충고하면 자기를 모욕한다고 덤빌 것이고 절대로 치료를 받으러 가지 않을 것이다.

노이로제를 이루기에 필요한 요소들은 모두 요구조건으로 바뀐다. 그 필요 요소들은 헤아릴 수 없이 다양하기 때문에 그것을 다 나열할 수는 없고 노이로제적 주장들이 보여주는 공통적인 특징을 들어보겠다.

1. 비현실적이다.

자기 머릿속에서 만들어진 영광과 주장이 현실적으로 실현될 가능성이 있는지는 염두에 두지 않기 때문이다. 자기는 감기에 걸리지 않고 늙지도 않는다든지 절대 자동차 사고가 없을 것이라고 주장하는 것과 같은 것이다.

2. 자기중심적이다(egocentric).

아주 순진한 어린 애 같으나 순진한 것이 아니고 정신적 필요에 쫓기고 갈등에 부딪치고 자기 나름대로 정한 해결 방법에 매달려 일반 상식이나 주변 사람들을 고려하지 않는다.

3. 원하는 대로 되어야한다.

자신이 원하는 것은 노력하지 않아도 자기한테 와주어야 된다고 기대한다. 도움이 필요할 때나 외로울 때에 자기가 친구한테 전화하거나 찾아가기 전에 친구들이 자기 심정을 미리 알고 전화하거나 찾아와야 된다고 주장하는 것이다.

4. 보복적이다(vindictive).

남들한테 자기가 침범 당했다고 느끼고 그에 대한 보복을 해야 된다고 주장한다. 이것은 무의식적이고 많은 노이로제 환자에게서 흔히 볼 수 있다. 때문에 분석환자를 상담할 때는 이것이 있는지 꼭 살펴봐야 된다. 자기의 주장이 관철되면 승리요 관철이 좌절되면 패배라고 느낀다.

노이로제를 가진 사람들은 얼마나 자기의 잘못된 주장을 알고 있을까? 이것은 자신과 세상을 보는 눈이 얼마나 현실적이냐 상상적이냐 하는데 달려 있다. 물론 비현실적일수록 자기의 삐뚤어진 주장을 볼 수 없다. 때로는 사람에 따라서 특별한 특전을 주장하고 있다는 것을 알지 몰라도 그것이 지나치다는 것을 본인은 깨닫지 못한다. 때로는 이러한 주장이 본인과 미숙한 치료자 양쪽에 다 가려져있기도 하다. 혹 자기가 어떤 주장을 하고 있다는 것을 느끼고 있는 사람도 그 주장이 근거가 없고 이치에 맞지 않는다는 것을 결코 깨닫지 못한다. 분석치료를 하는 분석가는 우선 그런 주장이 있다는 것과 그것을 어떻게 정당화하고 있는지를 알아야한다.

때로는 이런 주장들을 문화적 근거에서 정당화 하려한다. 예를 들면 나는 남자니까, 나는 엄마니까, 나는 주인이니까, 나는 동방예의지국 사람이니까, 기독교 신자니까 등등을 들 수 있으나 사실상 이런 것은 합당하지 못하며 너무 과장되기가 쉽다. 이런 주장들의 밑바닥에 깔린 것은 우월하다는 느낌이다. "사랑"이 모든 것을 해결할 수 있다고 생각하는 사람도 마찬가지다.

이렇게 과장할 필요를 느끼는 사람은 역효과를 보며 악순환에 빠지게 된다. 특히 자기가 무력하다거나 너무 고통을 받고 있기 때문에 내 주장이 관철되어야 된다고 할 때 자기가 얼마나 무력한가 또는 자기가 얼마나 고통을 받고 있는지를 과장하면 결국 자기만 더 괴롭게 될 것은 뻔한 일이다.

분석가가 노이로제적 권리주장을 간파했다고 해서 이런 주장에 쉽게 동의하거나 거부하는 것이 이 사람한테 도움이 될 것이라고 간단하게 생각해서는 안 된다. 왜냐하면 이 사람은 자기의 주장을 관철시키기 위해 자기의 증상들을 악화시킬 수 있기 때문이다. 때를 기다려야한다. 즉 이 사람이 자기 자신과 자기 일에 대해서 책임을 지기 시작했을 때 이것을 각성시켜주고 거부하는 것이 도움이 될 것이다.

가장 재미있는 노이로세적 주장은 정의 또는 정당성에 바탕을 둔 것들이다. 나는 하나님을 믿으니까, 나는 늘 좋은 시민이니까, 예외적 대접을 받아야 된다 등을 예로 들 수 있다. 또 자기가 어떤 역경에 처하면 남들이 나를 부당하게 대접한다고 주장한다. 이런 정당성의 주장은 보복심이 뒤에 숨어 있다는 것도 알아야한다. 다른 예를 들면 자기가 남에게 해준 값어치만큼 받을 가치가 있다고 주장하는 것이다. 그러나 문제는 속으로 자기가 준 값어치가 훨씬 크다고 느끼고 있다는 점이다.

노이로제를 유지하려면 권리주장(claim)이 필수적이기 때문에 이것을 강력히 강조할 것은 당연하다. 만족될 수 없는 권리주장으로 남을 망치는 사람은 강경한 비난으로 상대방을 굴복시키려고 한다.

자기의 요구를 정당화하고 주장하기 위해 무척 노력하기 때문에 일이 마음대로 안 될 때 오는 반응이 분노임은 예측할 수 있다. 자기주장은 정당하다고 주관적으로 느끼고 있기 때문에 자기 요구가 관철되지 않는 것을 부당하다고 느낀다. 따라서 여기에서 오는 분노는 정당한 분개라는 성격을 띄우게 되고 분노할 권리가 있다고 느낀다.

적개심은 자기의 욕구불만이 정당하지 못하다고 느낄 때 온다. 만일 어떤 사람이 남한테 학대받았다고 느끼면 그 학대한 사람은 믿을 수 없고 못되고 잔인하고 멸시받을 만한 사람으로 돌변한다. 이때 그 분개심이 상대방을 판단하는데 잘못 작용할 것은 뻔하며 이래서 아주 좋았던 사이가 완전히 저주하는 관계로 변하는 것이다.

이때 이 분개심은 세 가지 과정으로 나타난다. 첫째, 완전히 정신적으로 억제해서 정신신체적(psychosomatic) 증상으로 나타날 수 있다. 둘째, 자유스럽게 표현하나 상대방의 과오를 과장해서 내세운다. 셋째, 완전히 비참하고 처량하고 불쌍한 자기가 되어 낙담에 빠진다. 이런 변화가 남한테 올 때는 잘 보지만 자기 자신에게서 일어날 때는 보지 못한다. 왜냐하면 자기가 옳다는 생각 때문에 자기 자신의 마음을 들여다보고 반성할 수 없기 때문이다. 결국 이러한 권리주장은 영광의 추구를 감소해가는 만큼만 줄일 수 있다.

이런 광범위한 권리주장이 성격과 생활에 미치는 영향은 다양하다. 널리 분산된 좌절감과 욕구불만을 일으키기 때문에 막연히 성격탓이라고 보는 사람도 있다. 이런 만성불만을 일으키는 요소들은 여러가지가 있다. 그러나 그중에서 광범위하게 펴진 권리주장이 가장 큰 요소이다. 이런 태도로 인해 사람들은 자기 인생을 여러가지로 더 힘들게 만든다.

왜냐하면 이런 애로사항들을 불공평하다고 느끼면 더 마음이 힘들어질 것은 당연하다. 때문에 만일 내 권리주장이 지나치다는 것을 깨달으면 같은 상항을 즐거운 쪽으로 변화시킬 수 있다. 다시 말하자면 이런 노이로제적 권리주장 때문에 사물을 너그럽게 받아드리라는 인생의 지혜를 놓치게 된다. 반면, 노이로제적 사람은 남의 인생의 밝은 면에 너무 집착할 수도 있다. 즉 저 사람은 성공했고 아이들이 있고 집이 내 집보다 좋고 잔디가 더 푸르다, 등을 느껴 인생이 더 불공평하다는 주장을 강화할 수도 있다.

이런 느낌의 결과는 시기심과 무감각을 가져온다. 자기만 이런 행운에서 빠졌다고 외로움을 느끼고, 무감각은 자기 중심을 강화하여 노이로제적 권리주장을 더 강하게 만든다.

또 하나의 결과는 권리주장하고 있는 그 권리에 대해서 불확실하게 느끼는 것이다. 모든 혜택을 받을 권리가 있다고 느끼는 노이로제적 사람이 살고 있는 현실세계는 너무나 비현실적이어서 이 사람은 현실세계에서 자기가 주장하는 권리에 대해 혼동이 온다. 그래서 한편으로는 그럴듯한 권리주장으로 가득 차 있으면서 또 한편으로는 마땅히 자기 권리주장을 해야될 때 권리를 주장하기에 너무 소심해진다. 예를 들면 온세상이 자기 시중을 들어야 된다고 느끼고 있는 환자가 자기 예약시간을 바꿔달라고 말하는 것을 꺼려하는 것이다.

심한 권리주장을 마음속에 숨기고 있는 것은 무기력증(inertia)을 가져오는 원인이 되는데 사실 이 무기력증이야말로 신경증 중에서 가장 흔히 볼 수 있는 증상중의 하나다. 이것은 정신적 에너지를 마비시킬 뿐 아니라 생각하고 느끼는 모든 작용들 까지도 마비시키는 것이다. 즉 자기는 가만히 앉아서 놀고 먹을 권리가 있다고 주장 하는 것이다. 가장 안타까운 것은 모든 권리주장(claims)이 자기 문제를 해결하려고하는 노력을 대치해버리기 때문에 자기성장까지도 마비시켜버린다는 사실이다.

권리주장이 보복적일수록 이런 마비현상도 더 심해진다. 즉 남들이 내 문제를 만들었으니 그 사람들이 내 문제를 해결해야지 왜 내가 그것을 바로잡으려고 애써야 하나 하는 논리이다.

정신분석치료할 때 자기의 권리주장을 끈질기게 하는 것을 보면 이러한 주장이 당사자에게 얼마나 중요한 가치를 주고 있는지를 알 수 있다. 자기의 권리주장을 방어하기 위해서 여러가지 단계의 방어를 하다가 결국 비현실적 권리주장을 하고 있다는 것을 느끼게 되어도 대수롭지 않다든가 별로 신경쓸 것 아니라는 말을 하면서 거기에 흥미를 보이지 않는다. 그러나 궁극적으로는 그러한 주장들이 자기 인생에 얼마나 무용지물이고 해를 미치고 있는지 깨닫지 않을 수 없다.

이런 것을 깨달았다 해도 확신이 없기 때문에 별로 큰 효과는 없다. 이 사람의 정신분석치료자는 이러한 통찰(insight)이 권리주장들을 뿌리 뽑기 바라지만 흔히 성공하지 못한다. 물론 분석치료를 통해 권리주장의 강도는 줄어들겠지만 뿌리를 뽑는 것과는 반대로 무의식 속에 깊숙이 파묻어 버리기도 한다. 자신의 주장이 쓸데 없다는 것을 이지적으로는 깨닫지만, 속으로는 간절하게 원하면 안 되는 것이 없다고 믿는다.

이러한 생각은 또 새로운 모습을 띄게 된다. 자기의 요구들이 요술처럼 이뤄지리라고 은근히 믿기 시작한다. 이쯤 되면 이 사람의 주장들이 앞에 설명한 이상화한 자기(idealized self)의 실현을 위해 필수불가결한 수단방법이라는 사실을 보게 된다. 남들이 자기 주장을 인정 안하고 인간의 조건과 사회법을 초월할 수 없다는 사실을 본다 해도 자기의 주장들이 잘못 되었다는 것을 깨닫기는 커녕 세상이 자기를 부당하게 취급해서 그렇지 언젠가는 자기의 주장이 이뤄질 날이 있다는 생각을 고수한다. 즉 이러한 자기주장이 미래에 자기에게 돌아올 영광의 보증이 되는 것이다.

이제 우리는 이 사람이 왜 자기 권리주장이 자기 현실인생을 해치고 있다는 사실을 보면서도 그리 미지근한 반응을 보이는지 이해하게 된다. 즉 문제가 있다는 사실을 가지고 시비를 하지 않는다. 다만 오늘날의 이 어려움은 미래에 닥칠 큰 영광에 비하면 무시할 정도라고 믿는 것이다. 따라서 현재의 삶을 건설적으로 이끌기 위해 온 노력을 기울이는 것이 아니라 자기의 쓸모없는 권리와 요구 주장을 더 효과적으로 하기 위한 노력에 모든 에너지를 쏟는다. 한편 자기의 실생활과 인생에는 흥미를 잃고, 인생은 매말라지고, 인생을 보람 있게 할 수 있는 것들을 등한시 하게 되며, 미래에 올 것이라고 믿고 있는 희망만이 삶의 유일한 이유가 된다.

권리주장이 이 사람의 많은 문제들을 해결하는 것처럼 보인다. 그러나 그 대부분의 기능은 자기 자신에 대한 착각을 지속시키고 책임을 자기 밖에 있는 요소들 즉 다른 사람들, 어떤 사정, 운명, 등에 돌리는 역할을 한다. 이 주장들은 자기 자신의 어려움에 대한 책임을 피하게 하여 노이로제 (신경증)를 지속하게 한다.

7

내부적 강요 이래야 된다 저래야 된다(Should)의 횡포

이래야 된다 저래야 된다(Should)의 횡포

노이로제적인 사람들이 이상화된 자기를 만들어가는 동안에 실패할 때마다 그 실패의 원인을 자기 외의 요소들 때문이라고 비난한다.

자기실현의 초점이 자기 자신의 내부인 경우를 살펴보기로 한다. 노이로제적 사람은 자기 자신을 최고의 존재로 만들려고 완벽한 자아상을 미리 정해 놓고 무의식 속에서 스스로에게 말한다.

"창피스러운 너의 실제 모습은 이제 버리고, 너는 이러이러한(이상화해둔 자아)모습이 되어야 한다는 것을 알아라. 이런 이상적인 네 모습 외에는 어떤 것에도 상관할 것이 없다."

노이로제적 사람은 자기가 미리 정해둔 자아상을 만들기 위하여 내부에서 엄중한 명령을 내린다. 모든 어려움을 견뎌내야 하고, 모든 것을 이해해야 하고, 모든 사람을 좋아해야 하고, 항상 생산적이어야 되겠다 등의 내부적 명령을 가차 없이 내리기 때문에 호나이는 이를 '이래야 된다, 저래야된다(should)의 횡포'라고 이름 하였다.

노이로제가 있는 이 사람(the neurotic)은 이 내부적 강요, 즉 이렇게 되어야 한다, 할 수 있어야 한다, 느껴야 한다, 알아야 한다는 요소들과, 또 반대로 해서는 안 된다는 요소들로 구성되어 있다. 그 많은 예들이 예외 없이 모든 면에서 완벽해야 된다는 내부의 강요들이다.

만일 이런 사람에게 당신은 자기 자신에게 너무 기대가 크다고 말하면 별로 주저하지 않고 그것을 인정할 것이다. 이미 자기도 깨닫고 있을지도 모른다. 그런데 거기에 흔히 한 마디 더 보태서 말한다. 즉 기대를 많이 하는 것이 적게 하는 것보다 낫다고. 그러나 기대가 큰 것을 안다고 해도 내부에서 강요하고 있는 것의 성격이 어떤 것인지는 분명하지 않다. 대개 그 내용은 자신을 이상화한 자아로 만들려는 필요와 이것이 가능하다는 자신에서 오기 때문에 여러가지가 중복되고 있다. 그 내용을 살펴보면,

첫째, 실현 가능성 여부를 완전히 고려하지 않고 있으나 이것을 조만간 깨닫지 않을 수 없다. 그렇지만 이 이지적 깨달음이 이 사람의 노이로제에 어떤 변화도 주지 못하며 현실에 있는 자신의 문제를 자기가 해결할 수 있어야 된다는 노이로제적 생각에는 전혀 변화가 없다.

둘째, 어떤 여건 하에 그런 것들이 실현성이 있는지를 고려하지 않는다. 예를 들면 이런 노이로제 환자는 자기 머리가 좋으니까 자기 정신 분석 치료를 단시일 내에 끝낼 수 있어야 한다고 기대한다. 그러나 정신분석 치료의 진도는 지능과 별 관계가 없다. 오히려 머리가 좋아서 이리저리 따지는 능력은 오히려 방해가 된다. 중요한 것은 환자의 내부에서 움직이는 감정 정서의 힘과, 솔직한 것과, 자기 자신의 모든 것에 대해서 책임질 줄 아는 능력이다. 흔히 사람들은 자신의 문제를 깨달았다 하면, 그것들이 마치 해결된 것으로 생각한다. 그러나 내부적 독재는 독재 군주와 같아서 뉴로틱한 사람의 정신적 상태 즉 현재 무엇을 생각하고 있고 무엇을 할 수 있다고 생각하는지를 완전히 무시해 버린다. 그러므로 깨달은 뒤에도 감정적으로 노이로제적 권리 주장이 불필요하게 되기 전까지는 열심히 정진해야 변화할 수 있다.

다른 예를 하나 들어보자.

'나는 늘 남을 잘 이해하고, 남을 동정하고, 남에게 도움이 되어야 한다'고 자기 자신에게 강요하는 경우이다. 여러 종교인 또는 큰 스님들처럼 영적 자질을 갖춘 사람들에게서나 볼 수 있는 이타적 성품을 이상화하여 설정하는 것이다. 노이로제적 사람이 가끔 자선적 행동을 하지만 진정한 마음으로 느껴서 하는 것이 아니고 '그래야 된다'는 강박감에서 하는 것이기 때문에 그것이 본인의 성품이라고 보기는 어렵다. 또한 자기의 약한 점을 남이 알면 이용당할지도 모른다는 것을 항상 두려워하여 자기중심적, 이기적 성격이지만, 겉으로는 철저히 겸손하고 착하게 보이는 것으로 포장한다.

그래야 된다(should)라는 강요는 말할 것 없이 '영광을 찾아서'에 근원을 두고 있으며 이상화한 자신(idealized self)을 실현하려는 데에 목표를 두고 있다. 현재의 자기에게 불가능한 것이 있어선 안 되며, 무엇이든 하면 된다는 미래에 대한 전제와, 자기 과거에 대한 태도에서도 현재의 노이로제적 필요에 따라 자기 어린 시절을 미화하기도하고 반대로 악화하기도 한다. 자기 부모가 천사 같았다 아니면 지독하게 고약했다고 말한다. 그러나 노이로제적인 사람이 피력하는 중점은 자신이 '극히 나쁜 환경에 어쩔 수 없이 노출되었지만 흙탕

물에서 피어나는 연꽃처럼 깨끗한 사람이 되었어야 한다'고 주장하는 것이다.

즉 현재의 자기가 이렇게 된 것은 있던 그대로의 과거 환경에 영향을 받아서라는 것을 인정하지 못하고, 과거 환경의 영향을 받아서는 안 된다, 또는 받지 않았다고 주장하는 것이다. 일반적으로 누구나 과거를 돌아보면 자신의 잘못을 발견하고 보람도 느끼고 후회도 하는 것이 있다. 그 과정을 통해 일반 사람들은 지나간 일을 다시 반성 해보고 '왜 그렇게 되었는지' '무엇이 어떻게 되었었는지' 그 원인과 진상, 실수 실패나, 성취했던 것을 깨달아 배워가는 것이다. 그러나 노이로제 환자는 그 때 그 순간 자신이 최선을 다한 것만으로는 용납이 안 되고 '더 잘 했었어야 된다'고 계속 주장한다.

노이로제 환자는 현재의 자기 부족함을 도저히 용납하지 못할 뿐아니라 이런 장애를 즉각 제거해야 한다고 주장한다. 자신에게 결핍 또는 장애가 있을 때 그것들을 극복하려는 방법이 정상인 사람과 다르며 노이로제 정도에 따라 다르다. 노이로제 환자중에는 반드시 자기 의지력만으로 극복해내야 된다고 강요하고 행동에 옮기는 이들도 있다.

예를 들어 협소 공포증(claustrophobia)이 있는 사람이 스스로 자기 를 벽장 속에 가두고 이 공포증이 극복될 때까지 자신의 의지로 견디어 내려는 경우가 있다. 이 노이로제 환자가 스스로 자기의 병을 극복했다고 좋아할 수 있다. 그러나 이런 공포증은 깊숙히 숨어 있는 근본적 문제들이 외부적으로 표현된 상징적 증상의 하나일 뿐이어서 그런 방법은 아예 핵심문제 완치에는 전혀 근접되지 않을뿐더러 문제 해결이나 병의 완치에 방해를 주고 절박하게 다뤄야 될 핵심 문제들을 덮어 버리는 결과를 가져오기도 한다.

노이로제 환자의 치료를 위해서는 자기 문제의 전체 모습을 파악해야하는데 치료자의 진행이 자기 기질에 맞지 않는다고 '소뿔도 단김에 빼야 한다'는 식으로 만용을 부리는 것이다. 이런 노이로제 환자의 경향을 정신 분석가는 놓치지 않고 다루어야 한다.

대부분 노이로제적 장애를 가진 사람은 자기 문제를 극복하기 위해 노력하는 유형이지만 의식적으로 자기의 우울증 또는 불안증을 자기 자신이 이것을 극복할 수 있어야 된다고 생각하지만 노력한다고 해서 치료되는 것이 아니다. 섣불리 시도한 결과가 제대로 효과를 내지 못했을 때 노이로제 환자 자신이 '자기 증상을 잘 알고 무엇이든지 잘해내는 능력자'라는 이상화된 모습과는 반대로 실패한 자기의 무능함을 느껴 오히려 우울증을 악화시킨다. 분석 치료 과정에서 피분석자가 실망하고 불안에 빠지는 것은 자신의 괴로운 문제의 발견에서 오기보다 자기 문제를 즉각 없애지 못하는 무능함을 느껴서 오는 경우가 많다.

호나이는 이런 내적 강요(should)는 자기 이상화된 모습(idealized image)을 유지하려는 방법으로 진정한 변화를 목표로 하는 것이 아니라 일시적 효과를 완벽하게 이루려는 데에 있다고 강조하였다. 즉 노이로제적 사람은 자기의 이상화된 모습과 같이 자기의 불완전함이 없어졌거나 완전함을 얻은 것처럼 보이게 하려는 목적 달성을 위해 내적 강요(should)를 계속하게 된다.

이런 내부강요는 외부화(externalization)되어 '나는 이렇게 착한 사람이다' '이렇게 똑똑한 사람이다' 등을 주변 사람들에게 보여주는 것이 목표여서 내가 남에게 어떻게 보일까 하는 것만이 관심사가 됨으로써 '내가 어떤 사람인지' '어떤 고통을 받고 있는지' 하는 것은 관심 밖이 된다. 이렇게 내적 강요(should)는 진정한 이상(理想)이나 도덕적 인성에서 빗나간다고 볼수 있다. 왜냐하면 자신에게 권리주장 강요 등을 아무리 완벽하게 하여도 그것을 실현할 가능성은 없고, 겉에 보이는 행동과 상상에서만 자신의 이상화된 모습이 이루어진 것처럼 착각하니 남의 눈을 속이는 것과 같은 결과가 온다.

누구나 늘 완벽하게 정직할 수는 없다. 이 내적 강요(should)의 성격에 대해서 점점 더 알게 될수록 진정한 도덕적 수준 및 이상(理想)과는 질적인 차이가 있다는 것을 볼 수 있다. 따라서 프로이드(Freud)가 초자아(superego)를 설명하면서 내부적 강요가 도덕성을 이룬다고 한 것은 큰 실수 중의 하나이다. 물론 도덕적 완벽을 요구하는 것이 should 속의 중요한 부분을 차지하는 것은 사실이나 다른 종류의 강요 예를 들면 무의식적 오만에서 오는 고집불통의 강요와 구별하기 힘들다. 즉 후자의 경우에는 도덕적인 면이 결여되어 있다. 그러나 이 둘을 구별하는 것은 환자의 참된 이상을 구현하는데 필요하다.

내부적 강요(should)는 강제적(coercive)인 성격이 있다. 사람들은 책임을 완수하기 위하여 최선을 다한다. 어느 정도의 노력을 하느냐 하는 결정은 자기 자신에 달려 있다. 이런 노력은 스스로 하기 때문에 힘과 자유를 주나 내부적 강요(should)는 자신이 자발적인 만큼만 자유를 주며 책임 완수를 못할 때는 불안, 절망, 자기 질책 등의 심한 감정적 과민 반응을 보인다.

노이로제적 사람이 자기 내부 강요에 맞추며 살아가는 과정에서 상반되는 두 내부적 강요(Should)가 동시에 발생할 때가 종종 있다. 예를 들면 알코올 중독된 남편과 사는 여성이 훌륭한 어머니인 동시에 훌륭한 아내가 되어야 한다는 내부적 강요에 시달릴 수 있다. 하지만 이것이 가능하지 않음을 깨달을 때 극심한 갈등 을 겪는다. 이때 노이로제적 사람의 고통과 갈등은 일반 사람들이 겪는 정도와는 비교할 수 없을 만큼 크다.

이런 현상을 겪으며 사는 동안에도 노이로제적 사람들은 오직 자신의 내부 강요와 권리 주장에 충실하며 내부 강요의 본질이나 전체적 충격을 결코 깨닫지 못한다. 노이로제적 사람마다 자기 내부적 강요에 대처하는 태도와 내부적 강요를 다루는 방법이 다르다. 그러나 대체적으로 노이로제적 사람은 내부 강요에 대해 완전히 순응하거나 정반대로 반항하는 양극단을 보인다.

모든 상황은 순응하거나 반항하는 가능성을 다 포함하고 있으나 대부분 한쪽의 경향이 두드러진다. 어떤 결정을 앞둔 노이로제 환자가 그것을 어떻게 결정하느냐 하는 요소는 인생이 이 환자 개인에게 어떻게 비쳐지느냐에 달렸다. 즉 '인생은 정복을 하는 것이냐' '사랑을 얻어야 하는 것이냐' 아니면 '자유를 찾아야 되는 것이냐'하는 것 등과 이제까지 경험한 가치 체계와 그리고 내부에서 강요하고 있는 권리 주장이 포함된 이상화된 자기 모습에 따라 노이로제적 판단을 하게 할 것이다.

호나이는 노이로제적 환자를 세 분류로 나누어 설명했다.

첫째. 노이로제적 팽창형(expansive type) 즉 나는 무엇이든 잘 할 수 있다고 느끼는 사람은 인생 정복이 가장 중요하여 자기 내부 강요와 동일화하는 경향이 강하고 의식적 무의식적으로 자기가 세운 내부 강요적 표준을 자랑한다. 그 타당성을 의심하지 않으며 어떻게 해서든 그것들을 실현하려고 노력한다. 예를 들면 노이로제적 환자 자신이 무엇이든 남보다 많이 알아야 하고 자기가 하는 일에는 결코 실패를 해서는 안 된다는 자신감에 차 있다. 그 태도가 거만하고 실패의 가능성이 있다는 것은 염두에 없으며 자기 멋대로 내세우는 정당성이 완고하여 자신은 절대로 실수하지 않는 것으로 믿는다. 때문에 자기의 상상에 빠져 있는 정도에 비례해서 실제로 노력을 하지 않는 것이 이런 노이로제적 사람의 인생 문제를 더욱 심각하게 만든다. 노이로제적 사람은 '나는 이래야 된다'와 '나는 이렇다'의 경계가 불분명하다.

둘째. 노이로제적 자기축소형(self-effacing type) 즉 자기 존재를 드러내지 않으려는 성향의 사람으로서 '사랑'이 모든 문제를 해결하는 것이고 자기 내부 강요(should)는 결코 문제를 삼아서는 안 된다는 또 다른 유형의 내부 강요를 한다. 자기 자신은 항상 남을 위하고 사랑해야 하는 사람이 되어야 한다고 믿는다. 자기 자신이 만들어 놓은 이상화된 모습대로 되기 위해 노력하면서도 자신은 늘 기대에 못 미친다고 괴로워한다. 자신을 늘 심하게 자책하고 죄책감을 갖고 실망하게 되기 때문에 진정한 자신을 찾기 위해 자기 자신의 마음을 들여다보고 분석하는 일이 힘들어진다.

셋째. 노이로제적 체념형(resigned type) 즉 나를 귀찮게 하지 말라는 유형의 사람으로서 자유가 무엇보다도 중요하다고 생각한다. 노이로제적 팽창형, 노이로제적 축소형, 그리고 노이로제적 체념형의 세가지형 중에서 이 체념형이 자기 내부 강요의 독재에 가장 극심하게 반항한다. 자기에게 자유라는 것이 가장 중요하기 때문에 타인이 자신의 감정이나 행동이나 의견 등 그 어떤 것에 조금만 간섭을 해도 극단적인 반응을 보인다. 이 노이로제적 체념형은 남의 간섭만이 아니라 자기 스스로 느끼는 내부적 강요에도 의식적 무의식적으로 분개하고 당황하거나 무기력해지기도 한다. 이를 수동적 반항이라 이름하였는데 이 반대 현상으로 자기가 하고 싶은 것만을, 또 자기가 하기 원할 때에만 하겠다고 고집을 부리는 능동적인 반항도 나타난다.

이 노이로제적 세 유형들에게서 내부적강요(should)가 외향적(externalized)으로도 나타난다. 즉 뉴로틱한 사람은 그렇지 않은 사람들한테 뉴로틱한 자기 표준을 강요하여 상대방이 완벽해야 한다고 가차 없는 강요를 하기 때문에 주변 사람들과 일상생활에서 마찰이 빈번하게 일어날 수밖에 없다. 호나이는 뉴로틱한 정도는 자기 자신을 모든 것들의 척도라고 믿는 정도에 비례한다고 했다.

노이로제적 사람이 강요하는 완벽은 일반적 상식선의 완벽이 아니라 자기가 이상화하여 만든 독특한 기준일 뿐이다. 노이로제적 사람이 자신의 내부강요에 준해서 만든 이 기준에 다른 사람이 미치지 못하면 경멸하고 화를 낸다. 대부분의 그 기준은 비상식적이고 까다로와 노이로제적 사람의 기준에 따른 완벽을 만족시키기 힘들다. 이 사람은 자신이 만든 기준에 자기가 미치지 못할 때도 물론 분노하여 주변 사람들에게 감정 발산을 한다.

또한 외향화에 의해 자기가 자신에게 기대하는 것을 남들이 자기에게 기대한다고 느끼며, 현실에서 다른 사람이 자신에게 기대하거나 노이로제적 본인이 느낀 것과 상관없이 자신이 성취해야 될 내부적 강요로 혼동해 버린다.

분석 치료를 하다보면 이런 노이로제 환자는 자신의 내부적 강요를 혼동하여 자기를 분석 치료하고 있는 분석가가 노이로제 환자인 자신에게 늘 불가능한 것을 기대한다고 느끼기도 한다. 자기가 자신에게 기대하면서 분석가가 자신에게 그런 기대를 하고 있다고 혼동하는 것이다. 이것이 투사(projection)라고 하는 무의식적 외향화 과정의 좋은 예이다. 노이로제 환자는 정신분석가가 자신이 생산적이고, 꿈을 가져오고, 정신 분석가가 원하는 얘기를 하고, 자신의 상태가 좋아지고 있는 것을 감사히 여기는 등의 기대를 환자에게 하고 있다고 느끼는 것이다. 사실 이것은 노이로제환자가 가지고 있는 내부강요의 내용들이다.

노이로제적 사람은 다른 사람들이 자신에게 어떤 기대를 하거나 무엇인가를 요구하고 있다고 믿는데 이 사람은 이것에 대해 두 가지 반응중 하나를 보인다. 첫째, 남이 무엇을 원하는지를 짐작해서 그것을 성취시키려 노력하며, 만일 이 기대에 자신이 미치지 못하면,

사람들로부터 버림받을까봐 걱정하고 두려워한다. 둘째, 다른 사람이 자기 일에 간섭하고 밀어 부친다고 느껴 불쾌해 하고 노골적으로 반항한다. 예를 들어 이 사람은 명절 때 자신의 내부 강요와 상상처럼 다른 사람들 선물을 기대하고 있으리라는 생각에 마땅히 선물을 해야 할 사람한테 일부러 선물을 안 한다. 또 다른 예는 약속 시간을 꼭 지킬 것을 기대 당하고 있다는 생각에 일부러 늦게 가는 것을 들 수 있다.

노이로제적 사람이 다른 사람으로부터 어떤 요구나 부탁을 받았을 때에 보이는 과잉 반응을 살펴보면 그 사람의 내부 강요의 상태를 인지할 수 있어 정신 분석치료에 도움이 된다. 이 사람들은 다른 요구를 받아들일 여유 없이 이미 내부 강요에 꽉 차 있다. 내부적 강요(should)의 강제적(coercive) 성격이 형성되어 있는 뉴로틱한 이 사람들은 자기 내부 강요에 대해 책임을 완수하기 위하여 최선을 다한다. 스스로 노력하는 의욕과 자주성을 과시하나 내부적 강요에 대해 자발적인 만큼만 자유를 추구하기도 하며, 내부 강요 목표에 불만족할 때에는, 불안, 절망, 자기 질책 등의 심한 감정적 과민 반응을 보인다. 이때 노이로제적 사람은 위에서 설명한 것처럼, 다른 사람의 요구에 미치지 못하여 오히려 그 사람들로부터 버림받거나 비난 받을까 우려하거나, 다른 사람의 요구를 귀찮은 간섭으로 느낀다. 뉴로틱한 사람이 이렇게 다른 사람으로부터 조언이나 어떤 요청을 받아들일 수 없는 것은 이미 자기 자신에 대한 질책과 내부 강요로 꽉 차 있어 마음의 여유가 없기 때문이다.

이 내부적 강요(should)가 노이로제적 사람의 성격과 인생에 미치는 영향은, 스스로 이상화하여 만든 자아상이 끊임없이 내부 강요에 부딪쳐 어떻게 반응하느냐, 어떻게 이것을 다루어 경험하느냐에 따라 달라진다. 공통적으로 보이는 현상은 첫째, 긴장감이 두드러지는데 노이로제적 사람이 자기 내부 강요를 얼마만큼 실현하려고 노력하느냐에 따라 그 정도가 다르다. 두 번째, 노이로제적 사람은 다른 사람들이 늘 자기에게 강요하고 있다고 믿어 짜증을 냄으로써 대인관계에 마찰이 빈번하다. 앞에서 언급했듯이 노이로제적 사람은 이미 자기 자신에 대한 질책과 내부 강요로 꽉 차 있어서 다른 사람의 조언에 대해 과민하고 어떤 비난도 고려할 수 없는 상태가 되어있다. 세 번째, 노이로제적 사람은 새로운 일을 대할 때에 자신의 감정, 소망, 생각, 믿음 등이 자발적이 아니며 그 새로운 일을 부자연스럽게 느낀다. 왜냐하면 노이로제적 사람은 이미 자기의 내부적 강요에 의해서, 어떻게 느껴야 하는지, 어떻게 생각하여야 하는지, 어떻게 상상해야 되는지까지 이미 강요하여 만들어 두었기 때문이다.

이렇게 노이로제적 사람의 자연스럽지 못하고 가장된 느낌은 미리 형성된 자기 이상화 모습이 착하고, 사랑스럽고, 성인 같은 경우, 더 과장된 형태로 나타난다. 허식적인 자신의 생각과 행동에 깊은 느낌과 진실성이 결여되어 있고 이런 상태를 오래 지속할 힘도 없다. 그러나 주변 사람들이 너그럽게 보아 넘겨주거나 노이로제적 사람의 생활 여건이 좋으면 부자연스럽고 부적절한 감정 노출과 행동이 오래 지속될 수도 있다. 보통 사람들은 이런 현상을 노이로제라는 병적 증상으로 보는 것이 아니라 특이한 성격 정도로 생각하는 경향이 있다.

뉴로틱한 사람의 감정 노출과 허식적 느낌에 깊이가 없는 것은, 쉽게 변덕을 부리고 이것이 쉽게 없어지는 것을 보면 알 수 있다. 이 사람의 애정은 자기 자존심과 허영심에 상처를 입으면 즉시 냉담해져 원망과 멸시로 변한다. 주변 사람들도 이런 뉴로틱한 사람을 오래 대하다보면 이 사람의 허식과 변덕이 병적이라는 느낌이 들거나 적어도 이 사람의 사랑과 행동이 가짜라는 인상을 받게 된다.

흔히 노이로제적 사람의 감정은 절박하게 사랑하거나 대조적으로 무정하고 잔인하게 과장되어 표현된다. 이런 사람들의 일부는 동정심이나 부드러운 마음씨는 약자나 가질 수 있는 감정이라 하여 금기를 삼고 정다운 관계를 피하고 아예 자신 외에 다른 사람들을 대할 필요가 없다고 믿기도 한다. 또 이 사람들은 아무것도 즐거워해서는 안 되는 사람처럼 늘 화가 나있는 표정과, 침울한 분위기를 연출하며, 화목한 인간관계 같은 것에는 관심조차 없는 사람으로 행동한다.

노이로제적 사람의 내부강요에 의해서 생기는 감정들이 모두 극단적 양면처럼 분명한 것은 아니다. 때로는 이 강요의 명령이 모순적일 수도 있다. '너는 어떤 희생을 무릅쓰고라도 남에게 동정적이어야 된다' 하다가 또 다른 때는 '너는 어떤 보복도 해내야 해, 냉정해야 해' 등 정 반대의 명령을 강요하기도 한다. 이렇게 노이로제적 사람은 때에 따라서 각각 다른 판단과 결정을 하기 때문에, 어떤 때는 자기가 냉정하다고 느끼는가 하면 다른 때는 지극히 인정 많은 사람이라고 주장하기도 한다.

노이로제적 사람이 이렇게 정반대의 극단적 감정들을 내부 강요에 의해서 부자연스럽게 통제하다 만성이 되면 아예 감정이 죽어 버리게 된다. 내부강요가 노이로제적 사람의 감정에 주는 손상은 위에 설명한 바와 같이 자기 자신을 완벽하게 만들려는 강박감으로 인해 더욱 심하게 된다. 보통 사람들과 같이 자연스러운 감정이 없이 내부독재, 내부강요, 이상화한 자아에 의해 통제되다보면, 이 사람의 근본 존재에 대한 혼란까지 와서 자기 자신의 내면을 싫어하게 되기도 하고 자신의 외적인 모든 것까지도 거부하고 미워하게도 된다.

뉴로틱한 사람의 내부적 강요 독재는 이상화한 자신을 실현하려는 욕구가 강하면 강할수록 내부강요를 채찍질하여 달성 지점까지 몰고 가려는 원동력을 발휘한다.

한 가지 의문은 만일 이 노이로제적 사람이 자기의 내부강요를 도저히 이룰 수 없다고 깨닫게 되면 어떨까? 이 사람이 가지고 있던 내부적 강요, 권리주장, 이상화된 자아 등이 이 사람에게 어떤 것을 가져다줄까? 정신 분석 치료를 해오면서 가장 분명하게 발견한 사실은 이런 경우 이 사람은 자기 자신을 미워하고, 자신을 심하게 경멸하게 만든다. 물론 분석가가 이 사람의 내부 강요와 자기혐오(self-hate)가 어떻게 뒤얽혀 있는지를 볼 수 있어야 그 충격 방향과 영향을 이해할 수 있고 치료할 수 있다.

다음에는 노이로제적 사람의 특징인 노이로제적 자존심을 고찰하기로 한다.

8

노이로제적 자존심(Neurotic Pride)

뉴로틱한 사람은 일반인보다 자신이 잘났다고 느끼고 존경받아야 한다는 욕구가 많고, 완벽하기 위해 대단한 노력을 한다. 그러나 이 사람은 자기가 완벽하다는 믿음을 확인하더라도 자기가 가장 갖고 싶어 하는 것 즉 자신감과 자존심을 얻지 못한다. 이 사람이 어느 정도 성공을 하면 자만심은 늘어나겠지만 내적 안전감을 갖는 것은 가능하지 않다. 그 이유는 현재 이 사람에게 온 성공 정도가 이 사람의 내부 강요, 권리 주장, 이상화된 모습에 미치지 못한다고 항상 느끼기 때문이다. 그래서 이런 사람들은 늘 세상의 밑바닥에 있는 것 같고, 주변 사람들의 말에 쉽게 상처 입으며, 끊임없이 자기 가치가 높다고 느끼지 않으면 안 된다. 이런 사람이 자기 권력과 영향력을 행사하고 남의 칭찬과 존경을 받는 한 활기를 느끼겠지만, 실수 하거나 혼자 있으면 곧 현실에 대한 느낌과 자기존중의 느낌이 동시에 사라져 버린다.

근본적으로 노이로제 즉 신경증이 형성되는 과정에서 자신감(self-confidence)은 어떻게 형성되는지 한번 살펴보자. 일반적으로 자신감은 어렸을 때부터 외적인 도움으로 느껴지기 시작하고, 이것이 반복하여 기억되면서 생기게 된다. 모든 사람들이 어린 시절의 가정, 주변 환경에서 외부로부터의 도움으로 평생 동안 지켜줄 자신감(self-confidence)을 갖게 된다. 부모의 따뜻한 애정과 주변 사람들로부터 반겨 주는 느낌, 보살핌, 보호, 자기 하는 일의 뒷받침, 건설적 훈육 등이 자신감(self-confidence)을 만드는 씨앗으로 기본적 자신감(basic confidence)을 생성해준다.

어릴 적부터 기본적 자신감(basic confidence)의 생성이 여의치 못하면 아이가 건전하게 자라는데 지장을 준다. 부모가 자녀를 양육하면서 너무 오냐오냐 하며 무조건 받아 주는 것이 아이들한테 도움이 되지 않고, 너무 완벽을 강요하거나 엄하게 하는 것도 아이의 자신감 형성에는 도움이 되지 않기는 마찬가지이다. 전자의 경우에 아이는 자신이 원하는 것을 아무렇게나 해도 되는 방종과 자신이 하고 싶은대로 하는 것이 기준이 되어 어릴 적부터 상식을 벗어난 내부 강요, 권리 주장, 이상화시켜가는 자아를 형성할 수도 있다. 후자의 경우 부모의 노이로제 문제를 아이에게 그대로 전해주는 것이기도 하며, 이때 아이들은 부모의 기대와 완벽성 추구를 그대로 따르기가 힘들기 때문에 어릴 적부터 열등감을 갖기 시작하게 된다. 아이들 스스로 자신에게 불만족하고 자신을 비난하기 시작하며 자라면서도 자발심과 독립심이 발전하기 힘들게 되며 부모가 자기를 진정으로 사랑한다고 느끼기도 어렵게 된다.

이렇게 어려서부터 노이로제 성격을 만드는 좋지 않은 환경은 노이로제를 시작되게 하고 아이 존재의 핵심을 약화시킨다. 아이는 부모의 노이로제적 양육 환경에서 자라나며 당연히 참자아(real self)로 부터 멀어지고 내적 분열이 생기기 시작한다. 아이는 이렇게 상처입은 자신의 모습을 극복하거나 감수하려고 앞서 말한 대로 내적인 공상 속에서 자기 이상화(self-idealization)라는 현상을 초래한다. 그런 내적 공상이나 이상화로 인해서 든든한 자신감 대신에 일상 생활에서 실제 가치가 없는 '노이로제적 자존심'(neurotic pride)을 갖게 된다.

카렌 호나이가 대부분의 노이로제 환자들에게서 본 것은, 노이로제 환자 자신이 가지고 있는 내적인 자원과 자신감 사이에 엄격한 인과 관계가 있다는 사실을 깨닫지도 못하고 알려고 노력하지도 않는다는 것이며 또 노이로제 환자들이 그 나이와는 관계없이 노이로제의 시작이 환자가 자각하기 훨씬 전부터였다는 것이며, 주변 사람들과 환경과 밀접한 관계 안에서 형성되어 왔다는 것이다.

건전한 자존심(healthy pride)은 풍부한 자질에 달려 있다. 자타가 공인하는 도덕적으로 용기있는 일을 했다든가 훌륭한 일을 해냈다든가 등의 특별한 공헌에 대한 존경심 일수도 있고, 자기 자신의 종합적 가치에 대한 느낌, 즉 조용하게 갖는 자기 품위에 대한 느낌이라 하겠다.

건전한 자존심과 노이로제적 자존심과의 근본적 차이는 양적인 것이 아니고 질적인 것이다. 노이로제적 자존심(neurotic pride)은 비교적으로 실속이 없으며 완전히 다른 요소들로 구성되어 있는데 이것은 모두 자기 자신을 찬양하는 요소들이다.

몇 가지로 분류해보는 노이로제적 자존심 중에서 일반사람들이 무난하게 느끼는 것은 명성(prestige)에 관한 것이다. 예쁜 아내와 살거나, 좋은 집안에 태어났거나, 좋은 동네에서 산다거나, 이름 있는 단체에 속하거나, 좋은 집과 좋은 차를 소유하거나, 유명하다거나 등이다. 이런 것들에서 오는 자존심은 뉴로틱한 사람들한테서 볼 수 있는 자존심 중에서 그리 전형적인 것은 아니다. 이런 명성(prestige)에 관한 것이 노이로제적 사람에게만 속한 것은 아니지만 어떤 사람들은 이런 명성(prestige)의 가치에 지나치게 노이로제적 자존심을 담고 있다. 이런 사람에게는 명성이 너무나 긴요해서 전 인생이 이 명성을 위한 삶이되며 자기의 최선의 에너지를 명성을 얻고 지키는데 낭비한다. 이럼에도 불구하고 기대했던 명성을 얻지 못하거나 이미 가지고 있어 자랑스러웠던 명성이 잘못되면 자존심 손상 반응(hurt pride reaction)을 일으킨다.

노이로제적 사람이 이름 있는 단체에 속해 뿌듯하게 자존심을 느낀다 해도 정작 이 사람은 그 단체와 무관하며 소속감을 느끼지도 않으며 단지 이사람 자신의 개인 명성을 위해 그 단체를 이용하고 있을 뿐이다. 이렇게 명성만 생각하고 명성을 뒤쫓으며 자신의 자존심과 인생에 대한 의미도 명성과 함께 올라갔다 내려갔다 하면서도 이런 것이 정신분석 치료를 받아야 될 문제라고 생각하지 않는 것이 문제다. 그 이유는 이런 현상이 너무나 보편적이라고 보거나, 문화적이라 당연하다고 생각하거나 아니면 분석가 자신이 이와 같은 문제를 가지고 있을 때에는 이런 현상의 심각성을 놓치기 쉽다.

뉴로틱한 사람들이 모두 정상인과 비슷하고 가지고 있는 증상도 흔한 것이어서 정상인가 싶지만 아주 고약한 병이다. 노이로제적 명성을 추구하는 사람들은 대부분 기회주의자가 되기 쉽고 자신의 명성을 얻고 유지하기 위해 걱정한다. 자존심 손상 반응(hurt pride reaction)이 과민하여 오히려 그 명성을 떨어트리는 일을 초래하기도 한다.

명성(prestige)에 대한 지나친 열망은 자기 자신으로부터 지극히 소외되어 있는 뉴로틱한 사람들한테서 볼 수 있으며, 그들의 자존심은 자기 자신의 됨됨이와 실체가 아니고, 외부로부터 받는 대우에 의해 결정된다.

노이로제적 자존심은 이상화한 자기 자신의 모습(idealized image)에 준해 자기 상상으로 만들어 낸 자기에 근거를 두고 있는 것이다. 뉴로틱한 사람은 있는 그대로의 자기 인품을 자랑스럽게 느끼는 것이 아니며, 희미하게나마 느끼고 있는 자신의 좋은 점까지도 무시하거나 부정해 버린다. 정신 분석 치료자가 이 사람의 자기 향상을 위한 노력에 대해 칭찬할 때 그 결과가 완벽하게 훌륭하다고 생각되지 않으면 자신의 노력의 과정에 대해서는 별로 자랑스럽게 느끼지 않는다.

인간의 자존심은 지능, 이성(理性), 의지 등과도 연결되어 있고 모든 정신 과정과 연결되어 사람의 생각과 행동에 영향을 준다. 노이로제 환자가 자기 자신이 가지고 있다고 느끼는 무한한 힘이라는 것도 이러한 마음의 힘인 것이다. 그러니 이 사람이 이것에 매료되고 자랑스럽게 느끼는 것은 이해할만하다. 이상화된 자화상은 이 사람의 상상의 산물이지만 이것이 만들어지는 것은 단시간이 아니다. 오랜 동안에 걸친 무의식적 부단한 노력과 상상의 댓가인 것이다. 말하자면 자신의 실제와 다르게 보이도록 하는 방법을 찾아 끊임없이 노력한 결과이다.

이 사람의 자존심은 자기에게 당연히 주어져있다고 느끼는 능력과 특전에도 담겨있다. 예를 들면 자기는 어떤 병에도 걸리지 않는 능력과 특전이 있다고 생각하는 것이다.

노이로제가 있는 사람이 자기의 요구를 효과적으로 주장할 수 있는가 없는가 하는 것은 자존심의 문제가 된다. 무엇이던 공짜로 받을 자격이 있다고 느끼는 사람이 자기한테 돈을 거저 꾸어 주게 만들거나 심부름을 하게 만들거나 치료를 거저 해주게 하면 대단히 자랑으로 생각한다. 또 남의 인생을 우지좌지할 자격이 있다고 느끼는 다른 사람은 자기 제자가 자기 말을 안 듣거나 자기한테 물어보지 않고 자발적으로 무슨 일을 해내면 자기 자존심을 상하게 만들었다고 느낀다.

뉴로틱한 사람은 자신의 내적 강요에 잘 맞춰야 한다고 믿기 때문에 그 노력의 결과로 겉은 그럴 듯해 보이나 자존심이 가공되어 '체' 하는 범위를 벗어날 수 없고 늘 일관성이 없어 혼돈스럽다. 이 사람이 정직해야 한다는 내부적 강요에 의한 자존심을 가졌을 경우에 거짓말은 안하겠지만, 행동에 나타나는 무의식적 반의식적 부정직한 것들이 많이 보인다. 자신의 행동이 정직하지 않게 진행되는 것을 인식하지 못하거나 부인하기 때문에 스스로 자각하여 고치기는 불가능하다. 뉴로틱한 사람의 내부적 강요는 주관적인 가치밖에 없기 때문에 그 사람의 노이로제적 목적으로 쓰일 뿐 객관적으로 볼 때 현실 사회와 주변 사람들에게는 가치 있는 것이 되지 못한다. 예를 들어 이 사람한테 물건을 절대로 비싼 값에 사서는 안 된다는 내부 강요가 있다면 물건 값을 잘 깎는 것에 자부심을 갖지만 다른 사람에게는 불쾌감을 주거나 주변으로부터 지나치다는 말을 듣게 된다.

뉴로틱한 사람의 내부 강요와 권리 주장이 이끌어가는 이상화한 자아는 자만심과 지나치게 높은 표준의 자존심을 만들 수도 있다. 이 사람은 자기가 어떤 사람이거나 어떻게 행동하는가와는 관계없이 자신의 내부 강요와 이상화로 세워놓은 높은 기준자체가 곧 자신의 도덕적 자존심이며 훌륭한 사람 자체인 것으로 착각하는 것이다. 주변에서 볼 수 있는 예로서 이런 사람이 선과 악을 분별할 수 있다는 자신감으로 자기가 신(神)이 된 것 같은 자존심을 가지고 만용을 부리기도 한다. 이런 유형의 뉴로틱한 사람들은 정신분석 치료를 받는 중에 자기 결함이나 부족한 참모습을 보게 되어도, 당장에 자신을 고치려 하거나 자신의 잘못된 모습을 보려 하지 않는다. 왜냐하면 이 사람들은 항상 자기 결함 문제를 부인하고, 내부 강요, 권리 주장에 기준을 두기 때문에 자신이 느끼는 자존심을 고집하는 것이다. 노이로제적 사람에게는 '자신의 자존심은 도덕적인 데에 있는 것이 아니라, 자신의 잣대에 맞추는 데에 있다'는 표준이 절대적이기 때문이다.

일반적 관점으로부터 개인적 노이로제로 시선을 옮겨 보면 거의 모든 부분에서 어떤 것이 노이로제적인 것인지 혼동을 느끼게 한다. 뉴로틱한 사람의 내부 강요로 만들어진 자존심은 모든 방향, 모든 형태의 반응에 연관되지 않은 것이 없기 때문이다. 어떤 노이로제적 사람에게는 다른 사람의 빛나는 자질이 자기에게는 불미스러운 것으로 여겨지기도 하고, 또 어떤 노이로제적 사람은 남한테 무뚝뚝하게 대하는 것을 자존심으로 삼으나, 다른 노이로제적 사람은 그와 반대로 남한테 상냥하고 잘하려는 데에 신경 쓰는 것을 자존심으로 느낀다.

노이로제적 사람의 다양성은 전체 성격에서 분리하여 부분적으로 단면만을 볼 때는 지극히 혼동스러울 것이나, 하나하나 다른 반응과 문제를 전체 성격 구조에 비쳐서 보면 근본적인 노이로제 형태를 볼 수 있다. 노이로제적 사람은 자기 자신이 자랑스러운 사람이라고 느끼려는 내적 필요가 대단히 강하면서도 한편으로는 맹목적 사항들에 의존하고 있다는 사실을 견딜 수 없어한다. 그래서 자기 상상력을 동원해 차라리 이런 사항들을 미덕이나 자랑거리로 바꿔 변화시켜 버린다. 이상화한 자기를 실현시키려는 자기의 추진력을 강박적으로 도와줄 수 있는 사항들만 전환시키고 반대로 자기 이상화를 방해하는 사항들은 억제하고 부정하고 멸시해 버린다. 그런데 각 개인에 따라서 그 사항들이 다르며 다른 사람과 상반되는 것일 수도 있기 때문에 첫눈에는 혼동되게 보이는 것이다.

뉴로틱한 사람이 내부 강요로 이뤄놓은 명성과 이상화한 자기의 가치를 무의식적으로 자기의 진짜 훌륭한 가치처럼 바꾸어 보이는 능력은 참으로 놀랍다. 노이로제적 사람이 남의 비위를 맞추고 잘 보이려는 행동을 '착한 것'이라 하고 남에게 의존하려는 것을 '사랑'이라 하고, 앙심을 품는 것을 '정의'라고 뒤집어 인식시키는 것을 보면 노이로제적 자존심이 허위의 자존심라는 것이 분명해진다.

이상화한 자신을 실현하는데 역할을 담당하는 것에만 자존심을 부여한다는 이 원칙을 파악하면 분석가는 이 사람이 끈질기게 붙들고 있는 것 뒤에 숨어 있는 자존심을 찾아내는데 신경을 써야 한다. 자기의 어떤 특징에 대한 주관적 가치와 그 안에 담겨 있는 노이로제적 자존심이 서로 얽혀져 있는 것을 늘 볼 수 있다.

정신 분석 치료를 할 때는 환자가 어떤 종류의 자존심, 어떤 내부 강요, 권리 주장, 이상화한 모습을 가지고 자존심을 내세우는지를 반드시 살펴서 분석할 필요가 있다. 뉴로틱한 사람이 의식적이건 무의식적이건 자신의 추진력과, 특정 태도와, 습관을 자랑스럽게 여긴다면 이것 또한 중요하게 분석하여 다루어 주어야 할 대목이다. 어떤 뉴로틱한 사람이 늘 남보다 앞서야겠다는 생각을 하고 있다거나, 빠짐없이 최신 유행의 옷차림을 하거나, 빈번하게 파티를 주관하는 등 일반 사람보다 지나친 습관을 반복할 때는 정신분석가의 집중된 분석이 필요하다. 이런 사람의 참자아를 찾아주기 위한 중요한 요소들의 분석 과정이 된다.

정신분석가는 노이로제적 사람의 강박적 성격의 상태와 대인관계의 장애를 면밀하게 분석하여 주어서 이 사람이 건설적으로 사용할 수 있는 자신의 에너지를 얼마나 낭비하고 있는지 깨닫게 해주어야 한다. 뉴로틱한 환자는 이런 것을 스스로 깨닫지 못하고, 항상 남보다 앞서야 된다는 생각이 자기를 우수한 사람으로 만들고 있다고 착각하고 자랑으로 여긴다. 이렇게 노이로제적 사람의 관심은 자신의 문제를 분석하는 데에 있는 것이 아니라 자신의 내부 강요, 권리 주장, 이상화한 모습 추구를 해가는 데 방해하는 요소들을 찾아내는 데 열중한다. 이것은 분석가가 노이로제적 사람을 치료할 때에 흔히 볼 수 있는 현상이다.

뉴로틱한 자존심은 마치 종이로 만든 집과 같아서 사소한 바람이 불어도 무너져 버린다. 이렇게 항상 흔들리는 자존심을 상하게 하는 것은 외부와 내부 양쪽에서 올 수 있으며, 상처 입은 자존심의 반응은 두 가지로서 수치심과 모욕감이다. 뉴로틱한 사람의 감정 표현과 반응이 지나치거나 상식에 맞지 않을 때는 수치심과 모욕감 이 두 가지를 생각해 봐야 된다.

노이로제적 사람이 어떤 입장에 있었고 어떤 부분의 자존심이 상했나 하는 이 두 가지는 밀접한 관계를 가지고 있다. 이 사람의 반응은 단순히 입장에 의해서 결정되는 것은 아니고 자기의 노이로제적 필요에 의해 치우친다. 공격적이고 팽창형(expansive type)인 사람은 수치심을 느끼는 반응은 볼 수 없고 모욕감을 느끼는 반응만 보인다.

이에 반해 자기를 내세우지 않는 축소형(self-effacing type)의 사람은 반대로 모욕감은 볼 수 없고 수치심만 보인다. 이런 형의 노이로제적 사람들은 겉으로 차분하고, 참하게 보여야 한다는 자기 내부적 요구(should)에 맞추려고 애쓰기 때문이다. 그러나 자신이 만든 기준만큼 완벽하지 못할까 봐 불안하여 아주 쉽게 수치심을 느낀다.

정신 분석가는 노이로제적 사람의 반응이 수치심이냐 모욕감이냐를 진단하고 노이로제적 사람의 성격 구조를 판단하여야 한다. 노이로제적 자존심이 상했을 때의 반응은 단순하고 직접적이고 전형적이기 때문에 하나를 보고 다른 하나를 추측하기가 쉬운 것이다. 노이로제적 사람에게서 어떤 특이한 자존심을 발견하면, 무엇이 이 환자에게 수치심이나 모욕감을 느끼게 할 것인가를 찾아내야 한다. 또한 노이로제적 환자가 수치심이나 모욕감의 반응을 보이면 그 반응의 밑에 숨어있는 자존심이 어떤 것인지를 발견해 내야 한다. 문제를 복잡하게 하는 것은 노이로제 환자 중 자기만 옳다고 하는 팽창형 사람은 기분이 상해도 자신을 대범한 사람으로 연출해야 하기 때문에 수치심을 겉에 나타내지 않는데 있다. 이런 유형의 노이로제 환자는 모욕을 당하면 두 가지로 상처를 느끼는데, 첫째, 모욕감을 느끼며 동시에 그 모욕감을 자기 자신이 느끼는 것에 대한 수치심을 또 느낀다. 이런 노이로제적 사람은 남에게 지독하게 예민하면서도, 자신이 받는 자존심의 손상에 대해 예민할 것을 허락하지도 않는다. 이런 내부 정신상태는 이 사람을 늘 짜증스럽게 만든다.

자존심이 상했을 때 직접적 반응을 수치심이나 모욕감이 아닌 다른 감정으로 자동적으로 전환하는 것도 문제가 된다. 예를 들면 누가 자기를 무시했을 때 그저 실망한 것으로 느끼거나, 수치스러운 것이 그저 거북하거나 당황스런 느낌 또는 죄책감만 느껴지는 것을 들 수 있다.

직접적이건 전환이 되었건 이런 반응을 의식하지 못하고 그 반응에 대한 반응만을 느낄 수도 있는데 이런 이차적 반응의 두드러진 예는 분노심과 공포심이다. 뉴로틱한 사람의 자존심을 상하게 하는 것들은 보복적 증오심을 일으키며 단순히 싫은 감정도 증오심으로, 짜증스러운 느낌도 살인적 분노심이 될 수 있는 것이다. 노이로제적 사람은 자신의 나쁜 행실에 대해서는 별로 느끼지 않으며 자신의 내부 강요와 권리 주장에 의해서 정당화된 분노만을 느낀다.

노이로제적 사람 대부분의 터무니없는 적개심이 모두 상처받은 자존심에서만 오는 것은 아니지만, 정신 분석자도 뉴로틱한 사람의 적개심에 주의해야한다. 이런 사람은 실제 상황과 관계없는 적개심을 나타낼 수 있다는 사실을 명심해야 된다. 특히 정신 분석가에게나, 분석가의 해석(interpretation), 또는 정신분석 전반에 관한 적개심이라고 해석되면 주의가 필요하다. (대부분 전이 현상 transference으로 간주된다).

뉴로틱한 사람의 증오심에 명예 훼손적인, 경멸적인, 모욕적인 의도가 숨어 있다면, 손상된 자존심에서 올 가능성이 크다. 이것은 본인도 모르게 모욕감을 느끼고 모욕으로써 보복하려고 하는 것이다. 때로는 정신치료를 받고 있는 중에 분석가가 어떤 약점도 건드리지 않았는데도 분석가를 모욕하려는 충동을 보이는 경우가 있다. 이것은 대개 분석치료 초기에 환자 자신이 정신 분석치료를 받는다는 사실에 모욕감을 느껴 일어나는 현상임으로 분석가는 환자에게 이런 연관성을 바로 지적해주어 분석 치료 진행에 장애를 없애줄 의무가 있다.

이와 같은 환자의 뉴로틱한 현상은 분석 과정에서도 일어나지만 물론 분석치료 밖인 일상생활에서도 일어난다. 노이로제적 사람들은 자기가 다른 사람에게 사소한 요청을 했을 때 들어주지 않거나, 반대로 도움을 받아도 공격적 행위를 보이는데, 이런 경우는 이 사람의 내부 강요와 권리 주장, 이상화된 자아에 의해서 마련된 자존심에 상처를 느끼기 때문이다. 주변 사람들은 이러한 뉴로틱한 사람들로 인해서 아픔을 겪게 되는데 위와 같은 정신 분석적 이해를 할 수 있다면 가슴 아픈 일들을 어느 정도 피할 수 있을 것이다.

만일 이런 사람의 친구나 친척을 도와주었는데 고마워하기는 커녕 오히려 공격적인 행위를 보이며 버릇없이 굴 때는, 이 사람이 남의 도움을 받는 것이 극히 자존심 상하는 일로 느끼기 때문이라는 것을 이해하여야 한다. 지속되는 인간관계일 경우 이런 상황을 맞은 그때에 베풀어 준 사람이 과민 반응을 보인 사람과 가식 없는 마음을 나누어 직접 대화하여 이 사람의 체면을 살려 해결하도록 권한다. 그러나 뉴로틱한 이 사람이 자신의 적개심과 증오심과 경멸이 부당하다고 느끼거나, 오히려 그것이 자신의 자존심을 상하게 했다고 느끼면, 그 적개심과 증오심과 경멸이 내향화(internalization) 하여 자기 자신을 겨냥하게도 된다. 이때 이 뉴로틱한 사람은 심한 죄책감과 자기 자신을 질책하는 보복심과 자기 증오심을 일으킬 수도 있다.

공포심이나 불안감이나 공황상태(panic)가 노이로제적 사람들에게 빈번한데, 모욕을 당할 것 같은 경우나 이미 모욕을 당한 후에 그 반응으로 나타날 수도 있다. 예기적 공포심은 시험이나, 대중 앞에서의 연설이나 공연, 사교적인 모임, 데이트등과 관련되어서 나타나는데 이것을 사회 공포증(social phobia)이라고 부른다. 이는 뉴로틱한 사람들이 남에게 좋은 인상을 주려고 하는 데에서 오는데 새 직장을 시작한다든가 새 학교에 간다든가 등의 새로운 일을 시작할 때와 같은 경우에 흔히 볼 수 있다.

뉴로틱한 사람들의 이런 문제는 자신이 가지고 있는 내부적 강요와 권리 주장과 이상화된 모습에 도달하지 못하고 실패할까봐, 체면이 손상될까봐, 아니면 놀림 당할까봐 걱정하는 것이 공포심으로 바뀌는 것이다. 보통, 사람들이 이런 현상이 누구한테서나 볼 수 있는 것처럼 말하는 것은 오해의 여지가 있다. 똑같은 일을 하면서도 사람마다 그 일의 목표와 가치가 다르기 때문에 무엇이 실패인가 하는 것은 지극히 주관적이며 사람마다 다르다. 뉴로틱한 사람들이 생각하는 영광이나 완벽함에 미치지 못함을 실패라 한다면 이와 비례되는 기대감이 이 사람에게 불안감을 불러올 수 있는 것이다.

뉴로틱한 사람의 또 다른 불안감은 자신의 행동의 질이 문제가 되는 것이 아니라 만일 거부당했을 경우 자기 자존심의 손상에 대한 것이다. 예를 들어, 상관에게 월급을 올려 달라고 요구할 때, 도움을 청하는 어려운 부탁을 할때, 작품 응모나 대회 출전 준비를 할 때, 이성을 사귀려할 때 등인데 그 순간이 오기 전에 이미 불안감이 시작되어 실제 행동으로 옮길 때 부자연스러움과 불안감이 생겨 공포로 이어 가기도 한다.

이런 사람에게 나타나는 공포 반응은 모욕을 당하기 전에도 그리고 후에도 올 수 있다. 사람들은 다른 사람이 자기를 대할 때 존경하지 않거나 어려워하지 않거나 거만하게 대할 때 몸을 떨며 식은땀을 흘리는 등의 반응을 보인다. 뉴로틱한 사람의 이런 반응은 분노와 두려움이 혼합된 것인데 이때 두려움은 자기 자신이 난폭해질까 봐 걱정하는 데에서 온다. 두려움을 느낄 때와 비슷한 반응이, 수치심을 느꼈을 때도 올 수 있는데 단 이때 수치심을 수치로 경험하지 않고 두려움으로 느끼는 데에서 온다.

우리는 공포 반응보다 분노 반응에 대하여 더 많이 이해하고 있으나 이 두 반응은 서로 얽혀 있다. 하나 없이는 다른 하나를 이해할 수 없으며 이 두 느낌은 자존심이 상하는 위험을 수반한다. 그 이유는 부분적으로 자존심이 자신감을 대치하는 데에 있다. 노이로제 환자는 자존심(pride)과 자기경멸(self-contempt)이라는 두 대안(代案) 사이에서 살고 있기 때문에, 자존심이 상하면 곧바로 자기 경멸에 심하게 빠지게 된다. 노이로제 환자가 불안감을 일으킬 수 있는 여러 가지 반응을 이해하기 위해 이 사실을 잘 기억해야 된다.

노이로제적 자존심의 고약한 점은 이것이 뉴로틱한 사람에게는 없어서는 안될 만큼 중요하다는 것임과 동시에 이런 사람을 상처 입히기 쉽다는 것이다. 뉴로틱한 사람은 자존심 상하는 것을 견디기 힘들어 하기 때문에 잘못된 자존심, 즉 내부 강요, 권리 주장, 이상화한 자기 모습으로 형성된 자존심을 고치는 방법을 찾아야 된다. 노이로제 환자가 자존심이 상하는 때가 있더라도 정상인처럼 자연스럽게 이것을 회복 하고, 자존심이 위협을 받더라도 상처받는 것을 피할 수 있는 방법을 터득하도록 도와줘야 한다.

노이로제적 사람들은 무엇보다도 자존심은 물론 자신의 체면을 지키는 것이 시급하며 그들 나름대로 여러 가지 노이로제적 방법을 동원한다. 이 사람들이 가장 흔히 쓰는 방법은 모욕을 느낄 때 보복하는 것이며 노이로제 환자에게 보복심은 자신의 명예회복 하는 길이라고 생각한다. 즉 이 사람은 자기를 해친 사람한테 보복하면 자기의 상처 입은 자존심을 회복한다고 믿는 것이다. 이러한 노이로제적 보복의 목적은 정도에 맞추어 적절하게 하는 피장파장의 정도가 아니고, 자신이 느끼는 정도보다 더 강하게 쳐서 승리를 느끼려는데 있다. 노이로제적 복수심을 끈질기고 강박적으로 되풀이하는 이유는 노이로제적 사람은 이런 방법으로 자존심을 회복시키는 특성이 있기 때문이다.

노이로제적 사람의 보복하려는 의지력은 자존심을 회복하는 데에 귀중하기 때문에 바로 이 의지력에도 자존심을 갖게 된다. 반대로 이런 사람이 보복할 가능성이 없다고 느끼면 어쩔 수 없는 사정에 의해서 그렇다 해도 자신의 약점이라고 간주한다. 따라서 이런 사람이 모욕을 느끼면 원래 받은 모욕감과 이에 대해서 보복을 못하는 데에서 오는 패배감이라는 이중의 고통을 겪는다.

노이로제적 사람의 보복적 승리의 필요성은 '영광의 추구'(search for glory) 과정에서 항상 볼 수 있는 것 중의 하나이다. 만일 이 필요성이 이 사람의 인생을 움직이는 지배적 힘이라면 이것은 가장 끊어 버리기 힘든 악순환을 형성하게 된다. 즉 이 사람은 늘 무슨 수로든지 남보다 위에 올라서려는 결심이 강해져 있기 때문에 영광을 추구해야 된다는 요구도 강해지고 이것은 또 뉴로틱한 자존심의 필요를 크게 만들고 이 부풀어 오른 자존심의 필요는 보복심을 더 부채질하여 '승리'의 필요성을 더 확대하는 악순환을 만드는 것이다.

노이로제적 사람들이 손상되었다고 느끼는 자존심을 만회하려는 방법 중에서 두 번째로 많이 쓰는 방법은 자기 자존심을 상하게 할 가능성이 있는 일이나 사람을 모두 피하는 것이다. 즉 자기 자존심을 상하게 할 가능성이 있는 일이나 사람이나 스포츠나 정치나 철학 같은 이지적 추구에 아예 흥미를 잃어버리거나 자기 능력보다 훨씬 낮은 활동을 하는 것이다. 뉴로틱한 사람들 중에서 재주 있는 사람이 미술 또는 음악을 배울 때 노이로제적 자존심의 갈등을 바르게 다루지 못하여 의욕을 잃거나 자기 능력을 도태시키는 행동을 하는 경우를 많이 볼 수 있다. 대인관계와 비지니스나 학업 과정에서도 이런 일이 빈번하며 무슨 일을 시작했다가 도중에 중단하거나 인간 관계에서도 단절을 쉽게 한다. 이런 뉴로틱한 사람은 자존심을 내세우려다 오히려 자신을 위축하는 결과를 만들고 에너지 낭비를 심하게 한다. 그러나 가장 파괴적인 것은, 무의식적 기전이지만, 참자아(real self)의 추구에 흥미를 잃어버리는 것이다. 이 주제는 카렌 호나이가 이 문제를 다른 한 장을 할애하여 자세히 설명할 만큼 중요하다.

위에 설명한 사항들 이외 노이로제적 사람들이 자존심을 회복하려는 여러 가지 방법들이 많이 알려져 있으나 이것들이 자존심 회복하려는 방법이라는 것으로 이해되고 있지는 않다. 자신이 무슨 말인가를 하고난 후, 엉뚱하거나 건방지거나 어리석거나 경우 없는 말이었다고 후회가 되면, 아예 그런 말을 했던 것을 잊어버리거나 그런 말을 한 적이 없다고 부정하거나, 그런 뜻이 아니었고 다른 뜻이었다고 바꾸는 등의 행동을 한다. 이 사람은 이렇게 부정하거나 왜곡하거나 축소하거나 일부를 빼버려서 자기의 실수를 덮어 자기 자존심에 상처가 나지 않게 하려는 것이다. 이런 사람이 말 실수를 해서 난처하면 사흘 동안 잠을 못자서 실수를 했다든가 저 사람이 나를 화나게 했다든가 등의 핑계로 자신의 실수를 정당화하며 그 자리를 면하려 한다. 보통 사람들은 '미안하다'고 사과하여 일을 해결하지만 노이로제적 사람은 '미안하다'는 말조차도 못하는 사람이 있다.

이상 열거한 노이로제적 자존심 회복에 대한 모든 방법들은 자기 자신에 책임이 있다는 것을 받아들이지 않으려는 공통점이 있다. 노이로제적 사람이 자기 단점을 솔직하게 인정하지 않음으로써 자기 체면을 세워 자존심을 보호하려는 것이다. 이렇게 자기 자신에 대해서 책임을 지지 않으려는 현상은 '모의적 객관성'(pseudo-objectivity) 뒤에 숨겨져 있을 수도 있다. 어떤 사람은 자기 자신이 무엇을 싫어하는지 제법 정확하게 관찰해서 말을 하나 이것이 마치 딴사람을 냉정하게 관찰하는 것처럼 생각하고 그 관찰되고 있는 자기 자신에 대해서는 아무런 책임이 없다고 느끼며 자기의 예민한 관찰 능력에만 자랑을 느낀다.

또 다른 노이로제적 사람들은 자기 자신을 객관적으로 보려 하지 않고 자기 자신에 대해 솔직하지도 않다. 어쩌다 자기의 노이로제적 경향을 깨닫는다 해도 자기 자신과 노이로제 사이에 명확한 구별을 만들어 자기에게 책임을 돌리지 않는 방법으로 체면을 살리려 한다.

노이로제적 사람이 이렇게 자기 면목을 살리려고 쓰는 방법들 중 마지막으로 들 수 있는 것은 유머(humor)의 사용이다. 자신의 단점을 인정하고 유머로 넘기는 것은 제법 속이 트인 것이다. 어떤 환자는 정신분석 치료 초기에 계속 유머를 사용하여 자신의 단점을 내보이고 과장하여 웃기기는 하나, 그 단점에 대해 조금이라도 비평을 하면 과민한 반응을 보이기도 한다. 이 노이로제적 사람은 자신의 불안감과 견딜 수 없는 수치심을 유머를 사용하여 덜어 보려고 노력 하고 있는 것으로 치료를 하고 있는 정신 분석가는 그것을 이해할 수 있을 것이다.

앞에서 뉴로틱한 사람들이 상한 자존심의 만회를 위해 쓰는 방법들을 살펴보았다. 이렇게 뉴로틱한 사람들에게는 자존심이 무엇보다 소중하고 매사에 예민해서 이 사람들의 자존심이 상하지 않게 해주는 것이 대단히 중요하다. 이 사람들은 늘 자신의 자존심 상하는 것을 피하기 위해 정교한 회피 방법으로 준비된 체계를 구축한다. 노이로제적 사람이 의식적으로 할 수 없는 것이 자존심을 상하게 하기 때문에 노이로제적 사람은 실제 활동들이나 어떤 사람들과의 관계를 피하는 것이다. 그런데 이 사람들은 자신이 피한다는 사실을 이 역시 자존심이 상하는 일이기 때문에 의식하지 못하고 그저 피하기만 하는 것이다. 이 사람들은 자신에게 주어진 좋은 기회나 좋은 사람들까지도 피하게 되어 자신의 인생에 손해를 끼친다. 노이로제적 사람은 능력이 충분한데도 자기 내부 강요만큼 또는 이상화한 자기 모습만큼 눈부신 성공이 못될까 봐 두려워 아예 어떤 일을 시작하지도 못한다. 자기가 좋아하는 사람에게 거절당할까 봐 아예 가까이 가지도 못하거나, 자기가 이미 강요당하고 있는 내부 강요와 이상화한 자기 모습에 비해 너무 초라하게 보일까 봐 사람 만나는 것도 피한다.

장기적으로 뉴로틱한 사람은 결국 사람들로부터 멀어지게 되며 자기 능력 이하의 삶을 이끌게 되는데, 이 모든 이유는 다른 사람에게 또는 자기 동년배에 뒤지는 것 같이 느끼기 싫고, 남과 비교 당하는 것이 싫고 자기의 직업에 대해 남이 물어 보는 것 까지도 피하기도 한다. 이렇게 뉴로틱한 사람에게는 자존심이 쉽게 상하기도 하지만 또 한없이 고귀하게 느끼기 때문에 이 사람들은 앞으로 상처 입을 것을 피하기 위하여 정교한 회피체계를 만든다. 그러나 이 모든 방법들은 자기의 자존심을 살리기 보다는 성공 못한 사실을 덮기 위한 방편이며 노이로제 즉 신경증(neurosis)을 만들게 되는 것이다.

물론 자존심에 대한 문제만이 노이로제를 형성하는 것이 아니나 아주 중요한 요소 중의 하나이다. 이 사람들이 회피하는 것은 선택적이다. 즉 할 자신이 있고, 여건이 좋고, 자기 영광의 추구에 도움이 되는 것들을 추구하는 데에는 활발하고 제법 두드러지게 될 수도 있다. 뉴로틱한 사람이 다른 사람들과 인정(人情) 주고받는 관계를 두려워하는 이유는 자기 자존심이 상하지 않을까하는 우려가 큰 역할을 한다. 이것은 주변 사람과 더불어 무난한 사회생활 하는 것도 이성을 사랑하는 데에도 장애가 된다. 이런 회피 현상은 대중 앞에서의 연설이나 발표, 어떤 운동 하는 것이나 전화로 얘기하는 것 등 많은 특정 사항을 포함할 수 있다.

노이로제적 사람의 회피 현상을 검토 해보면 노이로제적 성격을 결정하는데 두 가지 원칙이 작용하고 있는 것을 볼 수 있다. 첫 째는 자기 생활을 제한함으로써 안전을 얻자는 것인데 자기 자존심이 상할 수 있는 일과 사람을 대하는 기회를 줄이자는 것이다. 둘째는 어떤 일을 하거나 사람을 사귀다가 실패하는 것보다 아예 시작을 하지 않는 것이 더 안전하다는 생각이다. 이 방법은 무엇이든 시도해봐 가면서 자기 문제를 고쳐 나가고 긍정적으로 발전시킬 수 있는 길마저 닫아 버린다. 뉴로틱한 사람의 이런 선택이 반복되어, 시도하지 않았으므로 자신은 실패하지 않은 것처럼 느끼고 싶어하지만, 사실은 자신의 능력이 도태되고 일반 사회안에서도 뒤쳐지게 되어 장기적으로는 자기 자존심을 더 상하게 하는 결과를 가져온다. 다른 한편으로는 자신이 해보았더라면 훨씬 잘 할 수도 있었다는 주장을 하게 된다. 그것은 이 사람의 이상화된 모습에서 오는 내부 강요의 표현일 뿐이다.

뉴로틱한 사람이 자존심을 갖게 되는 것은 영광의 추구를 시작하는 과정에서 당연히 오게 되는데 처음엔 별로 해가 되지 않고 자기의 매력적인 역할 하는 것을 상상하는 것쯤으로 시작을 한다. 그 다음 단계로는 마음속으로 자신의 참된 모습이 어떻고, 어떻게 될 수도 있고, 어떻게 되어야 되겠다는 이상적 모습을 만든다. 그 다음에는 아주 결정적으로 노이로제를 형성하는 단계가 시작되는데 참자아가 지워져 참자아의 실현을 위해 쓰일 에너지가 노이로제적 내부 강요와 권리 주장, 이상화해서 만들어진 자아의 실현을 위해 쓰는 과정이 시작된다.

뉴로틱한 주장(neurotic claim)은 이상화한 자아에게 타당한 자리를 이 세상에 마련하려는 시도이다. 이 사람은 내부강요(Should) 즉 이래야 된다 저래야 된다는 강요를 가지고 이상화한 자아를 완벽하게 하려고 자기를 몰고 간다. 뉴로틱한 자신은 첫번째로 자신이 무엇을 가장 좋아하고, 자기 속에서 무엇을 용납하고, 무엇을 영광화하고, 무엇에 자랑을 느낄까 등을 결정하여 개인적 가치체계를 성립한다. 그와 동시에 이 사람은 이상화한 자아의 가치 체계가 무엇을 배척하고, 무엇을 두려워하고, 무엇을 부끄럽게 느끼고, 무엇을 멸시하고, 무엇을 미워하는지도 결정하지 않을 수 없게 된다. 이 두 가지는 불가분한 관계를 갖는다. 즉 뉴로틱한 사람에게 있어서 자존심과 자기 증오심(self-hate)은 불가분 하게 공존한다. 이것은 한 가지 과정에서 보이는 두 가지 면인 것이다.

다음 장에서는 노이로제적 사람의 자기 증오심에 대해서 생각해보기로 한다.

9

자기 증오심(self hate)과 자기멸시감(self-contempt)

1. 자기 증오심의 형성과정.

앞 장에서 뉴로틱한 사람의 자기 이상화에서 시작해서 노이로제 즉 신경증(neurosis)을 형성해가는 과정을 보았고, 노이로제적 자존심(neurotic pride)이라는 현상까지 살펴보았다. 노이로제적 사람이 자기 가치의 중심을 이상화한 자아(idealized self)로 옮기면 자신에 대해 으쓱하는 기분도 느끼겠지만 동시에, 이 사람의 실제적 자아(actual self)를 자연히 잘못된 각도에서 바라보게 된다. 실제적 자아란 어느 시점에서 볼 수 있는 건전하거나 뉴로틱한 몸과 마음의 모든 것을 통 털어서 말한다. 뉴로틱한 사람이 만들어 놓은 이상화한 자아는 영광화하려는 자아가 뒤쫓아야 되는 환상이 되고, 현실에 존재하는 뉴로틱한 사람 그대로의 자신을 재는 척도로 쓰인다. 노이로제적 사람이 만든 이상화한 자아는 자기가 만든 신(神)과 같아서 완벽한 존재의 각도에서 보게 되어 실제적 자신(actual self)은 부끄러워서 멸시하지 않을 수 없게 된다. 뿐만 아니라 이 사람의 생각에는 실제적 자신이 영광을 향해서 가고 있는 자신을 계속 방해한다고 느끼기 때문에 자신을 미워하지 않을 수 없게 된다. 호나이는 노이로제적 사람의 자존심과 자기 증오는 사실상 한 개체의 양면으로 보아 이것을 자존심 체계(pride system)라고 명명하였다.

뉴로틱한 사람의 자존심체계에서 보게 되는 디렘마는 이 사람이 아무리 자기를 화려한 차원으로 만들어 보려 해도 실패하게 되는 것이며, 실제적 자기 자신을 따로 떼어서 버릴 수 없이 계속 함께 살아야 한다는 사실이다. 자신이 먹고 자고, 무엇을 하던지 자기 자신은 늘 거기에 있으며 자신을 바꿔보기 위해, 직장을 바꾸거나, 이혼을 하거나, 이사를 가거나 하면 만사가 해결될 것이라고 생각하거나 또 실제로 그러한 시도도 하지만, 늘 자기 자신과 함께 해야 된다는 사실에는 변화가 없다. 이렇게 자신을 버리거나 바꾸려 해도 인간으로서의 제약은 어쩔 수 없는 것이다.

뉴로틱한 사람에게는 유일무이하게 이상적인 사람, 즉 자신이 상상으로 만들어 놓은 자아가 있는가 하면, 동시에 늘 간섭하고 소란 피우고 당황하게 하는 낯선 사람, 즉, 실제적인 자아가 있는 것이다. 노이로제적 사람이 자기가 아무리 잘났다고 느껴도, 형편없는 또는 불만스러운 실제적 자아(actual self)를 완전히 떨쳐 버릴 수는 없기 때문에 자기 자신의 현실이 괴롭게 느껴지며 그리고 이 실제적 자아는 틀림없이 현실을 간섭하게 된다.

예를 들면 노이로제적 사람이 다른 이들에게 좋은 인상을 주려 할 때 손이 떨리고 말을 더듬고 얼굴을 붉히게 되거나, 날씬해지려 하지만 먹는 것을 조절하지 못해 비만하게 되거나, 상상 속에서는 상사한테 정당한 의사표시로 큰소리를 치지만 정작 그 앞에 서면 겨우 바보 같은 미소를 짓고 말게 되는것 등이다. 이렇게 뉴로틱한 사람의 실제적 자아(actual self)는 이상화된 자아와 큰 차이가 있고, 현실에 살고 있는 실체인 자신은 노이로제적으로 만들어 이상화한 자신(idealized self)의 희생자가 되고 만다.

뉴로틱한 사람의 자기 증오심(self hate)은 이상화한 자신의 모습에 차질을 가져온다. 이 자기 증오야말로 모든 뉴로틱한 사람들한테서 빠질 수 없는 특징이다. 이것은 실제의 자기 자신과 이상화한 자신의 모습 사이에 전쟁을 하고 있다는 얘기이다. 사실상 두 다른 종류의 갈등의 터전이 마련되는 것으로서, 첫째는 자존심 체계(pride system) 자체 내에서 일어나는 것인데, 팽창 성향의 추진력(expansive drive)과 자기 축소 성향의 추진력(self effacing drive) 사이에서 잠재적으로 일어날 수 있는 갈등이고, 다른 하나는 심층에서 일어나는 갈등으로서, 전체 자존심 체계와 참자아(real self) 사이에 일어나는 갈등이다. 뉴로틱한 사람의 참자아는 노이로제적 자존심 때문에 뒤로 밀려나 있으나 참자아의 잠재력은 강하기 때문에 이 사람의 노이로제가 약해지거나 없어져서 사정이 좋아지면 총체적 영향력을 발휘할 수 있게 된다.

노이로제적 사람의 두 번째 갈등은 분석 치료 초기에는 잘 보이지 않으나 분석치료가 진행되어감에 따라 자존심 체계(pride system)가 흔들리고 참된 자기 자신에게 가까워지면서 나타나기 시작한다. 이 사람이 자기 자신의 참된 자아를 느끼기 시작하고, 자신의 진정한 소망을 알게 되며, 선택의 자유를 갖고, 자신의 결정에 대한 책임을 지기 시작하게 되면, 노이로제적 자존심 계통에 맞서는 참자아의 세력이 나타나게 된다. 이 때 부터는 분명하게 노이로제적 자존심 체계와 참된 자아 사이에 전선(戰線)이 그어지고, 노이로제적 사람의 자기 증오심은 실제적 자신의 단점들보다 참자아의 건설적 세력에 더 맞서게 되는 것이다.

뉴로틱한 사람의 이 갈등은 다른 형태의 갈등보다 광범위 하며, 호나이는 이것을 중심적 내부 갈등(central inner conflict)이라 이름하였다. 이 중심적 내부 갈등(central inner conflict)은 뉴로틱한 사람의 자존심 체계(pride system)와 참된 자아(real self) 사이의 갈등을 말한다. 여기에서 분명히 이해해야 할 것은 두 가지 유형의 다른 갈등을 말하고 있다는 사실이다. 즉, 호나이가 앞에서 말한 노이로제적 갈등(neurotic conflict)이라고 하는 것은 서로 맞지 않는 바람직하지 못한 두 강박적인 힘, 즉, 팽창성과 축소성 사이에서 일어나는 갈등을 말하고 있으나, 여기에서 말하는 중심적 내부 갈등(central inner conflict)이란 노이로제적 힘과 건전한 힘 사이, 노이로제적 자존심 체계와 참자아 사이에서 일어나는 갈등을 말한다. 즉 노이로제적 갈등(neurotic conflict)은 바람직하지 못한 두 노이로제적 충돌 사이에서도 일어날 수 있고 건전한 힘과 노이로제적인 두 힘 사이에서도 일어나기도 한다.

노이로제적 사람의 자존심 체계(Pride system)와 참된 자아(real self) 사이의 갈등은 다른 내부 갈등보다 두 가지 점에서 그 대립이 훨씬 광범위하다. 첫째, 노이로제적 사람의 자존심 체계(pride system)는 이 사람 인격의 부분적 현상이며, 참된 자아(real self)는 인격의 전체를 망라하는 요소이다. 이것은 마치 지방 반란군과 전체 정부군 사이의 전투라 비교할 수 있다. 둘째, 인간존재의 핵심이며 건전한 성장력 원천인 씨앗을 가지고 있는 참된 자아가 노이로제적 사람의 참된 생존을 위해 싸우게 된다. 따라서 이것은 뉴로틱한 사람이 겪는 어느 갈등보다 광범위하며 인격 전체를 포함한 싸움이 된다.

2. 자기 증오심의 파괴력.

뉴로틱한 사람의 자기 증오심의 파괴력과 끈질김은 참으로 대단하다. 이 사람의 증오심이 파괴력에 큰 힘을 주는 이유를 분석 해보면 다음의 세 가지 요소를 들 수 있다.

첫째, 자랑스러운 자아, 즉, 이 사람이 내부강요와 권리 주장으로 만든 이상화한 자아가 실제적 자아 때문에 모욕감을 느끼고 억제된 채 내재해 있다. 대부분의 뉴로틱한 사람은 자신이 사실적 자아와 분리되어 있다고 생각하나, 분명한 것은 자신이 생존해 가는 것과 또한 영광을 이루는 것까지도 사실적 자아에 의존하지 않을 수 없는 것이다. 노이로제적 사람이 자기의 증오스런 자아를 죽일 수 없는 것은 증오스러운 자아 뿐 아니라 그와 동시에 영광스런 자아까지도 죽게 되기 때문이다.

둘째, 뉴로틱한 사람의 자기 증오심은 자기 영광화(self-glorification)의 결과이기도 하지만, 이상화한 자아와 자기를 영광화해 가는 과정을 유지하는 역할도 한다. 다시 말하면 이 사람의 자기 증오심은 내부 강요로 하여금 이상화한 자아를 실현하게 하는 역할을 하고, 갈등의 요소들을 제거하여 격상된 단계로 실제 자아와 조화시키려는 역할을 한다. 이 사람이 정상적이지 못한 것을 주장하고 완벽하지 못한 것을 저주하는 자체가 신과 같은 기준을 표준으로 하여 자기 자신을 재고 있다는 사실을 뒷받침하는 것이다. 정신 분석 치료를 진행해가면 뉴로틱한 사람의 자기 증오심의 기능을 관찰할 수 있고, 이 환자의 자기 증오심을 분석가가 깨닫게 해주어 환자가 기꺼이 자기 증오심을 제거하려 노력하도록 도와주어야 한다. 이렇게 했을 때 가끔 건전한 반응을 보이는 경우도 있으나 대부분의 경우에는 다음의 두 가지 반응을 보인다. 즉, 자기 증오심의 무서운 부담과 위험성을 깨닫기는 하나 자기 증오심이 만든 굴레를 벗어나려고 대항하는 것이 더 위험하다고 느끼는 것이 그 하나로, 자신이 설정한 높은 기준을 정당화하고 만일 자기 자신에 대한 긴장을 풀면 위험하다고 주장하는 것이다. 다른 하나의 반응은 자기는 못난 사람이 되어 멸시를 받아야 마땅하다는 느낌을 폭로하는 반응인데, 이것은 자기가 이상화한 높은 기준을 낮춘 자신을 받아들일 준비가 안 되었다는 것을 보여주는 것이다.

셋째, 노이로제적 자기 증오심이 잔인하고 강렬한 힘을 발휘할 수 있게 해주는 세번째 요소는 자아로부터 멀어지는 것(alienation from self)이다. 자기 증오에 휩싸인 노이로제적 사람은 자기 자신에 대해 아무런 느낌이 없으며, 자기가 고통 받고 있다는 느낌까지 없기 때문에 고통을 주는 요소를 제거하고 건설적 방향으로 향하려는 노력을 할 수도 없다.

일반적으로 가끔 "나는 내가 싫어!" "나는 내가 미워!" "나는 못났어!" 하는 순간적 느낌을 갖고 자신에게 대단히 화를 내는 경우가 있다. 이것은 어떤 일이 잘 안되어 고통 받거나 괴로운 동안에 느끼는 것으로 정상적인 사람이 잠시 느끼는 감정이며, 받던 고통이 사라지면 잊어버린다. 그러나 노이로제 환자의 무의식 속에 간직되어 있는 자기 증오는 무의식적으로 작용하기 때문에 매우 오랜 동안 자기 자신에게 파괴적으로 작용하며 이것을 깨닫기가 쉽지 않다는 것이 큰 문제이다.

노이로제적 환자 자신이 자기 증오심을 가지고 있다는 사실을 얼마나 자각하고 있는지 살펴보자.

뉴로틱한 사람 중 팽창형인 사람은 자기 자신이 가장 잘나고 자기만 옳다는 느낌에 사로잡힌 사람으로서 이미 노이로제적 자존심과 내부 강요로 인해서 자신에 대한 비난을 닫아 버렸기 때문에 자기 증오심을 전혀 느끼지 못하나, 반대로 자기 축소형 사람은 자기 비난과 죄책 감 등을 과다하게 사죄적이거나 방어적 방법으로 나타낸다. 노이로제적 사람들 중 이런 두 가지 유형의 개인적 차이는 매우 중요하며 일상생활에서 현저히 나타남을 쉽게 볼 수 있다. 자기 축소형(self-effacing) 사람 역시 자신에게 자기 증오심이 있다는 사실을 깨닫고 있다고 결론지을 수는 없으며, 자기 증오심의 강도와 심각한 파괴성을 완전히 파악하고 있다고 볼 수도 없다. 노이로제적 사람들이 자기를 깎아내리는 것이 얼마나 쓸데없는 짓인지를 느끼지 못하고, 또한 자기가 도덕적으로 높은 기준을 가진 증인이라고 믿고 있다는 사실도 깨닫지 못한다. 이런 사람은 이상화한 자기 모습을 실제 자기라고 믿고 있고, 속으로 자기 자신은 신(神)처럼 완벽한 사람이라 생각하고 있기 때문에 자기 비하의 타당성을 따질 수도 없는 것이다.

대부분의 뉴로틱한(노이로제적) 사람은 자기 증오의 결과인 죄책감, 열등감, 제약감, 고통스러운 느낌 등을 경험하지만 자기 자신이 이런 느낌을 만들어 초래했다는 사실은 털끝만큼도 깨닫지 못한다. 이런 관찰의 결론은 노이로제적 사람의 자기 증오가 무의식적인 과정이라는 사실이며, 노이로제적 사람이 자기 증오의 무의식적 영향력을 부인하게 되는 것은 이상화한 자신의 노이로제적 자존심의 생존과 연결되어 있다는 사실 때문이다. 이것이 자기증오 과정의 대다수가 외향화(externalize)되는 이유인데, 이 사람은 자기 자신의 내부에서 이런 현상이 일어나고 있는 것이 아니고 자기 자신과 외부 세계 사이에서 일어나는 것으로 생각하게 된다.

뉴로틱한 환자의 자기 증오를 능동적 외향화와 수동적 외향화로 나눠 볼 수 있다. 능동적 외향화는 자기 증오심을 밖에 있는 생활, 공공단체, 또는 사람들에게로 돌려 자기 자신을 밉다고 하지 않고 밖에 있는 것들을 미워하는 것이다. 수동적 외향화는 증오심이 자기 자신을 향해있지만, 자신이 아닌 밖에 있는 인간들이 나를 미워한다고 비난하는 것이다. 능동적 외향화나 수동적 외향화 어느 쪽이던 내부적 갈등의 긴장이 경감되는데, 그 이유는 이 사람의 자기 내부적인 갈등이 외부에 있는 대인적 갈등으로 변하기 때문이다. 노이로제적 사람은 자기의 속마음을 다루는 것보다 자기 밖에 있는 것을 다루는 것이 스트레스를 덜 받게 되므로 자기 증오심을 여러 가지 형태로 외향화시킨다. 그렇기 때문에 분석가는 이것을 파악하고 관찰하기가 용이해진다.

3. 자기 증오심의 표현과 영향.

다음에는 자기 증오심이 어떻게 표현되는지 그리고 개인에게 어떤 영향을 미치는지를 살펴보기로 한다. 다음 여섯 가지의 표현 양상을 볼 수 있다.

첫째, 자신에 대한 가차 없는 강요이고, 둘째, 사정없는 자기 비난이며, 셋째, 자기 비하, 넷째, 자기 방해, 다섯째, 자기 자신 고문, 여섯째, 자기 파괴의 여섯 가지이다. 앞에서 뉴로틱한 사람들이 이상화한 자아를 이루기 위한 수단으로써 자기 자신에게 심하게 강요한다는 것을 설명하였다. 이 사람들이 자기가 이상화한 자아 성취에 실패하면 그 반응이 왜 그다지도 심한지 이제 바로 이해할 수 있을 것이다. 뉴로틱한 사람의 내부 강요(should)는 자기를 이상화한데에서 오는 자존심과 동시에 자기 증오심(self hate)에 의해서 결정되는 것이다.

1) **내부강요(should).** 노이로제적 사람에게 자기 내부 강요는 자기파괴적이며, 이 사람을 꽁꽁 묶어 내부적 자유를 없애 버린다. 동시에 자기 느낌과 믿음의 자발성과 순수함을 없애 버리며 개인의 독창적이고 개성적인 것을 말살해 버린다. 노이로제적 사람에게는 내부 강요와 권리 주장에 무조건 복종하는 것만이 용납된다. 많은 내부 강요는 그 내용이 이미 파괴적이다. 왜냐하면 도저히 내부 강요만큼 또는 이상화한 자기만큼 달성하거나 그대로 행할 수 없기 때문에 파괴적인 반응이 초래된다. 예를 들면 자기 가족이나 친척이나 친한 친구들의 일을 자기가 전적으로 책임지려는 것을 들 수 있는데 "나는 이 사람들의 문제를 즉각 만족스럽게 해결해 주어야 한다"는 내부 강요가 작용하고 있는 것이다. 이것은 자기 자신을 능력 있는 사람, 선의를 가진 지도자격인 봉사자로 이상화하고 이 자아상에 맞는 내부 강요에 도달해야 한다고 생각한다. 이 때 무언가 잘못되어 가고 있거나, 만족스럽게 해결되지 못하면 자기가 잘못해서 그런 것이라며 자책하기 시작한다. 그리고 이제 창피해서 살 수가 없으니 그 동네에서 이사를 가든지 죽어버려야 된다고 느끼는 등 일반적 상식으로 이해되지 않는 생각을 하지만, 노이로제적 내부강요에 쫓기고 있는 사람은 이러한 심정인 것이다.

노이로제적 사람의 내부 강요 중, 자기 파괴적이고 다른 것보다 더 강제적이게 하는 요소는 자기증오심이다. 내부강요를 거슬렀을 때는 이 증오심이 자기 자신을 향하게 되기 때문이다. 이 사람이 자신의 내부 강요에 의해 '자기가 그래야 한다'고 느끼거나 '모든 것을 잘 알아야 한다', '모든 사람들에게 도움이 되어야 한다'고 느끼는데 그렇지 못할 경우에는 부당한 자책감을 느껴 자기 자신을 향해 파괴적인 증오심을 쏟는다. 이러한 자기 증오심을 외향화하여 다른 사람들을 비난하는 경우도 있지만, 자기 자신을 비난하는 경우에도 이 사람은 자기 증오심이 자신을 향한 파괴력을 행사하고 있다고 직접적으로 느끼지 못하고, 이유 없이 울적해 하고 피곤해 하고 불안해 하며 짜증을 낸다. 정신분석을 통해 이 사람이 이렇게 느끼는 이유를 발견하게 된다.

뉴로틱한 환자가 자기 증오심으로부터 자기를 무의식적으로 숨기는 또 다른 방법은, 자기 증오심에서 오는 불안감을 해소하기 위하여 폭식을 하거나, 미친듯이 쇼핑을 하거나, 폭음을 하는 것 등이 있으며, 또한 자기가 다른 사람의 희생자라고 느끼거나(수동적 외향화), 남한테 이유 없이 짜증을 부리는 것(능동적 외향화) 등이 있다.

이렇게 노이로제 환자가 자기 증오심을 숨겨 자신을 보호하려는 시도는 언제 일어나는가? 이 시도는 무의식적으로 자기 내부 강요에서 요구하는 것들을 충족시킬 수 없음을 어렴풋이 깨닫기 시작하면서 나타난다. 제법 협조적이고 분별 있던 환자가 모든 사람들이 자기를 푸대접한다고 불평하며 자기 분석치료자에게도 마찬가지라며 시비를 걸고 짜증을 내기도 한다.

뉴로틱한 사람이 왜 이렇게 기분이 나쁜가 할 때 제일 먼저 느끼게 하는 것은 모든 이들이 자기한테 특별한 배려를 해야 한다고 끈질기게 주장하는 것이다. 다음에는 이 주장에 맞춰주지 않아 원하는 대로 되지 않으면 사람들이 자신을 푸대접한다고 화를 낸다. 이런 환자에게 그의 터무니없는 주장들을 지적해주어도 고마워 하기는 커녕 오히려 더 화를 내는 이유는 이 주장들이 노이로제적 필요(neurotic needs)에서 오며 분별력이 없기 때문이다. 뉴로틱한 환자가 화를 빈번하게 내거나 갑자기 요구하는 것이 많아지고 짜증이 늘어난다는 것은 이 사람이 필요로 하는 것들이 많아졌다는 것을 의미한다. 정신분석을 받는 과정에서 이 사람은 자기 내부적 강요를 이루지 못할 것이라는 것을 느끼기 때문에 화를 내고 짜증을 부리는 것으로 스스로 왜 이러는 지를 이해할 수 있게 된다. 그러나 이러한 깨달음은 무의식적이며 이 느낌으로 인하여 이 환자는 안절부절 못하게 된다.

이 뉴로틱한 사람은 자기 내부적 강요가 요구하는 것을 어떤 난관에서든 극복하고 반드시 성취할 수 있어야 한다고 느낀다. 이런 경우 이 사람에게는 두 가지 선택이 있다. 첫째, 본인이 자신에게 요구하는 것이 지나침을 깨닫고 수그러지는 것이고, 둘째는 주변 환경과 형편이 맞지 않아서 자신의 내부적 강요들을 다 이룰 수 없으며, 따라서 이것은 자기 자신의 잘못이 아니기 때문에 자기가 실패했다는 사실을 받아들일 필요가 없다고 느끼는 것이다. 정신분석가는 이런 환자에게 앞에 말한 첫 번째 선택을 하도록 하는 것이 더 바람직하다.

또 정신분석 치료에서 환자가 자기 내부강요(should)에서 요구하는 것들이 이루어질 수 없다는 것을 깨달으면 어처구니없는 권리 주장(claim)을 할 가능성이 있다는 것도 알아두어야 한다. 이 환자들의 권리 주장들은 아주 다루기 힘든 흥분을 일으킬 수 있다. 이것은 정신분석가가 이 환자의 권리 주장(claim)이 얼마나 긴급한가를 잘 이해하는데 도움이 된다.

이 환자는 자기가 꼭 할 수 있어야 한다는 내부 강요를 충족시킬 수 없다는 것에서 오는 불만이나 닥쳐올 실패에 좌절감을 느끼는데, 한편으로는 그런 실패감을 느끼는 것 자체를 저지하고 싶은 강한 내적 필요가 있다는 것도 알아두어야 되겠다. 뉴로틱한 사람이 이런 실패감을 피하는 방법 중 하나는 앞에서 설명한 자기 내부 강요를 자기 상상 속에서 만족시키는 것인데 이는 노이로제적 사람의 상상(imagination)이 어떻게 노이로제적 요구를 다루는데 사용되는지를 보여주는 좋은 예이다. 뉴로틱한 사람은 이렇게 자기 마음을 일시적으로 편하게 하기 위해 무의식적으로 자기 자신을 속이는 방법을 쓰는데 그 중 중요한 것 두 가지를 소개한다.

첫 번째 방법으로, 뉴로틱한 사람은 일상생활을 하는 동안 타인을 아주 예민하게 관찰하면서 자신의 느낌과 생각과 행동은 몰랐다던가 느끼지 못했다고 발뺌을 하려 한다. 이 사람들의 정신 분석치료 중에 흔히 발견할 수 있는 부분으로서 노이로제 치료를 위해서는 자기 자신에 대한 감수성을 높이려는 노력이 꼭 필요하다는 것을 강조해주어야 한다.

두 번째로 사용하는 방법은 자기 자신은 늘 남의 행동에 대한 반응만 한다는 것이다. 즉 이 사람은 자신이 행동할 때 또는 그 전후에 자신을 자각 또는 생각하지 않고 단순히 남을 비난할 뿐 아니라 자기 자신의 내부 강요(should)까지도 부정 해 버리기도 한다. 앞에서 이미 설명한 바와 같이 뉴로틱한 사람은 자기가 품고 있는 내부 강요를 밖에 있는 사람들한테 투사해 버리는 것이다(projection or externalization).

이 두 가지 방법 모두가 노이로제적 사람이 자기 증오심(self-hate)이 강해지는 것을 막기 위해 사용 하는 것인데, 자신의 느낌과 행동에 대한 발뺌을 하거나 다른 사람에게 뒤집어 씌우지 않으면 이 사람 자신은 자기가 실패자라는 느낌을 면할 수 없기 때문이다. 이런 방법을 사용하면 할 수록 이 사람은 진실에 대한 감각이 둔해지고 자신의 참된 자아로부터 더 멀어지고, 앞에서 설명한 자존심 계통(pride system)의 횡포를 용납하게 된다.

이와 같이 뉴로틱한 사람이 자신이 이상화한 자기 모습을 실현시키려는 내부 강요는 노이로제 구성의 중요한 자리를 차지한다. 이 과정에서 두 가지 방법으로 자기 자신과 참된 자아로부터 더 멀어지게 되는데 그 하나는 자연발생적 느낌과 믿음을 억지로 변형시킴으로써, 다른 하나는 무의식적이고 광범위하게 이 사람을 부정직하게 만듦으로써 이다. 이런 현상은, 자신의 내부강요를 성취시킬 수 없다고 느끼면 자기증오가 시작되기 때문에 오는 불가피한 현상으로서, 만일 이 사람이 초인간(superhuman)이 되지 않는 한 자기 증오심을 피할 수 없을 것이라 말할 수 있을 것이다.

2) 자기비난(self-accusation). 노이로제적 사람의 심한 자기비난(self-accusation)은 자기 증오심의 또 하나의 표현이다. 때로 자신에게 이미 있어왔던 내면적 어려움을 비난하기 때문에 자신은 당연하게 느끼고 또 주변 사람들에게도 자연스럽게 보일 수도 있다. 그래서 검

토하고 고쳐야 될 노이로제적 문제를 지나칠 때가 있고, 많은 경우 도저히 고칠 희망이 없는 고질로 변하기도 한다. 예를 들면 이 사람이 자기 이익이나 의견을 내세우지 못하고 난 후에, 자신이 깨달은 의견 차이나 이용당한 것에 대해 항의해야할 때 오히려 비위를 맞춰 주려는 행동하는 것을 들 수 있다. 이런 사람이 의견 차이나 상대방으로부터 부당함을 당한 것 등을 깨달았다면 자기 자신이 자랑스러워져야 되고 또 이것이 자기 내적 문제를 인정하고 고치기 시작할 수 있는 좋은 기회라고 볼 수 있다. 그러나 많은 경우에 뉴로틱한 환자는 자기 비난에 휘말려 자신을 배짱 없는 겁쟁이라고 심하게 깎아내리거나, 반대로 주변 사람들이 자기를 배짱 없는 사람이라고 무시한다고 느낀다. 이렇게 기껏 자기관찰에 도달한 것 같은 노이로제 환자는 자신이 못났다는 느낌을 더 악화시켜 자기를 내세우기가 더 어렵게 된다.

인간에게는 모두 공포심이 있을 수 있으나 노이로제적 사람은 자신이 신과 같은 존재로서 두려움이 없어야 한다고 내적 주장을 하고 있으며, 현실에서 두려움을 느끼는 자신을 미워하고 경멸할 수도 있다.

자기비난 중에서 가장 흔한 것은 자신이 허세를 부리거나 속임수를 쓰는 것이다. 이 사람은 주변 사람들이 자기가 별 수 없다는 것을 알게 될까봐 두려워하여 이런 행동을 하게 되는데, 자기가 이상화 해 놓은 모습에 미치지 않는 나약하고 부족한 자신을 비난 할 것은 뻔한 일이다. 뉴로틱한 사람은 이런 현상들을 뚜렷하게 자각하기보다는 희미하게 느끼며 무의식적으로 좋아하는 척, 아는 척, 흥미 있는 척, 공평한 척한다. 이 사람은 자신이 허세 부린 것을 다른 사람이 알까봐 두려워할 뿐이고, 자신을 비난하면서도 그저 가볍게 죄책감을 느낄 뿐이다. 정작 자신이 왜 허세를 부리게 되고 자기를 비난하게 되었는지에 대해서 자기 무의식을 검토하고 건설적으로 변화하기 위해 스스로 자각하지 못하는 것이 문제다.

뉴로틱한 사람에게 자기가 어떤 동기로 무엇을 하고 싶어 하는가에 대한 자기 비난만큼 강한 것이 없다. 즉 자기의 동기가 얼마나 순수한 것인가에 대한 자기 비평과 비난인 것이다. 이것이야말로 아주 양심적인 자기 검토인 것처럼 보인다. 이럴 때 이 사람이 정말로 자기 자신에 대해서 알고 싶어서 하는 것인지 단순한 흠잡기인지 아니면 이 두 가지가 다 섞여 있는지는 전체 내용을 보아야만 알 수 있다.

무엇을 하려는 사람의 동기(motivation)가 완전히 순수한 일이 드물기 때문에 본인도 진실성에 대한 착각과 혼동을 갖게 되고 주변 사람도 속기 쉽다. 예를 들면 친구한테 충고를 줄 때 주된 동기가 진정 친구를 도와주려는 건설적인 뜻이면 만족해도 된다. 그러나 자기 증오심에 찬 뉴로틱한 사람은 트집을 잡는 경향이 있어서 자기가 좋은 충고를 준 것은 사실이지만 귀찮다고 느끼면서, 우월감을 느끼면서, 또는 그 친구가 바보 멍청이 같은 짓을 했다고 속으로 비웃으면서 충고했다고 하면서 자기 비난에 빠지게 된다.

즉 이 사람은 부분만 보고 자기 비난을 하는 것이지 전체를 보지 못하는 것이다. 자기 친구나 분석가가 잘했다고 칭찬을 해도 뉴로틱한 사람은 그저 자기 비난에 빠져 저 사람들은 공연히 자기 기분을 북돋아 주기 위해 하는 소리라고 일축해 버린다. 즉 자기 충고가 완전히 순수하지 못하다는 사실을 용납하지 못하는 것이다. 자기 비난은 단순히 기분을 북돋아 주거나 남의 비난과 처벌을 모면하기 위해 하는 것이라고만 생각해서는 안된다. 여기에 든 예는 뉴로틱한 사람이 자기 비난을 털어버리는 것이 얼마나 힘든가를 보여주는 좋은 예이다. 때문에 분석자는 이런 환자의 행동에 대해 판단내리는 것을 조심해야 하며, 기분을 돋구어주는 것이 필요한지도 잘 숙고해야 된다. 물론 자기비난이 얼마나 그 사람에게 파괴적이냐 하는 것을 보도록 도와주는 것은 절대적으로 중요하다.

그 누구도 어쩔 수 없는 상황에 대해서도 병적인 사람은 자기 비난을 한다. 예를 들어 우울증세를 가진 정신병 환자는 다른 나라에 홍수가 나서 사람이 많이 죽은 것을 자기 탓으로 돌린다. 노이로제를 가진 뉴로틱한 사람은 이 보다는 덜 황당하지만 비현실적이기는 마찬가지다. 자기 아이가 옆집에 가서 그 집 애들과 놀다가 넘어져서 가볍게 머리를 다쳤다고 하자. 이 어머니는 오랫동안 두고두고 자기 잘못으로 애가 다쳤다고, 엄마인 자기가 거기 있었더라면 그런 일이 없었을 텐데 그랬다고 자기를 힐책한다. 아무리 과잉보호를 하는 어머니라도 아이의 옆에 24시간 있을 수 없다는 것을 알면서도, 아무리 주위 사람들이 설득을 해도 자기 비난에 매달린다.

이와 반대로 흔히 많은 뉴로틱한 사람들은 모든 사람들이 사실을 다 아는데도 자신은 어쩔 수 없었다, 할 수 있는 만큼을 다 했는데 어쩌란 말이냐고 자기 발뺌하여 주위 사람들을 의아하게 할 때도 있다. 이 두 가지 태도가 정반대인 것 같지만 공통점이 더 크다. 다시 말하자면 둘 다 이상화된 자아에 미치지 못한 것 때문에 오는 자기 비난의 화살을 피하려는 기능을 갖고 있다. 이런 현상들은 자기 저주(self-condemnation)의 역동성(dynamics)을 이해하는데 중요한 단서를 포함하고 있으며 자기 결함을 너무 심하게 질책하기 때문에 노이로제적 사람은 자기 보호를 위하여 어떤 수단을 쓰지 않을 수 없게 된다. 자기 자신을 방어하고 부드럽게 다루거나 책임을 주변에 전가하는 두 가지 방법을 쓴다. 이때 후자인 책임 전가를 하는데도 왜 자기 비난을 의식적으로라도 전부 없애 버리지 못할까 하는 의심이 생긴다. 아마도 내심으로는 외부 사정이 자기가 다룰 수 없는 것이라고 생각하지 않거나 아니면 자기가 다룰 수 있어야 된다고 느끼기 때문일 것이다. 결과적으로 무엇이든 잘못 되면 자기 잘못을 보여주는 것이 되고 자기 능력의 제한을 보여주는 것으로 간주하여 창피하게 느껴지는 것이다.

여태까지 언급한 자기 비난은 확실히 알 수 있는 것들로서 자기 마음의 어려움, 무엇을 하려는 동기, 외부적 사정 등에 초점을 맞췄는데, 어떤 경우는 애매하여 알 수 없는 것들도 있다. 예를 들면 어떤 사람이 죄책감을 계속 느끼는데 그 이유를 캐고 찾다가 안 되면 아마 전생에 무엇인가 잘못했을 것이라는 데에 이유를 붙여본다. 여기에서 꼭 명심해야 될 중요한 것은 원인들이 있어서 자기비난을 하는 것이 아니고 자신을 미워하는 마음이 있기 때문에 자기를 비난하게 된다는 것이다.

노이로제환자의 자기 비난은 꼬리에 꼬리를 물고 이어진다. 왜 복수를 안 하나? 겁쟁이이니까, 왜 복수심이 있나? 잔인하니까, 왜 사람들에게 잘하느냐? 풋내기이니까, 왜 사람들에게 친절하지 못하나? 이기주의자니까 등 원래 자기 자신을 미워하는 마음이 있기 때문에 자기 비난할 것들을 계속 찾아내어, 일부러 만들어 가면서 비난하게 된다.

이런 사람이 자기 비난을 밖으로 돌리면 모든 사람들이 자기 일거일동을 삐뚤어진 마음으로 보며 자신을 감시하고 있다고 느끼고 자신은 옳고 주변 사람들이 경우 없이 대한다고 원망하게 된다. 뉴로틱한 사람이 이런 감정을 감추기 위해 능숙하게 가면을 쓴 행동을 하기 때문에 얼굴 표정이나, 음성과 태도만 봐서는 내심에서 어떤 일이 일어나고 있는지 짐작할 수 없게 만든다. 또한 이 사람 자신도 자기의 무의식적 느낌을 외향화하고 있는 것 자체를 의식하지 못할 수도 있다. 이렇게 노이로제적 사람들을 그냥 보면 친절하고 호인들이지만 정신 분석 치료를 받아보면 자신이 사람들을 믿지 못하고 항상 의심하고 있다는 것을 발견하게 된다.

객관적으로 보았을 때 뉴로틱한 사람의 행동이 정당하고, 해롭지 않고, 바람직스러운 태도일 때에도 그렇게 행동하는 자신을 비난하는 경우도 있다. 이런 사람은 자신이 자신을 잘 돌보는 것을 버릇 그르치는 일이라 하고, 자신이 음식을 즐기는 것은 폭식이라 여기고, 남의 말을 무조건 수용하지 않고 자신이 원하는 바를 고려하면 이기적이라 하고, 사람들과 대화중에 자기 의견을 내세우면 자신이 건방지다고 하고, 자신을 위한 정신 분석 치료 받는 것은 자기 탐익이라고 비난한다. 이 환자는 이런 자신의 행동으로 인해 자기 내부 강요나 이상화한 자존심의 어떤 부분이 상했는가를 살펴보는 것이 필요하다. 만일 이 환자의 내부 강요나 이상화한 모습이 금욕주의자라면, 자신의 먹는 행위를 아예 사치로 여기며 폭식을 하는 것이라고 말을 할 수 있고, 만일 이 환자가 남의 비위맞추는 축소 성향을 자랑스럽게 생각하는 사람이라면 자기 의견발표나 자기주장을 자기중심적이라 비난할 수 있다.

뉴로틱한 사람의 이런 종류의 자기 비난에서 중요한 것은 이것이 자신의 참된 자아에 대항한 행위일 수 있다는 것이다. 이런 것은 정신분석 치료 마지막 단계에서 볼 수 있는 것으로써 자신의 마음 움직임을 깎아내리고 건전한 성장을 방해하려는 시도이다. 그러면 노이로제적 사람은 왜 자신의 건전한 성장에 반항할까 하는 의문이 생길 것이다. 그 이유는 뉴로틱한 사람은 아직 참자아와 건전한 성장이 어떤 것인지 분간이 안 되기 때문이다.

노이로제적 사람의 자기 비난과 여러 형태로 나타나는 자기 증오심은 대단히 고약해서 이것들을 피하기 위한 자기보호의 수단을 강구하지 않을 수 없게 한다. 정신분석 치료의 과정에서 이를 분명하게 볼 수 있으며 어떤 문제에 부딪치면 언제 어디서나 자기 비난을 피하기 위해 즉각 방어 태세로 들어간다. 즉 벌어진 상황에 대해 잘난체하는 분개심, 오해받았다는 느낌, 또는 시비를 따지려는 태도 등을 보인다. 예를 들면 이 사람은 이런 식으로 말을 한다. 즉 그건 과거 얘기고 지금은 많이 나아져서 그런 일 없을 텐데 마누라가 바가지 긁는 것이 문제를 일으키지요, 아니면 부모님들이 나를 잘 길러 줬으면 이런 일 아예 안 생겼겠지요, 등의 반응을 보인다.

이런 환자는 정신 분석 치료 중에 자기 치료자를 반박하거나 반대로 비위를 맞추려고 하는데, 이것은 마치 다룰 수 없는 문제를 분석가가 자기한테 던져준 것처럼 반응하며 자기 나름대로 분석 치료자한테 도전해보거나, 남을 비난하면서 자기 비난을 모면하려고 한다. 바로 이런 방법으로 이 환자가 정신분석 치료를 지체시키는 요소들 중 가장 중요한 것들을 보여주고 있다는 사실이다. 또 정신 분석 치료를 떠나서 일상생활에서 보더라도 이런 것들이 자신의 문제들을 객관적으로 보는 것을 방해하는 주요소가 된다. 이렇게 자기 비난을 방지하려는 노력은 건설적 자아비판을 저지하고 잘못으로부터 배우고 교훈을 얻을 수 있는 기회를 막아 버린다.

노이로제적 자기 비난이 건전한 자각(healthy conscience)과 어떻게 다른지를 살펴보겠다. 건전한 자각은 우리의 진정한 자아에서 오는 최상의 이익을 쉬지 않고 보호하며 우리 전 인격이 온당한가, 자기의 할일을 잘 해내느냐 또는 못해내느냐에 대한 반응이다. 노이로제 환자의 자기 비난은 뉴로틱한 자기 자존심에서 나오는데 이 자존심이 원하는 것을 만족시키지 못한 것에 대한 불만을 표현하는 것이다. 이 자기 비난은 진정한 자기 자아를 위한 것이 아니고 오히려 거기에 반항하는 것이며 진정한 자아를 파괴한다.

우리의 자각에서 오는 불안감이나 후회는 분명히 건설적이다. 이것은 자기의 전체 삶,

자신이 행한 행위, 반응의 양상, 어떻게 잘못되었는지를 검토할 기회를 만들어 자기가 잘못한 태도를 가감 없이 있는 그대로 직시하고 자기 내부에서 무엇이 이런 문제를 일으켰는지를 찾아서 바로잡을 수 있기 때문이다. 이에 반해 노이로제적 사람이 하는 자기 비난은 전인격이 잘못되었다고 선언하고 비난하는 것으로 끝내버려서 건설적으로 해결할 시점에 도달하지 않고 중단하기 때문에 무용지물이며 건전한 성장을 방해할 수 밖에 없는 것이다.

3) 자기 비하(self-contempt). 자기 증오를 표현하는 세 번째 방법은 자기 비하(self-contempt)이다. 가차 없는 내부강요와 자기 자신을 비난하는 것(self-accusation)에 이은 세 번째 방법이다. 자기 비하(self-contempt)는 자기 자신감(self-confidence)을 손상하는 다양한 것들을 통틀어 말하는데, 자기를 깎아내리거나, 자신을 경멸하거나, 자기가 무엇을 해낼까 의심하거나, 자기가 잘한 것을 인정 안하나, 자기 자신을 놀리는 행동 등이 있다. 앞에서 다루었던 자기 비난(self-accusation)과 거의 구별하기가 힘들 때도 있으나 확실한 것은 자기 자신을 깎아내리는 방법이 다를 뿐이라는 사실이다. 자기 비난(self-accusation)의 표현과 조금 다른 것은 자기 비하(self-contempt)는 무엇인가를 호전시키려는 노력과 무엇인가를 달성하고자 하는 것에 대한 비웃음이라는 점이다. 자신이 잘났다고 겉으로 드러내는 거만한 행동 뒤에도 숨어 있을 수 있고, 자기 비하(self-contempt)를 직접 느끼고 그것을 겉으로 직접 내보일 수도 있다.

예를 들면 예쁜 여자가 남 앞에서 얼굴에 분을 발라 화장을 고치면서 '이 못난 년이 예뻐 보이겠다고 화장한들 별 수 있나'라고 중얼거린다. 노이로제적 사람의 이런 언행이 재치 있고 유머러스하게 보이기도 하는데, 이것은 자존심을 보호하고 자기비하에 빠지지 않도록 보호하려는 노력이다.

뉴로틱한 사람의 행동을 보고 주변 사람들이 겸손하다고 할 수도 있지만 이것은 명확하게 자기 비하(self-contempt)로써 자기 가치를 깎아내리는 태도이다. 풍부한 지식을 가진 사람이 토론회에서 웃음거리가 될까 두려워 입을 잘 열지 않을 때, 주변 사람들은 그를 겸손하다고 할 수는 있으나 자기 자질과 성취를 깎아내리는 것임으로 자신감 발달과 회복에 나쁜 영향을 준다.

끝으로 노이로제적 사람들은 자기 시간, 자기 일, 자기 소원, 자기 의견, 자기 소신 등에 별 가치를 두지 않고 자기와 관계된 것을 심각하게 다루지 않고 자신에게 비꼬는 태도를 보이는 것 등으로 자기 비하가 희미하게 아니면 뚜렷하게 모든 행동에서 나타난다.

앞에서 예로 든 다른 모습의 자기 증오(self-hate)와 마찬가지로 자기 비하(self-contempt)도 자기를 깎아내리는 꿈으로 나타난다. 때로는 본인이 의식하기 전에 꿈에 먼저 나타나며 자기 자신이 바퀴벌레, 광대, 등 상징적 모습이나 고칠 수 없을 만큼 망가진 폐가로 나타나기도 한다.

자기 증오에서 오는 문제가 얼마나 날카로운가를 이해하기 위해 자기 증오(self-hate) 감정 때문에 오는 네 가지 결과를 살펴보기로 한다.

첫 번째 결과. 만나는 모든 사람과 자신을 비교하여 항상 자기가 못난 것으로 느끼도록 자신을 불리하게 만든다. 저 사람이 더 멋지고, 지식이 더 많고, 더 출세했다라는 식으로 느끼는데, 이는 사실과 거리가 멀며, 대부분의 경우 노이로제 환자 자신이 스스로에게 공평하지 않은 것이다. 예를 들어 자신이 음악에 전혀 취미도 없는데 어느 음악 전공자와 자신을 비교해서 자기를 무식하다고 자기 비하(self-contempt)를 할 필요가 있느냐 말이다.

뉴로틱한 사람은 내부 강요와 이상화한 모습에 따라 자기 자존심은 누구보다도 우월해야 한다고 강요하기 때문에, 다른 사람이 자기보다 우월한 기술이나 자질을 가진 것을 보게 되면 당연히 고통스러우며 파괴적으로 자기 경멸을 하지 않을 수 없게 된다.

두번째 결과: 자기 증오심(self-hate)이 가져오는 두번째 결과는 대인관계에서 쉽게 상처를 입게 된다는 것이다. 자기 비하(self-contempt)는 뉴로틱한 사람을 주변 사람들의 비평과 배척하는 것에 대해 과민하게 만든다. 이 사람은 사소한 일을 가지고도 주변 사람들이 자기를 깔보느니 자기와 같이 있는 것을 좋아하지 않는다느니, 자기 말을 귀담아 듣지 않는다고 느낀다. 원래 뉴로틱한 사람은 자기 자신에 대한 소신이 없는데 자기 비하(self-contempt)가 이런 느낌을 더 크게 만든다. 자신도 자기가 싫은데 주변 사람들이 내 단점을 알면 나를 좋아할 이유가 없다는 이론이다.

남들이 자기를 무시한다는 느낌과 자기 자신이 자기를 비하하고 있는 것으로 미루어 볼 때 자기비하의 대부분은 외향화(externalization) 되고 있다는 사실을 보여주고 있다. 즉 무슨 일이던지 주변사람의 잘못으로 미룸으로써 이런 현상이 모든 대인관계를 어렵게 만든다. 뉴로틱한 사람은 다른 사람이 자기에게 진정으로 호감을 보이고 칭찬해도 그대로 받아들이지 않고, 비꼰다, 내려다본다, 자기를 잘 몰라서 그런다, 자기를 이용하려고 한다, 아니면 저 인간 자체가 멍청이라 그러느니 등으로 반응한다. 또 이 사람은 다른 사람을 길에서 마주쳤을 때 보고 인사를 안 하거나, 자기의 초청에 응하지 않거나, 묻는 말에 빨리 대답을 안 하면 자기를 무시한다고 해석해 버린다.

지금까지 설명한 노이로제적 요소와 자기 보호를 위한 책임전가의 기전으로 보면 이런 노이로제 현상을 쉽게 이해할 수 있다. 뉴로틱한 사람에게 주변 사람들이 자기를 멸시한다는 기분을 항상 느끼며 산다는 것이 얼마나 힘들겠는가. 물론 주변 사람이 자기를 무시하고 배척한다는 느낌도 괴롭겠지만 자기가 자기를 못났다고 직접 느끼는 것 보다는 덜 괴로울 것이다. 그렇다면 이 사람이 남이 자기를 괴롭힌다는 생각으로 바꾸어 자기 방어를 하는 것이 무의식적으로 도움이 된다고 볼 수 있다. 그러나 다른 사람이 자기를 해칠 수도 없고, 자기에게 진정한 자존심을 불어 넣어 줄 수도 없다는 사실을 깨닫기 까지는 오랜 시간이 걸린다.

뉴로틱한 사람의 자기 비하(self-contempt) 때문에 오는 대인 관계에 있어서의 예민성은 신경증적 자존심(neurotic pride)과 합세를 한다. 다른 사람이 자기를 모욕한다고 느낄 때 이것이 자신의 어떤 자존심을 상하게 한데서 오는 것인지 또는 자기 비하하는 느낌의 외향화에서 오는 것인지 구별하기 힘든 경우가 많다. 자기 비하와 외향화, 이 둘은 서로 얽히고 설켜있기 때문에 문제를 다룰 때 마다 양쪽을 모두 다루는 수밖에 없다. 노이로제 환자의 어떤 한 가지 현상, 또는 문제를 분석할 때에 자기비하(self-contempt)와 외향화(externalization) 중 어느 하나가 더 두드러지게 보이면 그것을 먼저 다루는 것이 쉬울 것이다. 이런 환자가 다른 사람이 자신을 무시한다고 느꼈을 때 양자가 다 작용하고 있다는 사실을 명심하여야 하며, 보복적 반응을 보이면 자존심이 상한데서 온 것이고, 비겁하고 비위 맞추려는 반응을 보이면 자기 비하에서 온 것이 분명하다.

세 번째 결과. 자신이 못났다고 느끼는 사람은 흔히 남이 자기를 함부로 다루는 것을 늘 용납함으로써 다른 사람이 자기를 모욕하거나 이용하는 것을 느끼지도 못한다. 노이로제적 사람 중 내부 강요와 이상화한 자존심이 강한 사람에게서 볼 수 있는 현상으로, 자신에게 필요한 사항을 귀띔해줘도 대수롭지 않게 여기고, 본인이 더 나은 취급을 받을 자격이 없다며 당연시한다. 필자에게 정신 분석치료를 받던 노이로제 환자 중에 자기 남편이 공개적으로 바람을 피우는데도 남편을 다그치지 못하고 자기가 못나서 그렇다 자기가 예쁘지 않아서 그렇다며 바람피우는 남편을 용납하고 자신의 모욕감마저 느끼지 못하는 딱한 증세를 보이는 사람이 있었다.

네 번째 결과. 다른 사람들이 나를 알아주고 신경 써 주고 고마워 해주고 칭찬해주는 것 등으로 자신이 못났다는 느낌을 덜어보려는 필요성을 갖게 되는 경우이다. 이런 방어와 속임수를 추구하는 행동은 강박적일 수밖에 없으며, 그 행동의 결과는 자기 기분이 올라가고 내려가는 것이 남의 태도에 좌우되어 자기 자신에 대한 의견이 전적으로 다른 사람에게 매어 있게 된다.

노이로제적 사람을 전체적으로 보면 왜 이 사람이 영광화한 자아(glorified self)에 매달리려고 하는지를 이해할 수 있다. 그렇게 하지 않으면 자기 비하에서 오는 공포에 굴복 하지 않을 수 없기 때문이다. 따라서 뉴로틱한 자존심과 자기 비하 사이에는 악순환이 생기고 이 둘은 서로를 강화하게 된다. 이런 악순환을 바꾸는 정도는 자신에 대한 진실을 발견해보겠다는 의욕에 비례한다. 그러나 자신이 못났다는 느낌은 자아 발견을 힘들게 한다.

뉴로틱한 사람은 자기가 가지고 있는 모든 것을 경멸한다. 일반적으로 자기 몸, 몸매, 생각하고 기억하고 비판하고 계획하는 것과 같은 모든 마음의 움직임, 사적이거나 공적인 자신의 모든 행동까지 경멸한다. 일반적으로 자신을 깎아내리는 경향은 모든 면에서 나타나지만 자신의 뉴로틱한 해결 방침에 얼마나 중요하고 관계되느냐에 따라서 그 초점이 달라진다. 예를 들면 공격형 사람은 자기가 가지고 있는 약점이라 생각되는 것들을 모두 경멸할 것이 당연하다. 왜냐하면 이 사람한테는 약점이라는 것이 있어서는 안 되기 때문이다.

카렌 호나이가 인용한 자기비하(self-contempt)와 관계되는 두 가지 예를 살펴보기로 한다. 매력적이라는 것과 똑똑하다는 것에 관한 것이다.

보통 자신의 겉모습이 별 볼일 없다고 할 때, 매력이 없다는 느낌부터 추물이라고 느끼는 것까지 광범위하다. 예쁜 여자들이 이런 경향을 보이는 것은 놀라운 일이지만, 명심할 것은 이런 느낌은 객관적 표준이나 사람들의 의견에 좌우되는 것이 아니라 자기가 이상화한 자아의 모습과 실제적 자기 모습과의 차이를 느끼는 데에서 오는 결정인 것이다.

뉴로틱한 사람의 자기의 겉모습에 대한 경멸적 태도는, 성격상 다른 요소들이 가미될 수도 있지만, 보통 자기 비하를 어떻게든 지워 보려고 지나치게 노력하는 형태로 나타나거나 혹은 관심 없다는 태도로 위장되어 나타난다. 전자의 경우에는 머리, 피부 미용, 모자, 옷 등이 매력 있게 보이도록 많은 시간과 돈과 마음을 쏟거나 필요 없는 성형수술까지도 받는다. 그러나 무관심한 태도의 후자는 예쁘게 보이려고 노력하는 그 자체가 자존심을 상하게 하기 때문에 아예 자신을 가꾸는 것을 피하거나, 자신은 너무 못생겼다고 확신하기 때문에 노력하는 것 자체가 우습다고 생각한다.

'내가 매력이 있느냐' 하는 문제는 '내가 사랑스러우냐' 하는 문제와 연결된다. 이 둘은 서로 연결되어 있으나 똑같은 것은 아니다. 얼마나 매력이 있느냐 하는 것은 겉으로 나타나는 모습에 초점을 두는 것이고, 얼마나 사랑스러우냐 하는 것은 성격에 초점을 맞추고 있는 것이다. 얼마나 사랑스러운가 하는 것은 전체 성격에 문제가 되는 것이며 애정생활의 행복과 연결이 된다. 사실 겉모습 문제 보다는 얼마나 사랑스러우냐 하는 느낌이 모든 형태의 노이로제적 사람한테 장애를 주고 있는데 분석치료에서는 이상하게도 이 문제에 대한 관심을 보이는 경우는 드물고 겉모습에 대한 관심을 훨씬 많이 보인다. 노이로제적 사람이 불행을 자초하는 이유는 바로 이렇게 분명한 곳에 있다.

뉴로틱한 사람이 '얼마나 똑똑한가' 하는 관점에서 역시 자기가 바보라고 느낄 정도로 자기비하를 하는 경우, 이런 느낌은 이성(理性 reason)이 만능이라는 자존심에 근거를 둔다. 즉 자존심과 자기 비하 중 어느 것이 조금 더 표면에 나와 있느냐에 따른 전체 성격 구조에 좌우된다. 사실 대부분의 뉴로틱한 사람은 자기 마음의 움직임에 항상 불만을 느낄 만한 충분한 이유가 이미 만들어져 있는 것이 문제이다. 그래서 어떤 일에 관여하기를 꺼려하면 자기 의견에 도달하기에 힘들 것이고, 진취적이기를 두려워하면 비판적 생각을 하는 것에 방해가 되고, 너무 유식한 척 하려하면 무엇인가를 배우는데 지장을 줄 것이다. 물론 이 사람들의 지능 문제가 아니고 관심이나 용기와 같이 일하는 데에 필요한 요소들을 동원하여 자신을 자유롭게 하여 자신의 삶을 창조적으로 이끌도록 자기 지능을 활용하는 관심이 아니라 절대적 전지(全知)에 더 관심을 두는 것이 문제인 것이다.

노이로제적 사람이 자기 자신을 낮추는 과정은 어떤 일에 대한 관심과 호기심을 추구하는데까지 지장을 준다. 자기 비하(self-contemp)에 싸여있는 이 사람은 만성적 실망의 소지가 이미 결정되어 있다. 예를 들면 자신의 능력으로 어떤 일을 단순하게 해결할 수 있는데도 자신이 그 일의 해결 방법과 능력이 있다는 생각조차 머리에 떠오르지 않는다. 또한 어떤 일을 시작했다가 첫 난관에 부딪치면 전부를 단념해 버리기도 한다. 일상생활에서 시험, 면접이나 계약 체결, 무대에 서는 것 등을 앞둘 때, 공포증을 일으키기도 하는데 노이로제적 자기 비하(self-contemp)와 자존심이 이런 억제와 두려움을 가져오는 것이다. 분석해 보면 한편으로는 휩쓰는 명성을 필요로 하고 다른 한편으로는 자기를 낮추려는 힘이 맞서 서로 부딪치는 모순에 빠진 결과로 공포심이 오는 것이다.

뉴로틱한 사람은 이런 어려움에도 불구하고 무엇인가를 잘해냈을 때 다른 사람들이 인정해 준다 해도 자기 비하를 멈추지 않는다. '그 까짓것 아무나 할 수 있는 것' '그만큼 공 들이면 누구라도 할 수 있지' '이번에는 운이 좋았나 봐' 등으로 자기 능력 낮추기를 계속하며, 반대로 무슨 일에 실패하면 전적으로 자기를 깎아 내리며 실망과 아픔을 실제 무게보다도 훨씬 크게 자각한다.

4) 자기 방해(self-frustration). 노이로제적 사람이 자기 증오를 표현하는 방법으로 심한 내부강요(should), 자기 비난(self-accusation), 자기 비하(self-contempt)에 이어 자기 증오가 나타나는 네 번째 모습은 자기 좌절 혹은 자기 방해(self-frustration)이다. 이것은 건전한 자기수양(self-disciplin)과 구별해야 한다. 수양이 잘 된 사람은 어떤 활동이나 만족을 단념할 수도 있

다. 예를 들면 신혼부부가 집 살돈을 저축하기 위해 많은 것을 희생하는 것이다. 이런 수양은 시간과 정력과 돈에 제한이 있다는 것을 인정한 행동이나, 뉴로틱한 사람은 이런 것을 깨닫지 못한다. 또 큰 것을 위해서 작은 것을 단념할 능력을 전제로 한다. 그러나 뉴로틱한 사람은 자기가 원하는 것에 대해 강박적이기 때문에 이것이 가능치가 않다. 뉴로틱한 사람은 스스로 단념하는 것과 어쩔 수 없이 단념하는 것을 구분하지 못한다. 그렇기 때문에 정신분석 치료에 있어서는 건전한 자기수양이 목적이 될 수 있다. 또 염두할 것은, 노이로제를 가진 본인은 느끼지 못하지만 이미 좌절감을 가지고 있다는 사실이다. 이런 사람은 좌절감 때문에 이미 기가 죽어 무엇인가를 시도하지 않는 것이 문제이다. 노이로제적 증상들, 즉, 강박적 충동, 내부적 갈등, 참자아로부터의 소외 등이 자신의 잠재능력이 얼마나 큰 지를 깨닫지 못하게 하고, 노이로제적 내부 강요와 이상화 한 모습대로 자신은 거창한 것을 해낼 수 있다고 믿고 행동 하지만 실제로는 성취하지 못하고 좌절하게 된다.

물론 이런 좌절감은 자기가 고의적으로 불러 오는 것은 아니나 노이로제 진행 과정에서 어쩔 수 없이 생기는 부산물이다. 노이로제적 강요(should)는 선택의 자유를 박탈한다. 자기 비난과 멸시는 자기 자신을 존중하는 것을 박탈한다. 자기를 미워하는 마음에서 오는 좌절감의 두드러진 예들이 있다. 그것은 즐거움에 대한 금기(taboo)와, 희망이나 열망을 파괴해 버리는 것들이다.

노이로제적 사람들의 즐거움에 대한 금기(taboo)는 무엇인가를 소망하고, 진정한 자기 이익 추구와 인생을 풍부하게 할 수 있는 순진한 마음을 파괴한다. 자기 방해(self-frustration)의 예를 들면 휴가철이 되어 휴가를 가고 싶다는 마음이 생겼는데도, 다른 마음의 한 편에서 '너는 그럴 만한 가치가 없어, '너는 쉴 자격도 새 옷을 살 자격도 구경 갈 자격도 없어' '너는 아무것도 좋은 것을 가질 만한 가치가 없는 인간이야' 등으로 자신을 향해 즐거움에 대한 금기(taboo)를 행사한다.

이런 자기 방해(self-frustration)의 예는 꿈에서도 흔히 볼 수 있는데 예쁜 여자에게 키스를 하려 하면 여자는 없어지고 비웃는 소리만 들린다던가, 맛있는 과일이 꽉 찬 과수원에서 먹고 싶은 과일을 딸 때마다 누군가가 빼앗아가는 등 자신이 즐기려고 하는 것을 방해하는 것이다.

이런 즐거움에 대한 금기(taboo)가 우리가 살고 있는 사회적 의식 뒤에 가려져 있을 수도 있다. '세상에 굶주리는 사람이 있는데 나는 어떻게 이런 좋은 음식을 먹을 수 있겠나! 달동네에 사는 사람들도 많은데 나는 어떻게 좋은 집에서 살 수 있겠나!' 등의 예를 들 수 있다. 사람들이 겉으로 나타내는 이런 감정이 진정한 사회적 공동체 의식에서 오는지 노이로제적 즐거움에 대한 금기(taboo) 증상에서 오는지를 감별해야 한다.

그 판별을 위한 간단한 질문에 대한 답변이 진정한 사회적 공동체 의식인지, 노이로제적 즐거움에 대한 금기(taboo) 증상인지를 분명하게 한다. 즉 즐거움에 대한 금기(taboo) 증상일 때는 이 사람이 자신의 시간과 돈을 가난한 사람들을 위해 쓰지 않을 것이다. 진정으로 사회를 위한 공동체 의식을 가진 사람은 자신의 음식과 생활을 아껴서 굶주리는 사람을 돕고, 좋은 음식 먹을 때 그들을 생각하거나 빈민촌에 사는 사람들을 위해 자선금을 기부하거나 사회활동에 참여할 것이다.

이런 즐거움에 대한 금기(taboo) 현상이 노이로제적 사람에게 있다는 것은 이 사람이 즐거운 일들을 버릇처럼 억제하는 것으로 미루어 봐서 짐작할 수도 있다.

예를 들면 노이로제적 사람들 중 혼자하면 전혀 즐기지 못하므로 다른 사람과 같이 해야만 즐길 수 있는 사람들이 있다. 많은 사람들이 남과 즐거움을 나누면 훨씬 더 즐거워하지만 뉴로틱한 사람의 경우는 상대방이 그것을 좋아하고 안하고는 상관없이 강박적으로 같이 즐기자고 요구한다.

보통, 사람들이 자기 자신을 위해 돈을 쓰며 사는데 노이로제적 사람은 즐거움에 대한 금기(taboo) 현상으로 자신을 위해 돈 쓰는 일이 없고 자신에게 인색하다. 놀라운 것은 노이로제적 사람이 자기 위신을 높이기 위해서는 아끼지 않고 돈을 쓰며 자선단체에 보라는 듯이 큰돈을 내거나 파티를 하면서도 자신을 편하게 하고 행복하게 하고 성숙하게 하는 데는 돈쓰기를 거부한다.

다른 금기도 마찬가지이지만 뉴로틱한 사람은 즐거움에 대한 금기(taboo)를 지키지 않으면 그 벌로 불안감(anxiety)을 느끼게 된다. 뉴로틱한 사람이 파티에서 재미있게 놀다온 뒤 원인 모를 심한 불안감을 느끼거나, 좋은 아파트로 이사 간 후 이유 없이 불안과 공포심에 쌓이는 것 등이 즐거움에 대한 금기(taboo)에 따라오는 불안감(anxiety)의 예이다.

정신분석적으로 보는 원인은 뉴로틱한 환자가 즐거움에 대한 금기(taboo)에 기준을 두어 자기 분수에 넘치는 짓을 한 것에 대한 벌주는 행동이다. 이런 방식으로 자신의 희망을 부수는 행동과 자신을 괴롭히는 행동을 정신분석 치료 과정에서 흔히 볼 수 있다. 정신분석이 잘 진행되어 호전이 되고 있는데도 환자 자신은 '가망이 없고 절대로 좋아지지 않는다' '좋아 질 수가 없다'고 한다. 어떤 환자들은 자신이 완쾌된다는 것을 희망할 수도 없고 느껴지지도 않으니 정신 치료를 하고 있는 분석가에게 확언 해 달라고 다짐에 다짐을 하는 경우도 있다. 이것은 무의식적, 반의식 적으로 자기는 못나고 무엇이든 좋은 일이 있을 수 없다는 강박감에서 오는 현상이다. 왜냐하면 노이로제 환자는 무엇인가 잘 되는 것을 느끼더라도 이미 내부 강요와 이상화한 모습의 자기 상상으로 보는 것과 같은 완벽한 것이 아니면 자신을 거부하고 미워하는 문제가 있는 것이다.

마지막으로 자기 방해(self-frustration)에서 가장 고약한 것은 노이로제 환자가 어떤 열망도 갖지 못하게 금기하는 점이다. 과대 망상적 열망뿐 아니라 단순한 열망까지 포함하여 자기 자신의 능력을 사용해서 보다 훌륭하고 강한 사람이 될 수 있게 하는 모든 열망을 방해하는 것이다. 이때 자기 방해(self-frustration)와 자기 경시(self-disparaging)와의 경계선이 애매하다. “해 봤자 별수 없는 놈이 뭘 해보겠다는 말이냐” 하는 것이 밑에 깔려 있는 느낌으로서 노이로제적 사람들이 대단한 능력을 가지고 있는 것이 누가 보나 분명한데도 그들은 인생 목적을 너무 낮게 잡고 인생에서 아무것도 바라지 않고 새로운 것을 과감히 시도하지 않고 항상 자기 분수보다 낮은 삶을 이끌어 나간다.

앞에서 말한 자기 증오(self-hate)의 여러 모습인 내부 강요(should), 자기 비난(self-accusation), 자기 비하(self-contempt)에서 나타나는 것과 마찬가지로 자기 방해(self-frustration)의 경우도 외향화하여 밖에 있는 것들을 비난하기도 한다. 이와는 달리 뉴로틱한 사람이 자기 자신이 못났다고 실패자라고 화를 내거나 실망하던 때와는 반대로 외부적으로는 아무것도 달라진 것이 없는데 이유를 알 수 없는 체로, 자기 자신에 만족해하며 아주 평화롭게 되는 것을 볼 수 있는 경우도 있다. 이것은 모든 열망을 죽인 자기 방해(self-frustration)의 결과이다.

5) 자기 고문(self-torture). 자기 고문은 카렌 호나이가 쓰고 있는 말로서, 자기 증오심의 불가피한 부산물이며 신경증적 사람들이 도저히 이룰 수 없는 완벽성을 이뤄 보려고 사용하는 방법이다. 신경증적 환자가 스스로를 채찍질하거나 심하게 자기를 비난하며 자기를 깎아내리고, 스스로를 방해하는 것은 모두 자기 자신을 고문하는 것이다. 이러한 증세는 무의식적이지만, 의식적이거나 고의적 의도가 있는지 물을 수 있으며, 노이로제를 가진 모든 사람들에게 양쪽 모두의 어떤 가능성도 배재해서는 안 된다. 흔히 볼 수 있는 자기 의심(self-doubts) 즉 자기가 그 일을 해낼 능력이 있나 없나 의심해 보는 것을 예로 생각해 보면 이것은 자기 마음속에 갈등이 생겨서 오는 것이며 나중에 후회하고 자기 자신을 비난하는 일이 생기지 않도록 미리 예방하기 위한 것이다. 이것은 노이로제 환자한테 자신감이 없어서 오는 것이며 또 그것은 자기 자신을 미워하는 데에 기인한다.

자기 고문(self-torture)의 좋은 예로서 습관적으로 할일을 미루는 행위(procrastination)가 있다. 노이로제 환자 자신은 여러 가지 핑계를 대지만 자기 자신도 할일을 미루면 미룰수록 일이 커지고 복잡해지며 어떤 결과를 가지고 올지를 잘 알고 있다. 그런데 재미있는 것은 노이로제 환자가 이런 나쁜 결과를 단순히 감수하는 것만이 아니라 그 값을 아주 흔쾌히 호되게 치루는 현상이다. "그것 봐 고소하다. 잘했지 잘했어! 못난 인간!" 자기가 저질러 놓은 일에서 온 고통을 자기 자신에게 행한 보복으로 만족해하는 것이다.

뉴로틱한 사람이 자기 자신을 괴롭힌다는 것에 대해 쉽게 믿기 힘들겠지만 그것을 나타내는 예들 중 하나인 건강 염려증(hypochondriasis)이 있다. 감기가 자주 걸리거나 기침이 나오면 폐암이 걸렸다고 걱정하고, 두통이 오면 뇌암, 소변이 자주 나오면 방광암이라고 염려하여 수없이 의사와 병원을 찾는다. 언뜻 보면 자기 자신이 병에 걸리지 않게 하기 위해 치료를 잘 받는 것처럼 보이나, 이것은 자기 자신을 괴롭히는 일 중의 하나이다. 이렇게 자기 학대를 하는 원인은 자기 자신은 절대적으로 완벽하게 건강해야 된다는 자기 강요(should)가 있기 때문에 조금이라도 거기에서 벗어나는 기미가 보이면 자신을 괴롭히게 된다.

더 나아가 노이로제환자가 다른 사람에게 행하는 가학적(sadistic) 환상과 충동을 분석해 보면 이것이 자기 자신을 향한 가학적 충동에서 온다는 것을 발견하게 된다. 말하자면 자기 자신을 괴롭히려는 충동의 외향화라고 분석할 수 있는데, 이때 이 사람은 약자 위에 군림하는 강자로서의 전율적 즐거움을 느끼는 것이다.

노이로제적 사람의 모든 가학적(sadistic) 충동과 행동의 원인이 자기 증오심에서 오는 것만은 아니나 자기 자신을 학대하려는 충동의 외향화가 관여하고 있음을 본다. 어떤 노이로제 환자는 아무도 자신을 건드리지 않았는데도 이런 가학적 충동에 대한 두려움이 나타나는데 이런 경우는 대개 자기 증오심이 강하게 작용할 때인 것을 알 수 있다.

반대로 피학적(masochistic) 충동과 환상이 있으며 이런 피학적(masochistic) 사람들은 자위행위를 할 때와 성교를 할 때 자신을 실제로 신체적 모욕을 받게 하거나 학대 받는 상상을 해야만 성적 만족에 도달할 수 있다. 피학적(masochistic) 사람을 두 종류로 나눠 봐야 되는데, 하나는 자기 자신을 학대하는 것에서 보복적 즐거움을 맛보는 경우이고, 다른 하나는 모욕을 당해야 성적 쾌락을 느낄 수 있는 경우이다. 그런데 사실은 자기 자신이 늘 고문을 하는 사람인 동시에 고문을 당하는 사람이며, 모욕을 당하는 경우와 또 모욕을 하는 데에서 쾌감을 느끼는 것이다.

정신분석 치료를 할 때 유의할 것은, 자기 학대가 실제로 발생했을 경우 무의식적으로 자기를 학대하고 싶은 욕망이 뒤에 숨어 있는지 살펴볼 필요가 있으며 또 무의식적으로 자기를 학대 하려는 경향이 외향화 될 가능성이 있다는 것도 명심해야 된다. 자기 학대 의도가 분명하면, 정신 분석가는 그 때 이 뉴로틱한 사람의 자기 증오심이 강화되었는지, 또 그 이유가 무엇인지를 살펴야 한다.

6) **자기 증오심이 절정으로 나타나는 여섯 번째 모습은 직접적인 자기 파괴적**(self-destructive)**충동심과 행위이다.** 자기 파괴적 충동심과 행위는 신경증적 사람에게 급성으로 나타날 수도 있고 만성일 수도 있으며, 다른 사람들의 눈에 띄게 난폭할 수도 있고 알 수 없을 만큼 미미할 수도 있고, 의식적 또는 무의식적일 수도 있고 실제 행동으로 나타날 수도 있고 상상 속에서만 행하여 질 수도 있다. 크고 작은 문제로 드러나게 되지만 자기 파괴적(self-destructive) 충동심과 행위는 육체적, 정신적, 영적인 자기 파괴이다.

노이로제적 사람이 직접적으로 자기 자신이나 우리 생명에 긴요한 것들을 죽이는 방법은 여러 가지이다. 그 중 가장 극단적이고 최종적인 자기 파괴의 표현은 자살이며, 부분적으로 자기 육체를 파괴하는 것도 자주 나타난다. 노이로제 환자 중에 실제로 자기 몸을 해치는 행위는 정신병(psychosis)이 있을 경우에 한정되지만 노이로제(neuroses)에 의한 경우는 주로 나쁜 습관으로 일컬어지는 작은 것들이 포함 된다. 손톱 물어뜯기, 몸 긁기, 딱지 떼기, 머리털 뽑기 등 작고 지속적인 것이 있으며, 갑작스런 폭행도 있다. 과격한 행동을 가져오는 정신병과는 달리 노이로제 환자는 상상 속에만 머물기 쉽고, 이러한 상상은 자기 자신의 현실을 포함하여 사회 현실을 비웃고 무시하는 사람에게서 볼 수 있다.

이렇게 상상 속에서 파괴 행위가 일어나는 경우는 흔히 자기 자신의 노이로제적 문제에 대한 순간적 깨달음에 뒤따르기 때문에 정신분석 치료의 과정에서나 파악할 수 있다. 즉 자신이 완벽하지 못한 존재라는 생각이 순간적으로 스쳐가면서 순간적으로 자기 자신을 해치고 싶은 충동을 상상 해보는 것인데, 잔인하게 자기 눈을 뺀다던가, 칼로 자기 배나 목을 찌른다던가 하는 충동이 언뜻 지나가는 것이다. 이런 극단적 상상이 고층에서 뛰어내리고 싶다는 자살 충동으로 이어질 수도 있지만, 대개는 언뜻 지나가는 생각이기 때문에 실제 행동으로 옮기는 일은 거의 없고, 정말 뛰어내릴까봐 두려워져서 무엇인가를 붙잡는 경우도 있고 가끔 실제로 자살 기도로 이어질 수도 있다. 이런 사람들은 죽으면 모든 것이 끝난다는 것을 실감하지 못하는 경우가 많고, 고층에서 뛰어내리고도 툭툭 털고 일어나게 되는 상상을 하기가 쉽다. 이렇게 심한 자살 기도의 경우, 이런 사람은 자신의 참자아로부터 멀리 소외되고 있음은 물론, 현실감각이 마비되어 있다는 사실도 유의해야 한다.

뉴로틱한 사람의 자기 자신을 파괴하고 싶다는 충동은 대개 무의식 속에 머물고 있지만 실제 무의식적 행동으로 나타날 수도 있다. 예를 들면 겁 없이 자동차를 몰거나, 깊은 물에 뛰어들어 헤엄을 치거나, 훈련 없이 암벽 등반을 하는 것 등을 들 수 있는데 불구자가 될 수도 있고 죽을 수도 있는 경우이다. 이런 사람들은 자기한테는 어떤 일도 일어날 수 없다는 무의식적 주장을 마음속에 가지고 있기 때문에 이런 행동들이 무모한 행동이라는 것을 실감하지도 못한다.

뉴로틱한 사람들의 자기 파괴의 행동이 무의식적이긴 하지만 그러나 조직적으로 술을 폭음하거나 마약을 남용해서 자기의 건강을 망치는 사람들이 있다. 물론 여러 가지 원인이 작용하겠지만 이런 행위로 자신의 생명을 단축시키는 것을 보면 자기 파괴의 무의식적 충동이 관여하고 있음을 볼 수 있다.

또 다른 예로 우연하게 보이는 사고로 신체를 다치는 경우가 있는데 무의식적으로 자기 자신을 파괴하고 싶은 충동이 뒤에 숨어있다고 본다. 즉 기분이 나쁠 때, 칼로 손을 잘 베기도 하고 층계를 잘못 밟아 넘어지기도 하고, 심한 경우에는 길 건너가다 차에 치이기도 하고 운전하다 사고를 내기도 한다는 것은 잘 알려진 사실이다.

노이로제적 사람에게 신체적 병이 있을 때, 자기 자신을 파괴하고 싶은 충동이 소리 없이 작용하고 있을 수 있다고 짐작하지만 정신 신체적(psychosomatic)질환에서 이러한 충동이 어떻게 작용하는지에 대한 확실한 증거는 아직 없다. 그러나 대부분의 중병 환자들의 경우, 환자 자신이 오래 살기를 원하는지 어서 죽기를 원하는지에 따라 환자병의 예후에 큰 영향을 미친다는 사실은 잘 알려져 있다.

노이로제적 사람의 자기 파괴적 충동이 그 사람 인생의 다른 면에 영향을 미쳐서 심각한 실수처럼 나타나기도 하는데 아주 중요한 서류를 분실하거나, 직장을 구하는 면접 시간에 늦어버리는 예를 들 수 있다. 또 이 사람은 자기가 원하는 것을 열심히 추구하다가 거의 완성이 되었을 때 그것이 정말로 자기가 원하는 것이 아니라고 포기해 버리기도 한다. 일상생활에서 학교생활, 취미 생활을 할 때나 직장 또는 사업을 하는 일 등에서 어쩌다 한두 번 이런 일이 있으면 이해하겠지만, 세 번 네 번 반복되면 정신적 문제가 있음을 의심해야 하며, 십중팔구 자기 증오 때문에 오는 자기 파괴적 충동이 뒤에서 작용하고 있는 것이 확실하다.

노이로제적 사람이 직장에서 계속하여 해고당하거나, 스스로 직장을 자주 바꾸거나, 자기 연인과 계속하여 충돌이 생기고 연애 상대를 바꾸는 사람들이 있는데, 이때 사람들은 상대편 다른 사람들이 자기에게 잘못하여 이런 일이 생긴다고 하지만 대개 여기에는 자기 파괴적 충동이 작용하고 있다. 어떤 경우에는 직장에서 그만두고 싶어도 스스로 중단하지 못하여, 자기 상사를 들볶아서 자기를 상사로 하여금 쫓아내지 않을 수 없게 만들기도 한다. 이런 노이로제적 사람을 정신분석 치료 과정에서 보면 자기 분석가를 계속 못살게 해서 치료를 중단하고 다른 분석가한테 보내도록 만드는 등 그 진상을 명백하게 볼 수 있다. 이때 이 환자는 자신의 무의식적인 자기 파괴 의도를 다른 사람이 자신에게 집행하도록 만들려는 것이다.

뉴로틱한 사람이 서서히 자기 자신을 파괴하려는 경향이 어느 정도까지 깊이 작용하고 있을 지 생각해보자. 노이로제를 일으키게 되면 자기 파괴적(self-destructive) 충동심과 행위는 크고 작게, 알게 모르게, 자기 자신의 원래의 상태를 점차적으로 황폐하게 만든다. 그래서 노이로제가 무서운 병인 것이다. 그러나 노이로제가 급성이 아니기 때문에 이것을 깨닫는데 시간이 걸리며, 깨닫는다 해도 치료를 받는 것을 등한히 하는 것이 큰 문제이다. 정신분석가는 환자가 자신의 진정한 자아로부터 점점 멀어지는 것, 불가피한 무의식적 구실과 해결하지 못한 갈등으로 인해 무의식적 타협이 나타나는 것, 자신을 경멸하는 것 등이 스스로의 온전한 정신 상태를 황폐하게 하고 스스로에게 충실하도록 하는 능력을 감소시키는 결과를 초래하는 것에 대해 치료 중에 경각시켜주어야 한다.

노이로제적 사람은 무의식적 행동이 반드시 가능하기 때문에, 자기 자신을 점차적으로 황폐하게 만드는 것이 가능하다. 의식적으로 그리고 의도적으로 자신을 파괴하지는 않겠지만 정신분석적으로 관찰하면 정신상태의 황폐를 볼 수 있는 여러 가지 상황들이 있다. 자기 치장을 등한시 한다거나, 옷을 아무렇게나 입는다거나, 뚱뚱해지는 것을 신경 쓰지 않는다거나, 건강을 등한시하며 의사에게 가는 것을 여러 구실을 대면서 피한다거나, 줄담배를 피우고 술을 계속 마신다거나, 음식을 너무 많이 혹은 너무 적게 먹는다거나, 건강을 위한 운동이나 취미생활도 하지 않는다거나, 분별없는 섹스를 한다거나, 자신보다 훨씬 낮고 보잘 것 없는 사람과 사귄다거나, 배우자와 아이들을 마구 때린다거나, 돈 관리를 소홀히 하는 것 등 이러한 상황에서는 누가 보아도 자기 자신을 스스로 파괴하고 있다는 것을 쉽게 알 수 있다.

정신분석적으로 설명하자면 자기 멸시의 느낌과 비관하는 느낌이 너무 강해서 참자아 속에 있는 건설적인 힘이 자기 파괴적(self-destructive) 충동심과 행위의 힘을 감당하지 못하는 데에서 오는 현상이라 할 수 있다. 자기 파괴적 충동심과 행위를 가진 노이로제적 사람들은 꿈속에서도 시궁창에 빠져서 허우적거리는 것을 보게 된다.

노이로제적 사람의 내부 정신세계의 과정에 대한 자신의 반응은 각양각색이다. 기쁨일 수도 있고, 자기 연민일 수도 있고, 공포심일 수도 있다. 의식적으로는 이런 반응들이 자신의 사기를 저하시키는 내부 과정으로부터 단절되어 있다.

카렌 호나이는 사람들이 꿈 속에서 자신의 현실을 더 확실하게, 더 실감나게 본다고 했다. 특히 이런 꿈은 심층으로부터 나타나며 이 꿈을 꾸고 있는 사람이 직면한 자기 파괴적인 위험성에 대해서 깊이 있고 단호한 깨달음을 보여주게 된다.

뉴로틱한 사람의 절망감과 자기비하가 어느 정도 축소되어야 무의식적인 자기연민이 건설적인 자기 동정으로 바뀔 수 있다. 자신을 미워하는 모든 사람들에게 이런 변화야 말로 의미심장한 전진이다. 왜냐하면 건전한 자기 동정이야말로 자기의 참자아(real-self)를 느끼게 되는 첫걸음이며 자기 자신을 구제하겠다는 희망의 시작이 되기 때문이다.

이러한 자기 파괴적(self-destructive) 충동심과 행위 과정에 대한 반응은 심한 공포심이며, 잔인한 무의식적 힘 앞에 무력하게 희생될 수 있는 가능성을 생각해보면 이 반응은 불가피하다고 볼 수 있다. 이러한 두려움은 신경증적인 사람의 꿈이나 연상에서 자신이 살인자, 괴물, 귀신 등으로 뚜렷이 상징되어 나타난다. 자기 파괴적 충동심과 행위에 의한 공포심은 설명할 수 없는 두려운 마음의 핵심을 이루며, 모르는 것에 대한 두려움, 귀신에 대한 두려움, 신비스러운 것에 대한 두려움, 암이나 독물처럼 몸을 파괴하는 과정에 대한 두려움 등 모든 것이 두렵게 된다. 이런 두려움은 뉴로틱한 사람들이 무의식적이고 신비스러운 것에 대해 느끼는 공포감의 일부를 이루기도 하고 원인 모를 공황장애(panic)의 핵심이 되기도 한다.

세상 사람 누구나 이런 공포심을 가진 채 살아간다는 것이 불가능하므로 반드시 이 공포심을 다루어 없앨 수 있는 방도를 찾아야 한다. 자기 증오심(self hate)과 자기 파괴심을 살펴볼 때 그 속에서 인간 심리 중 가장 큰 비극을 보게 된다. 무한한 것과 절대적인 것을 쫓아가는 노이로제적 인간이 결국은 자기 마음속에서 지옥을 향해서 가고 있는 것이다.

다음 장에서는 카아렌 호나이가 말하는 인간 심리 중 인간의 가장 큰 비극인 자기 자신을 미워하는 감정을 다루는 방법을 살펴보려고 한다.

10

자아로부터 소외됨(Alienation from Self)

이 책 첫머리에서 밝힌 바와 같이 Karen Horney 이론은 참자아(real-self)에서 시작된다. 참자아(real-self)란 자신의 생동적이고 독자적인 마음의 중심부이며 창조성과 건설적 힘의 원천으로 늘 성숙하려는 의지를 가진 부분이다. 앞장에서 인간의 성숙하려는 과정을 방해하고 좋은 에너지를 낭비 시키는 노이로제적 과정을 살펴보았다. 이 노이로제는 호나이가 말하는 이상화된 자아(idealized self)를 만들고 자존심 계통(pride system)을 만드는데, 이 계통은 독재적이고 파괴적인 힘을 행사한다.

이 장에서는 참자아(real-self)에 초점을 맞춰서 참자아(real-self)가 소외되는 이유와 소외된 후의 결과가 인간성 형성에 어떤 영향을 미치는지를 살펴보려 한다.

모든 사람이 자신의 참된 자아를 버리는 것은 자기의 혼을 버리는 것과 다름이 없다. 정신과에서 드물기는 하지만 잠자거나 뇌에 이상이 없음에도 기억상실증(amnesia) 또는 인격 상실증(depersonalization)이 와서 자기 자신의 개체성(identity)까지 잃어버리는 사람이 있다. 즉 자기 자신으로부터 해리되어 자기가 누구인지, 어디에 있는지, 무엇을 하고 있는지도 모르는 경우가 있다.

일반적으로 노이로제의 경우는 해리 현상처럼 심하게 자기 개체성이나 방향감각을 잃어버리지는 않으나 현재 의식 상태에서 하는 행동과 경험, 능력에 장애가 온다고 볼 수 있다. 안개 속을 걸어가고 있는 것처럼 자기 생각과 느낌이 분명치 않은 상태로 살아가는 것이다. 가끔 이런 현상이 내부 정신상태에만 제한되는 경우가 있어서 이런 사람은 다른 사람의 일은 잘 관찰하고 참견하는데 자기 자신이 경험하는 신체적 감각이나 환경적 적응과 인식 등을 잘 하지 못한다.

현재 의식 상태에서 하는 행동과 경험, 능력에 장애가 오는 것은 사실적 자아(actual self)로 부터 소외되는 현상인데 있는 그대로의 자아와 자기가 가진 것에 대한 실제 감각이 둔해졌거나 사라진 것이다. 예를 들면 자기 생애의 과거와 현재가 연결되고 있다는 사실 같은 것이 느껴지지 않는 것이다.

사실적 자아로부터 소외되는 이런 현상의 핵심에는 잘 파악할 수 없으나 중대한 현상이 일어나고 있는 것이다. 즉 자기 자신의 감정, 소원, 신조, 에너지 등으로부터 멀리 있다고 느끼는 것이다. 결국 이것은 자기 자신이 자기 인생을 능동적으로 지배해가고 있다는 느낌을 상실하는 결과를 초래한다. 이런 현상은 결국 우리 마음속 생동의 중심인 참자아(real self)로부터 멀어진다는 것을 뜻한다. 참자아의 성격을 좀 더 자세히 설명 하자면 참자아는 우리의 좋고 나쁘고 사랑하고 두려워하고 실망 하는 등의 모든 감정을 자연적으로 일어나게 하며, 자발적 관심과 에너지의 원천이며 소망과 결심하는 능력의 원천이고 성숙과 성장의 원천이다. 다시 강조하면 참자아가 힘차고 활기 있으면 자발적으로 결단을 내릴 수 있게 해주고 그 결단에 대한 책임을 질 수 있게 해준다. 따라서 이 참자아는 진정한 통합과 완성된 통일체를 이루도록 인도하는데 느낌과 생각, 몸과 마음, 행실과 겉모습, 일치와 조화를 위해 내부적인 갈등 없이 해낼 수 있도록 이끈다.

카렌 호나이이는 철학적이 아닌 임상적 용도로 사실적 자아(actual self), 이상화한 자아(idealized self) 그리고 참자아(real-self)를 구분해서 말한다. 카렌 호나이가 말하는 사실적 자아(actual self)는 어느 주어진 시점에서 볼 수 있는 그 사람의 모든 것, 육체와 정신, 건전하거나 노이로제적인 것을 통 털어서 있는 그대로의 자아를 말하는 것이다. 이상화한 자아(idealized self)는 그 사람의 비합리적 상상 속에 있는 자아 또는 노이로제적 자존심(neurotic pride)이 강요하는 자아를 말한다. 참된 자아(real self)란 앞장에서 몇 번 정의한대로 사람의 성숙과 성취의 근본 힘의 원천이다.

우리가 '자아 발견' 하고 싶다고 할 때의 자아란 노이로제의 구속에서 해방된 독립적 자아로서 완숙한 주체성을 의미한다. 이상화한 자아(idealized self)는 실현 불가능한 자아임에 반하여 참된 자아(real self)는 실현 가능한 자아이다. 이상화한 자아(idealized self)는 추상적임에 비하여 참된 자아(real self)는 가장 진실하고 확실하다. 가끔 정신 분석을 받고 있는 환자 중에서 예리한 통찰(insight)로 강박적인 강요에서 벗어나 참된 자아(real self)의 자질을 찾는 것을 볼 수 있다.

사실적 자아(actual self)로부터 소외되는 것과 참된 자아(real self)로부터 소외되는 것을 명확하게 구별하기는 쉽지 않다. 참된 자아(real self)로부터 소외된다는 것은 절망적임에 불구하고 사람들은 자기의 직장이나 다리를 잃어버리는 것은 알 수 있지만 자기 정신 중심부를 이루는 참된 자아를 잃어버리는 것은 전혀 의식하지 못하고 관심도 없다. 정신과 의사를 찾는 사람의 대부분은 골치가 아프다, 성생활이 제대로 안 된다, 심장이 빨리 뛰고 죽을까봐 겁난다, 아무것도 하기 싫다 등의 증상만을 호소할 뿐, 자기 마음의 핵심부와의 접촉을 잃어버렸다고 호소하며 오는 사람을 본 일이 없다.

이번 장에서 드디어 어떤 요소들의 작용이 참된 자아(real self)로부터 자신을 멀어지게 하는지 생각해 볼 단계에 왔다.

첫째, 그것은 부분적으로는 모든 노이로제적 발전의 결과인데, 특히 강박적 노이로제의 결과이다. 내가 나를 이끌어가는 것이 아니라 내가 끌려가고 있는 것을 의미하는 강박성의 노이로제가 문제가 된다. 이 강박성이 대인관계(순종형, 공격형, 체념형)에서 나타나든 자기 자신과의 관계(예로 자기 이상화)에서 나타나든지 간에 차이는 없다. 어쨌든 이런 요소들의 강박적 추진력은 이 사람의 자동성과 자발성을 없애 버린다. 예를 들면 다른 사람에게 잘 보이는 것이 강박적이 되면 자기가 속에서 진정으로 느끼는 감정을 무시하고 자기가 싫어하는 사람들에게 까지도 무조건 고분고분 잘 보이려고 행동하게 된다.

둘째, 강박적 과정처럼, 자진하여 자기의 참된 자아(real self)로부터 멀어지게 하는 과정에 의해 자신으로부터 멀어진다. 뉴로틱한 사람이 영광을 향해서 가는 추진력에 의한 결과인데, 진정한 자기가 아닌 자기가 원하는 인간으로 주물러 만들려는 결단이 강한 사람한테서 볼 수 있는 현상이다. 앞장에서 설명했듯이 '이래야 된다, 저래야 된다'는 폭군적 내부 강요(should)에 따라 이렇게 느껴야 된다에 따라서 느끼고, 저렇게 원해야 된다에 따라서 원하고, 무엇을 좋아해야 된다에 따라 좋아하는 것을 보게 된다.

이러한 폭군적 내부 강요는 실제적 자아, 가능한 자아와는 전혀 다른 자아가 되도록 몰고 가게 되며, 점점 참된 자아로부터 멀어지지 않을 수 없게 된다. 이런 노이로제적 주장은 사람의 자발적인 에너지를 없애 버려서 대인관계에 있어서 다른 사람들이 자기한테 맞춰야 된다고 주장하며, 자기가 하지 않고, 남이 자기 대신 일을 해줘야 하고, 자기 대신 결정을 해줘야 하며, 남이 내 대신 책임을 져야 한다고 주장하기도 한다. 따라서 이 사람의 건설적 에너지는 점점 휴식상태에 들어가 자기 인생을 자신이 결정하지 못하는 결과를 가져 온다.

셋째, 노이로제적 자존심(neurotic pride)이 참된 자아(real self)로 부터 점점 멀어지게 되는데, 이는 있는 그대로의 자신을 창피하게 느껴 자신에 대한 흥미를 잃게 되기 때문이다.

넷째, 모든 외향화(externalization) 하는 과정 또한 이 사람을 실제적 자아와 참된 자아로 부터 멀어지게 한다.

다섯째, 자기 자신에 대한 무의식적 증오심(self hate)때문에 참된 자아에 대항하는 움직임이 있다. 뉴로틱한 사람은 자신이 진정한 자아, 참된 자아(real self)가 되는 것을 두려워하며, 참된 자아가 어떤 것인지 알려 하지도 않고, 참된 자아가 아예 없는 것으로 생각한다. 마치 참된 자아에 대해서만큼은 벙어리나 장님과 같이 되는데 그 이유는 참된 자아(real self)나 사실적 자아(actual self)를 알지 못하는 것이 유리하기 때문이다. 왜냐하면 이 사람은 자기가 이상화한 자아(idealized self)가 자기의 진정한 자아라고 믿기 때문이다. 이런 현상으로 말미암아 참자아에서 멀어져 이상화된 자아(idealized self)를 자기인줄 알고 노이로제적 사람으로서 살아가게 된다.

위와 같이 참된 자아(real self)로부터 멀어지는 움직임들을 정신분석으로써 발견할 수 있고 참된 자아(real self)로 돌아오도록 정신 분석 치료를 하게 된다. 그러나 노이로제 환자가 정신분석 치료를 받는 동안 이지적으로 자신에 대해 진술하거나 다른 사람에게 이야기하는 것은 사실적 자아와 자기의 인생으로부터 동떨어진 것일 때가 대부분이다. 노이로제적 사람이 자기 자아라고 느끼고 말하는 자아는 참된 자아가 아니고, 스스로 이상화한 자아의 이야기를 마치 다른 사람의 이야기처럼 한다는 것을 결국 깨닫게 된다.

정신분석을 받으면서 하게 되는 경험은 자기자신의 문제의 핵심과 참된 자아를 보는 것이다. 노이로제적 사람이 정신분석을 받을 때 자기의 가장 직접적인 개인적 경험을 얘기하고 있다고 생각하지만 실은 자신의 사실적 자아(actual self)와 참된 자아(real self)가 아니고, 이상화한 자아(idealized self)의 이야기를 하며 진정한 자기 개인적 의미를 잃고 있는 것이다. 노이로제적 사람의 자기 자신과의 관계가 비정적(非情的)이면 자기 인생도 비정하게 되며 이상화한 자아를 쫓으면 쫓을수록 자기 자신으로부터 소외된다. 노이로제 환자의 자기 소외의 심각성은 자아감 상실상태(depersonalization), 비현실감(unreality feeling) 이나 기억상실증(amnesia)을 제외하고는 그리 뚜렷하게 나타나지 않으며, 이런 현상은 일시적이지만 자신으로부터 소외된 사람한테서만 볼 수 있다. 비현실감(unreality feeling)은 자존심이 급격하고 심하게 상하고 견딜 수 없을 만큼 자아 비하심(self contempt)이 강하게 발동했을 때 볼 수 있다. 이런 급성 비현실감(unreality feeling)이나 기억상실증(amnesia) 증상들은 치료하면 없어지나 자신에 대한 소외감은 지워지지 않는다. 다만 방향감각을 잃지 않는 범위 내에서 견제될 뿐인데 경험 있는 분석가의 눈으로는 이 사람의 소외 현상을 감지 할 수 있다. 즉 까뮤나 싸르트르와 같은 실존주의 작가들의 소설에 나오는 주인공들처럼 눈이 죽어 있고 감정의 표현이 없으며 인조인간처럼 행동하는 것을 볼 수 있다. 자기 마음의 핵심이 관여 안해도 이런 뉴로틱한 사람들이 비교적 잘 살아가고 있다는 사실은 참으로 놀라운 일이다.

자아로부터 멀어지는 것이 노이로제적 사람의 성격과 인생에 어떤 영향을 미치는지 생각해 보자. 우선 정서적 생활, 에너지, 자기 인생의 방향을 정하는 능력, 자기 자신에 대해서 책임지는 것, 여러가지를 융합시키는 능력 등에 대해서 하나씩 고찰해 보기로 한다.

노이로제적 사람이 감정을 느끼는 능력을 한마디로 말하기는 쉽지 않으며 사람에 따라 지나치게 감정적이거나, 지나치게 냉정하거나, 감정이 전혀 움직이지 않는 사람이 있다. 노이로제적 사람의 감정 노출에 나타나는 공통점은 그들의 감정 표현이 '자존심 체계(pride system)'에 의해 좌우된다는 사실이다. 자신의 참된 느낌은 둔해지거나 아예 없어져 버리고 자기 내부 강요와 이상화한 자아(idealized self) 즉 자존심 체계(pride system)에 이미 구축되어 있는 자존심이 감정을 좌우한다는 말이다.

뉴로틱한 사람은 자기 자존심에 거슬리는 감정은 억제해서 표현하고 자존심과 잘 맞는 감정은 과장해서 표현한다. 노이로제적 사람 중에서 거만하고 잘난 체하는 사람은 남을 부러워하는 감정을 억제해서 겉으로 나타나지 않게 하고, 금욕을 자랑으로 삼는 사람은 즐거운 감정을 표시하면 안 된다 생각하고, 자신의 성격이 강한 것에서 자존심을 느끼는 사람은 남 앞에서 동정심을 보이지 않으며, 자급자족 하는 것에 자존심을 걸고 있는 사람은 남 앞에서 아쉬운 것을 보이지 않는다. 정신분석 치료를 하다보면 노이로제적 사람의 자존심이 진정한 감정을 왜 방해하는지, 어떻게 방해하는지를 볼 수 있다.

일반적으로 자존심은 모든 사람에게 일종의 검열 기관처럼 작용하여 감정을 느끼는 것을 방해하거나 돕는다는 것을 보아왔다. 그런데 자존심이 더 기본적으로 감정 조정에 관여할 수도 있다. 즉 자존심이 관여를 하면 할수록 일상생활에서 일어나는 모든 일에 대한 감정을 자존심을 가지고 표현 하게 된다. 따라서 뉴로틱한 사람한테서는 참자아의 소리는 점점 들리지 않고 자존심의 소리만 들리게 된다. 노이로제적 사람이 괴로워한다면 이는 이 사람의 자존심, 즉 자기 내부 강요와 이상화한 자아 즉 자존심 체계(pride system)에 이미 구축되어 있는 자존심이 괴로워하는 것이다. 실패감, 죄책감, 고독감, 짝사랑 등으로 괴로워하는 것이 바로 자존심 체계가 상한 자존심인 것이다. 자신이 정해둔 자기 내부 강요와 이상화한 자아(idealized self)만큼 최고의 성공을 못 했거나 어떤 목표를 완벽하게 해내지 못했거나 원하는 남자들이 자기한테 반하게 하지 못했다는데서 오는 실패감이 고통을 준다. 결국 괴로워하는 사람은 이 사람이 만들어둔 자랑스러운 자아이다.

이렇게 뉴로틱한 사람은 단순한 자존심이 아닌 이상화한 자아의 자존심 체계(pride system)가 상했을 때만 진정한 괴로움을 느낀다. 그래야만 이 사람은 괴로워하는 자아에 대해서 동정심을 느끼게 되고 자신을 위해서 뭔가 실질적 행동을 하게 된다. 노이로제적 사람의 자존심 체계는 자존심과 참된 자아가 공존하는 체계이기 때문에 이것이 가능한 것이다. 이 진정한 괴로움에서 오는 고통만이 이 사람의 감정 영역을 넓힐 수 있고, 깊게 할 수 있고, 마음을 다른 사람과 자신을 위해 열 수 있게 만든다.

뉴로틱한 사람은 반드시 남을 통해서만 자신의 자존심을 느낄 수 있는데, 예를 들면 자기 친구가 건방지거나 자기를 무시하는 행동을 할 때 당장은 모욕감을 느끼지 않으나, 자기 형제나 동료들이 이것을 모욕이라고 간주할 것이라는 생각이 들면 그제야 부끄러움을 느끼게 된다. 그러니까 자신이 기분이 상하거나 괴로운 것이 아니라 다른 이들의 반응과 이것이 주게 될 자기 자존심에 대한 잣대에 따라서 자기의 자존심이 감정을 결정하게 되는 것이다.

물론 노이로제적 사람의 자존심이 감정을 조정하는 데는 정도의 차이가 있으며 아무리 노이로제에 걸려 감정 장애가 있는 사람이라 할지라도 자연이나 예술품에 대해 강하고 진지한 감정을 느낄 수도 있다. 그러나 참된 자아로부터 멀어지는 경향 때문에 감정적 생활이 결핍되어 감정의 범위가 축소되어가며 이로 인해서 진지하거나, 자발적이거나, 깊은 감정을 잘 느끼지 못하게 된다. 이런 감정적 장애에 대한 본인의 반응은 사람에 따라 정도가 다르다. 어떤 사람은 이런 감정 결핍이 문제가 되지 않고 오히려 자랑스러운 것이라고 생각하거나 자기의 무감정이 심각한 문제라고 괴로워하는 사람도 있다. 또 자신의 감정이 점점 무디어 가는 것에 대해서 심각하게 우려 하게 되는 사람도 있고, 자신의 감정 표현을 자발적으로 하지 못하고 남들이 표시하는 감정에 대한 반응으로 나타난다는 것을 느끼게 되는 사람도 있다. 누군가 친절하게 대하거나 화나게 대할 때도 자기감정이 움직이지 않아 무감각하고, 아름다운 그림이나 자연을 봐도 그저 덤덤하고 아무런 의미가 없으며, 다른 사람들의 대화와 감정 표현에 대해 그들의 심정을 이해하기가 힘들게 된다. 이렇게 뉴로틱한 사람은 자기의 감정이 메마른 것을 느끼기가 힘들며 자신의 답답한 모습이 꿈에서나마 허수아비, 돌상, 송장으로 나타나는 경우가 흔한데 이렇게 꿈이 정확하게 사물을 제시함을 알 수 있다.

뉴로틱한 사람이 자기감정이 메마른 것을 깨닫지 못하는 이유는 자신의 감정을 무의식적으로 그럴듯하게 위장하기 때문이다. 이 위장하는 모습을 살펴보면 세 가지로 나눠 볼 수 있는데, 첫째, 사람을 겉으로 아주 쾌활하고 자연스럽게 행동하는 것처럼 보이게 한다. 노이로제적 사람은 쉽게 흥분하고 쉽게 실망하고 쉽게 좋아하고 쉽게 화를 내며 모든 감정들은 깊이가 없다. 또한 이 사람은 주위 사람들을 감동시키려는 무의식적 의도가 뒤에 숨어 있다. 이 사람은 이미 자아로부터 소외되어 있기 때문에 주위 사정에 잘 맞출 수 있고 자기 내부 강요와 이상화한 자아에 따라 연극이 자연스럽게 행해진다. 배우처럼 자기가 해야 될 역할에 맞는 감정을 쉽게 표현하고, 겉으로는 진실한 것 같으나 자기 자신도 속이고 때로는 자기의 정신 분석가도 속인다. 노이로제적 사람을 정신분석 치료 하면서 유의할 것은 이 사람이 자기의 역할을 옷 갈아입듯이 쉽게 바꾸는 것을 지적 해주고 다루는 것이다.

둘째, 노이로제적 사람은 자신이 감정적으로 강한 것을 난폭운전이나 문란한 섹스나 흥미 있는 일을 열정적으로 뒤쫓는 것이라고 생각하고 실제로 이런 것을 행동으로 옮기는 사람들이 있다. 노이로제적 사람이 스릴과 흥분을 찾는 것은 허전한 감정의 표현이며 보통을 넘는 강한 자극만이 이 사람의 굳은 감정을 움직이게 할 수 있기 때문이다.

셋째, 다른 사람들이 볼 때 제법 자기감정의 움직임을 잘 아는 것 같고 상황에 따라 적절하게 반응하는 것처럼 보이나 역시 감정 표현의 범위가 좁고 감정이 억제되어 있는 것을 볼 수 있다. 더 세밀하게 관찰해 보면 이 사람들은 마음속에 '이러 이러하게 느껴야 된다'라는 강요하는 감정이 숨어 있다. 건전한 정신을 소유한 사람들은 존재의 핵심에서 오는 감정으로서 자발적이고 깊이가 있고 진지하다. 만일 자발적임, 깊이, 진지함의 세 가지 중 하나라도 보이지 않는다면 마음의 이면이나 밑에 무엇이 깔려 있는지 살펴봐야 한다.

노이로제 환자의 에너지 사용을 살펴보면 무기력한 것부터 왕성한 것 사이를 왕래하는데 뉴로틱한 사람이라 해서 건전한 사람보다 에너지가 더 왕성한 것은 아니다. 그러나 목적과 동기를 고려하지 않고 에너지를 양적으로만 말할 수는 없다. 이미 앞에서 설명 했지만 모든 사람들에게 물리적으로 한정된 에너지양이 주어졌다고 볼 때 노이로제 특징 중의 하나는 '참된 자아' 속에 주어진 건설적 능력 발전에 사용해야 할 에너지를 '이상화한 자아'의 실현을 위해 소비한다는 것이다.

노이로제 환자가 자존심 체계(pride system)에 에너지를 쓰면 쓸수록 참된 자아(real self)의 실현을 위해 쓸 에너지가 감소된다. 한 사람에게 주어진 시간과 에너지의 한계를 증명하는 현상으로서, 강한 야심을 가진 사람이 권력과 명예와 인기를 위해 에너지를 쏟다 보면 성숙한 사람으로 발전하기 위한 자기 수행이나 취미 생활에 쓸 시간과 기운이 없다며 에너지를 쏟는 것을 거부하는 것을 흔히 볼 수 있다. 노이로제적 사람에게 에너지가 남았다고 하더라도 이 사람은 자기 증오심(Self hate) 때문에 자신을 보살피고 즐겁게 해주는 일을 무의식적으로 거부하며, 자신의 시간과 노력을 참된 자아를 발전시키는 쪽으로는 쓰려고 하지 않는다.

뉴로틱한 사람은 자기 인생을 자기 힘으로 끌고 가고 있다는 느낌이 없기 때문에 자신의 에너지가 자기 것이라는 느낌도 없다. 노이로제의 종류에 따라서 다양한 요소들이 각각 다르게 작용하여 나타나는 모습도 달라진다. 노이로제적 사람이 다른 사람이 자기에게 기대하고 있다고 짐작하고 생각하여 그것을 꼭 해야 한다고 강박적으로 행동한다면, 바로 그것이 자발적으로 자기를 움직이는 것이 아니라 남들이 밀거나 끄는 힘에 따라서 움직이는 결과가 되는 것이다. 자신의 소망과 포부에 따라 행동하는 것이 아니라, 자기의 자존심 체계(pride system)의 필요에 따라 움직이는 것이다.

대부분 사람들은 자기 인생에 대한 방향감각은 가질 수 있다. 물론 우리 인생의 과정은 어쩔 수 없는 외부 요소에 영향을 받지 않을 수 없는 경우가 있기는 하지만 자기 인생에서 무엇을 성취 하고 싶은지, 자기 이상이 무엇인지는 지각할 수 있다. 그러나 노이로제적 사람한테는 이런 방향 감각이 없는데 그 정도는 자아로부터 얼마나 소외 되고 있는가에 따라 좌우된다. 그저 자기의 환상에 따라서 갈팡질팡하며 백일몽, 기회주의, 냉소 등이 방향에 영향을 미치며, 결단을 내리지 못해서 아무것도 하지 못하게도 된다. 그러나 이런 것을 겉으로 파악하기 쉽지 않은 이유는 이런 모습들을 잘 숨겨서 겉으로는 감각을 잃은 것으로 보이지 않고 무난하게 평범한 삶을 사는 것으로 보이기 때문이다. 또한 노이로제적 사람은 자신의 일을 자꾸 뒤로 미루는 버릇으로 결단을 내리지 못하는 것을 숨기기도 하는데 절박한 시기에 자기 자신만이 최종 결단을 내려야 할 위치에 처하게 될 경우에나 자신의 결단을 내리지 못하는 뉴로틱한 증세를 자각하게 된다.

방향 감각이 부족한 것이 누구에게나 고분고분 말을 잘 듣는 행동 뒤에 숨어있을 수도 있다. 이때 이 사람은 상대가 기대한다고 생각하는 것을 행하게 되며, 그래서 상대가 무엇이 필요하고 기대하는지를 눈치 빠르게 알아차리는 재주를 터득한다. 이 사람은 또 이런 자신에 대하여 감수성이 예민하고 남의 사정을 잘 보살피는 것이라고 자랑하기도 하는데 남한테 잘하려는 것이 무조건적이고 강박적이다. 이런 노이로제적 사람이 자신이 남의 만족을 위해 행동하는 것이 무조건적이고 강박적이라는 것을 본인이 느끼게 될 때, 이것을 분석가가 분석을 하면 이 사람은 나름대로의 변명으로, 자기와 특별한 친분이 있어서 그 사람한테 잘해야 된다느니, 그 사람을 화나지 않게 해야 된다는 등에 초점을 맞추려 한다. 그런데 그럴 필요가 없는 정신분석을 받는 시간에도 이런 행동을 나타내어 분석가한테 자신이 무엇을 얘기할지 알려 달라고 청한다. 이러한 노이로제적 사람은 자기 인생의 모든 방향을 자신이 결정하는 것이 아니라 남한테 맡기려 하며, 꿈속에서 조차 없는 배속에 자기가 있는 것을 보거나 안내자 없는 낯선 땅에서 안절부절 못하고 있는 자기 모습을 본다. 정신 분석이 잘 진행되어 훗날에 자발적으로 행동하려는 내부 투쟁이 시작되면 이러한 자신의 모습을 보게 되고 당황하는 것이 분명해진다. 이때 이 사람의 불안감은 그동안 몸에 익은 남에게 의존하고 남의 비위를 맞추며 살던 버릇을 버리고, 새롭게 시작되는 일에서 자기 자신의 능력을 믿지 못하는 데서 온다.

자기 인생 방향감각의 결핍이 감춰지는 한편 또 하나의 결핍이 보이는데, 그것은 '자기 자신에 대해 책임을 지는 능력의 상실'이다. 여기에서 말하는 책임이란 자기 의무나 약속을 이행하는 것이나, 남을 위해서 책임지는 것이나, 도덕적인 책임을 지는 것을 말하는 것이 아니다. 여기서 의미하는 '자기 자신에 대한 책임'이란 자기 자신과 인생에 대해 평범하고 솔직하게 자기 모습을 있는 그대로 인정하고, 자기 결심과 행동 결과를 남에게 전가하지 않고, 자기 어려움을 타인이나 운명이나 시간이 해결할 것이라는 허튼 소리 없이, 자기 문제 해결을 위해 무엇인가 노력하는 것이 전적으로 자기에게 달려 있다는 사실을 인정하는 것이다.

이 경우도 마찬가지로, 내부 강요나 자기 자존심 체계가 책임감을 박탈해서 자신에게 불가능한 일을 못 해낼 경우 이사람을 저주하고 비난하는 것이다. 이렇게 되면 유일하게 꼭 보여줘야 될 책임감, 즉 자기 자신과 자기 인생에 대한 책임은 자기 자신이 져야 된다는 것을 단순하고 정직하게 인정하는 책임감을 느끼는 것을 거의 불가능 하게 만든다. 그리고는 그 책임이 남한테 있다고 비난한다. 카렌 호나이가 인용한 예를 하나 들어보겠다.

결혼한 아들을 아버지가 경제적으로 도와주고 있다. 그 아들은 자기 분수보다 넘치게 돈을 많이 쓰며 사는데, 그의 낭비 습관에 대해 언급을 하면 자기 부모가 돈을 어떻게 다뤄야 하는 지를 어려서부터 안 가르쳐준 것이 잘못이라는 변명을 한다. 그리고는 오히려 아버지가 용돈을 너무 적게 준다, 자기 아내가 돈을 너무 헤프게 쓴다, 어린애들 장난감도 사줘야 된다, 세금도 내고 병원비용도 내야 된다, 나도 가끔 취미생활도 해야 한다 등 불만을 늘어놓는다. 이 아들이 잘 보여주는 것처럼 자기가 돈을 너무 남용한다는 것을 인정하지를 않고 자기의 권리 주장을 하면서 남이 자기를 괴롭게 한다는 것을 강조하는 변명으로써 문제를 없애려 한다. 이렇게 자존심과 자기 비하(pride system)의 영향에 젖어 있는 뉴로틱한 사람은 솔직하게 사실을 인정하는 것이 거의 불가능하다. 이 아들의 결과는 은행 잔고가 동이 나고 빚을 잔뜩 져서 아버지나 친구한테 도움을 청하며 도와주지 않는 친구를 욕하게 된 것이다.

이 예에서 보이는 것과 같이 부모가 잘못 키웠던 어쨌든 엄연한 자기 문제이며, 돈을 낭비하는 것이 자기 인생을 힘들게 하고 있고, 이 문제 해결의 책임은 자기 자신한테 있다는 사실을 깨닫지 못하는 것이다. 언제까지나 자기 문제나 행동의 결과에 대해 눈이 멀어 있어서 결과적으로 자기 참된 자아가 점점 약해지고 참된 자아로부터 점점 멀어지게 된다.

뉴로틱한 사람은 자기 자신에 대한 책임을 피하면 피할수록 자기 문제를 직면하고 극복하기가 힘들어진다. 이런 사람의 문제를 분석 초기에 다루게 되면 치료 시간과 노력을 절약할 수 있으나, 아직도 이상화한 자기 모습에 취해 있으면 치료가 쉽게 먹혀들어 가지 않을 것이다. 노이로제적 사람이 자기 자신에 대한 책임감을 느끼지 못하는 것은 자아로부터 멀어지는 전체 현상 중의 한 요소에 불과하고, 환자가 자기 자신에 대한 또는 자기 자신을 위한 감각을 느끼기 시작하기 전에 이 책임 문제를 다루는 것은 무모한 일이라는 것을 기억하기 바란다.

이렇게 노이로제적 사람의 참된 자아가 폐쇄되거나 멀어지면 자기 자신의 인격을 통합하는 힘도 약해진다. 참된 자아의 건전한 통합은 자기 자신이 되는 데서 와야 하며, 이 기초에서만이 참된 자아의 성장이 가능하다. 어떤 한사람이 자발적 느낌을 가질 수 있을 만큼, 스스로 결단을 내릴 만큼, 그리고 이것들에 대해 책임질 수 있을 만큼의 자기 자신이 될 수 있다면, 이 사람은 확고한 기초 위에 통합된 느낌을 가질 수 있다.

노이로제적 사람의 인격 통합이 자연적으로 안 되는 이유는 노이로제적 갈등의 직접적 결과이다. 노이로제적 갈등이 작용하고 있는 악순환을 고려하지 않으면 통합을 와해하는 힘이 얼마나 강한지를 이해하기가 힘들다. 노이로제적 사람은 이 와해하는 힘 앞에 무력하며 통합을 와해하는 것을 막기 위해 할 수 있는 모든 방법을 동원하게 된다. 이 방법들이 바로 우리가 말하는 '노이로제란 해결을 위해서 시도 하는 방법'이라고 하는 것으로서, 노이로제란 이러한 잘못된 '노이로제의 해결을 위해서 하는 시도'의 연속이라고 볼 수 있다. 그러나 이런 시도 때문에 자아 즉 사실적 자아와 참된 자아를 점점 더 잃게 되고, 와해하는 힘을 더 강화해주는 악순환의 결과를 초래한다. 따라서 노이로제적 사람은 점점 더 자아를 보전하려는 인공적 방법을 필요로 하게 되고, 바로 내부 강요(should), 자존심, 자기증오 라는 도구 등 새로운 무의식적 방법들을 발전시키는 것이다.

정확히 말하면 노이로제란 자기의 정신적 문제를 해결하기 위해 잘못 택한 도구들을 들여오는 것과 같다. 마치 정치하는 사람들이 사람을 강권과 철퇴로 다스리는 독재정치를 하여 겉으로는 피상적 질서를 유지하지만 내부는 국민들의 불만이 커져 민심을 점점 더 멀리하는 심각한 문제가 발생하는 것과 같다. 이렇게 노이로제가 자신의 정신 문제를 해결하기 위해 융통성 없는 도구와 방법을 쓰는 것 이외에 의지력(will power)과 이치를 따지는(reasoning) 고집스러운 방법으로 인격의 분리된 부분들을 묶어 보려는 강한 시도도 하게 된다. 호나이는 이 부분을 내부 긴장 푸는 방법으로 다루고 있다.

이상에 설명한 것과 같이 자기 자신으로 부터 멀어지게 하는 요소들이 이런 사람들의 인생에 미치는 영향은 뻔하다. 자기 자신이 자발적 느낌을 가질 수 없고, 스스로 결단하지 못하고, 자기 인생을 자신이 직접 움직이는 사람이 아니라는 사실은 아무리 자기식으로 자기 자신을 밀고 나가려고 해도 자기 인생에 확신이 서지 않게 한다. 이러한 노이로제적 사람은 감정이 무디어져 아무리 겉으로 명랑해도 생동감을 못 느낄 것이며, 자기 자신의 일에 대해서 책임을 지지 않으면 진정한 내적 독립감을 느낄 수 없을 것이다. 거기에 참된 자아가 힘을 쓰지 못하여 노이로제의 진행 과정에 막대한 영향을 미치게 된다. 바로 이 점에서 자기 자신으로부터 소외되는 현상에서 오는 악순환을 보게 된다. 즉 노이로제의 결과로 참된 자아로부터 멀어지게 되는데 참된 자아로부터 멀어 질수록 노이로제가 더 악화되는 악순환을 형성하게 되는 것이다.

노이로제적 사람이 자아로부터 멀어지면 멀어질수록 자존심 체계의 영향을 이겨낼 에너지가 감소되며 어떤 사람의 경우에는 참자아로부터 오는 가장 생생한 에너지 자원이 다 말라 버리지 않았나 라는 생각을 하게 한다. 그러나 대부분 경우 분석가가 참을성 있게 기다리고 잘 다루면 노이로제 환자의 참된 자아가 되살아난다. 자신을 위해 쓰지 않더라도 남을 위해서나마 건설적 노력을 하는 것은 희망이 있다는 징조이다. 이 경우 남을 위해 쓰는 한없는 에너지와 자신을 위해 쓰는 에너지와는 너무 차이가 나지만 분석가는 이것을 잘 붙들고 있어야 한다. 그 이유는 이것이 외향화하여 남을 더 위하는 것이기는 하지만 성숙하려는 의욕이 살아있다는 징조이기 때문이다.

카렌 호나이는 역설한다. 참된 자아(real self)는 감정적 힘의 원천이며, 건설적 힘의 원천이고, 지도와 사려 분별의 원천이다. 지금까지 자아로부터 소외된다는 것이 사람의 참된 자아를 그늘에 덮어 버리고 주로 인격 형성에 부정적 영향을 미치는 설명을 했다고 해서 참된 자아가 마치 환상 같은 것이거나 되살리는 것이 바람직스러우나 영원히 잡기가 힘든 것으로 오해하고 비관적이 되어서는 안 된다고 강조한다. 물론 참된 자아가 정신분석 치료 초기에는 앞에 설명한 노이로제적 요소들에 가려서 잘 나타나지 않으나 정신 분석 치료가 진행됨에 따라 참된 자아의 모습은 근본적으로 변화를 보인다. 정신분석 치료의 목적은 한마디로 말하면 노이로제적 요소들을 제거하고 참자아의 건설적 힘을 최대한으로 발휘하도록 찾아주는 것이라고 할 수 있기 때문이다.

뉴로틱한 사람이 정신 분석 치료를 받는 동안에 자존심 체계가 차츰 힘을 잃어가며, 자동적으로 자기 방어를 하려고 하지 않고 자기 자신에 대한 진실을 알려는데 흥미를 갖게 된다. 즉 자기 자신의 일에 책임을 지기 시작하여 자신을 위한 결단을 내리고 자신의 감정을 느끼고 표현하고 자신을 위한 신념을 갖게 된다. 이제까지 자존심 체계에 의해 조정되던 모든 기능들이 차츰 참자아에 의해 행해지기 시작한다. 건설적으로 사정이 좋아짐에 따라 이 참자아가 생동하는 힘을 나타내게 되는 것이다.

이런 변화는 현실적으로 정신 분석 치료에 의해서만이 가능한 것이며 단순히 증상을 제거하는 것을 넘어 완숙한 인간 성장을 위해 도움을 주는 것이다. 늘 참자아와 노이로제적인 허위 자아 사이의 관계는 경쟁적인 상호 갈등의 관계이며, 이 갈등이 표면화되고 참자아를 향해 전환되려면 참자아가 활발해져야 한다. 이 단계에 이르기까지 개인이 해야하는 것은 허위 해결책을 만드는데서 오는 파괴적 힘으로부터 자신을 최대한으로 보호하는 것이다. 카렌 호나이가 설명한 그 보호 방법을 다음 장에서 다뤄 보려고 한다.

11 긴장을 푸는 일반적 방법

노이로제적 사람들은 자기 자신을 이런 문제들 보다 한층 높은데에 올려놓음으로써 갈등과 갈등에서 파생하는 문제들을 제거하고 해결하기 위해 가장 대담하고 가장 근본적인 노이로제적 시도인 자아 이상화(self-idealization)과정과 같은 노이로제적 자아를 만드는 힘을 발동하게 된다.

이 사람들이 영광을 찾아서 가는 것(the search for glory)도 자신의 정신적 갈등과 긴장과 공포 등의 문제들을 제거하고 해결하기 위해 강한 내부 요구에 의해서 생기는 것으로 하나의 창조적 과정이라고 말할 수도 있다. 그러나 물론 이런 것이 결과적으로는 파괴적이긴 하지만, 자신의 좁은 정신적 감옥을 벗어나려는 욕망에서 시작되며, 최종 정신분석에 의해서 판단되는 것이지만, 이 과정이 무척 자기중심적이라는 점이 건전한 노력과 구별되게 한다.

새로운 방법의 시도를 다루기 전에 사람들이 늘 무의식적으로 사용하고 있는 긴장을 풀기 위한 방법들을 복습을 통해 잘 익혀 두는 것이 바람직하기 때문에 이미 앞에서 다뤘지만 다시 간단히 살펴보려 한다.

1. 자아로부터 소외시키는 것(alienation from self).

왜 자아로부터 소외되는 현상이 생기는지, 무엇이 자아로부터 소외되는 현상을 강화하는지에 대하여 앞장에서 이미 설명했다. 이 방법이 긴장을 풀기 위하여 채택한 방법 중에서 가장 중요하다. 이것은 사람이 강박적 힘에 끌려갈 때 오는 단순한 결과에 불과한데 일부는 참자아로부터 능동적으로 멀어지는 결과이기도 하다. 첨부하면 노이로제적 사람이 자신의 내부적 갈등을 피하고 내부적 긴장을 최소한으로 줄이기 위해 무의식적으로 참자아(real self)를 부인하는 것이 본인에게 용이하기 때문에 자아로부터 소외되는 현상을 만드는 것이다. 내적이거나 외적이거나 마찬가지로 갈등이 생기는 이유는 서로 반대되는 두 요소들이 다투는 데 있으며, 둘 중의 하나를 억제하고 다른 하나를 강화하면 갈등이 없어지고 긴장이 감소할 것이다. 모든 내부적 갈등을 풀기 위하여 쓰는 원칙적인 이 방법이 여기에서도 마찬가지로 적용 되는 것이다. 사람들은 다른 사람에 대한 미운 생각과 그에게 잘 보이려는 마음의 갈등이 있을 수 있다. 이때 두 가지 감정 중 하나를 억제해 버리면 대인관계가 매끄러워질 것이다. 마찬가지로 만일 참자아를 견제해 버리면 이 참자아와 허위적 자아 사이의 갈등이 의식에서 없어질 뿐 아니라 힘의 분포가 달라져 갈등이 없어진다. 그러나 참자아를 견제해서 갈등을 없애는 식의 긴장 해소는 자존심 체계의 자동화를 더 증가시키는 대가를 치루어야 한다.

분석 치료 말기에 이르러서야 자신이 참자아(Real self)를 부인하는 것이 자기보호를 하려는 데에서 온다는 것을 분명히 깨닫게 된다. 노이로제 환자가 정신 분석 치료를 받아서 참자아가 강해지기 시작하면 내부 전쟁이 얼마나 강해지는지를 본인과 분석가가 볼 수 있게 된다. 이런 현상을 직접 경험 하거나 관찰한 사람은 어려서부터 자신의 활동분야에서 자기의 참자아를 멀리 하는 것이 자신의 생존을 위해서, 그리고 갈등 때문에, 자신이 지리멸렬되지 않기 위한 필요 때문에 일어난다는 사실을 이해할 수 있다.

이렇게 자신의 이익을 위한 자기 보호적 과정은 자기 문제들을 모호하게 하는 것이 유리하기 때문에 생기는 것이다. 자기 보호적 과정이 무의식적이지만 이것은 마치 의식적으로 행동 하는 사기꾼이나 위선자가 자기 가면을 감추는 것과 같은 형식이다. 뉴로틱한 사람도 이렇게 사기꾼이나 위선자처럼 자기도 모르게 무의식적으로 자기 진심이 무엇인지, 무엇을 원하고 느끼고 믿는지를 흐려 버림으로써 이중생활을 이끌게 된다. 말하자면 자기 자신을 속이는 것이 된다. 이 사람은 자유, 독립, 사랑, 착함, 내적인 힘 등이 무엇을 뜻하는지에 대해서 이지적으로 혼동되어 있을 뿐 아니라, 자기 자신과 씨름할 준비가 되기 전까지는 이런 혼동 상태를 유지하는 것이 유리하기 때문에 가짜 자존심으로 덮으면서 현상유지를 하는 것이다.

2. 내적 경험의 외향화(externalization of inner experience).

정신 내부적 과정이 자기 마음 안에서 일어나고 있는 것을 느끼지 못하고 자기와 외부세계 사이에서 일어나는 것처럼 느끼는 현상을 말한다. 이것은 사람이 내부 긴장을 풀기 위해서 취하는 극단적 방법으로서 내부 자아가 약해지고 대인관계에 지장이 오는 대가를 치르게 된다.

카렌 호나이가 이 내적 경험의 외향화 현상을 처음에는 용납할 수 없는 자기 자신의 부족한 점들을 남에게 전가함으로써 자신의 내부 강요에 의해 이상화한 자아 모습을 유지하려는 수단이라고 말했다. 호나이는 또 이 현상이 정신 내부에 있는 자아 파괴적 힘들 사이에서 일어나고 있는 갈등을 부인하거나 무마하려는 시도라고 보았다. 호나이는 이 내적 경험의 외향화 현상을 능동적 및 수동적 외향화(active and passive externalization)의 두 가지로 나눠서 설명하고 있다. 능동적 외향화(active externalization)는 '내가 저 사람한테 고약하게 하고 있는 그것은 당연하고 정당하다'라고 느끼는 것이고 수동적 외향화(passive externalization)는 '나는 저 사람을 미워하지 않는데 저 사람이 나를 미워하네'라고 느끼는 수동적 외향화는 프로이드가 말하는 투사(projection)현상과 같은 의미이다.

카렌 호나이는 호나이 자신이 설명해온 정신 내부적 과정 중에 외향화할 수 없는 것은 하나도 없다고 말한다. 예를 들면 뉴로틱한 사람은 남에게는 대단히 따뜻한 동정심을 느끼면서 자기 자신한테는 그런 감정을 전혀 느끼지 못한다. 또 자기 자신이 얼마나 거만한지 깨닫지 못하고, 남이 거만한 것은 도저히 견디지 못한다. 또한 정신 내부에서 자기 자신에게 요구하고 있는 강제에 대한 반항심은 외부 사회의 보수적인 것, 법율 등에 대한 반항심으로 나타난다는 것이다.

3. 분리 현상(compartmentalization).

이 부분화 현상(compartmentalization)은 정신적 분해 현상(psychic fragmentation)이라고도 하며 긴장을 감소시키려는 뉴로틱한 사람이 자기 자신을 마치 여러가지로 분리된 부분들의 통합체로 감지하고 자신을 하나의 총체로 느끼지 못하는 현상을 말한다. 자신의 마음과 자기 성격을 구성하고 있는 부분들이 전체와 연결되어 있고 그 부분들 간에도 서로 연결되고 작용하고 있는 하나의 통일체임을 느끼지 못하는 것이다. 자신으로 부터 소외되고 분열된 사람들한테서만 볼 수 있는 현상으로서 호나이가 강조하는 것은 뉴로틱한 사람이 이렇게 마음의 요소들을 분리시키는 이유는 자신의 정신 내부의 갈등을 다루는데 유리하기 때문이라는 점이다.

예를 들어 뉴로틱한 사람은 원인과 결과를 연결해서 보지 않는 것에서 무의식적으로 이익을 얻는다. 즉 한 가지 정신적 요소가 다른 정신적 요소에서 오거나 다른 요소를 강화하고 있다는 사실, 한 중요한 환상을 보호하기 때문에 어떤 태도를 유지할 수 있다는 사실, 어떤 강박적 경향이 대인관계와 자기 인생에 영향을 미치고 있다는 사실, 자기가 상대방을 모욕해서 그 사람이 화를 냈다는 사실 등을 이해하지 못한다는 것들을 들 수 있다.

또한, 뉴로틱한 사람은 자신의 권리 주장(claim)이 불만 때문이고, 자기가 다른 사람을 대단히 필요로 하기 때문에 남한테 의존심이 강하다는 것, 하다못해 자기가 늦잠을 자는 것은 밤에 너무 늦게 자기 때문이라는 사실조차도 연결시키지 못한다.

이 사람에게는 자기 정신 내부에 서로 상반 대치되는 가치가 공존하고 있는 것이 사실인데 이 사실을 의식하지 않는 것이 유리하다. 예를 들면 한쪽으로는 너그러운 것을 중요시하면서 또 한쪽으로는 남이 자기한테 무조건 복종하는 것을 중요하다고 생각하는 것이다. 혹시 자기반성을 해보고 이렇게 상반되는 두 가지가 자기한테 있다는 것을 발견해도 이 사실을 깨닫지 못한다는 것이다. 또 이런 사람은 부분들은 정확히 보아도 그 부분들이 서로서로 연결되어 있는 전체 그림을 못 보는 것이다.

정신적 분리 현상(psychic fragmentation)은 근본적으로 와해되는 현상인데 이것의 기능은 현상유지를 함으로써 노이로제적으로 유지되고 있는 내부적 평형상태가 완전히 붕괴되는 것을 예방하려는데 있다. 이렇게 뉴로틱한 사람은 자기 내부의 모순을 보지 않음으로써 밑에 깔려 있는 갈등을 처리해야하는 것을 피하여 내부 긴장을 최소화시키는 것이다.

앞에서 설명한 인과 관계를 보지 않는 것도 이와 같은 결과를 가져오는데 원인과 결과 사이의 연결을 끊어 버림으로써 자기 내부 정신세계에서 일어나고 있는 움직임의 강도와 관계성을 깨닫는 것으로 부터 방지해 준다. 한 중요한 예는 가끔 뉴로틱한 사람이 자기 보복심이 자기한테 어떤 영향을 미치고 있는지를 분명히 본다 할지라도 자기의 손상된 자존심과 그것을 만회하려는 의도가 이 보복심을 갖게 된 원인이라는 사실을 파악하기가 극히 어려우며 혹시 그 관계를 본다 해도 그 연결성이 별로 의미가 없다는 사실이다.

또 뉴로틱한 사람이 자기 비하가 자기 생활에 끼치는 영향을 보고 그것이 자기의 이상화된 자존심이 강요하는 수준에 미달해서 온다는 것을 느낀다 해도 마음의 장난으로 인하여 이 두 가지가 인과 관계에 있다는 것을 보지 못한다. 그래서 노이로제 환자는 마치 그런 갈등이 없는 것처럼 되어 자기 자존심 문제에 대해 다루는 것을 피할 수 있는 것이다.

이상에 든 예들의 공통점은 노이로제적 구조와 그로 인해 유지되고 있는 평형상태를 방해할 가능성이 있는 내부적 요소들, 즉 참된 자아, 내부적 경험들, 상호 연관 관계 등을 의식하지 못하게 하는 데에 있다.

4. 자동적 조정(automatic control).

긴장을 감소시키려는 다른 또 하나의 방법인 자동적 조정(automatic control)기능의 주작용은 감정 느끼는 것을 막는 것이다. 정신적으로 분해되기 직전에 있는 정신상태에 감정이라는 것은 사람 속에 있는 잘 길들여져 있지 않은 요소로 위험한 존재이기 때문이다. 카렌 호나이가 뜻하는 것은 의식적으로 충동이나 분노나 열정을 컨트롤하는 것을 말하는 것이 아니다. 이 자동적 조정이라고 하는 것은 단순히 어떤 충동적 행동이나 감정의 표현을 방지 할 뿐 아니라 그 충동과 감정 자체를 저지하는 것을 의미하며 마치 일종의 자동경보 장치처럼 바람직하지 못한 감정이 생기면 경보를 울려준다.

앞장에서 설명해온 다른 시도들과 대조적인 것은 이것이 하나의 조정 체계라는 점이다. 만일 자아로부터 멀어지는 것과 정신적 분리 작용(psychic fragmentation)에 의해서 자신이 통합된 개체라는 느낌이 결여된다면 이 차질을 일으키는 부분들을 통합시킬 인공적인 조정 체계가 필요하게 된다.

이러한 자동적 조정 체계(automatic control)는 여러가지 충동과 공포, 분노, 희열, 열정 등의 모든 감정을 총망라해서 조정한다. 이러한 감정적 조정에 해당되는 신체적 표현은 근육긴장, 변비, 거름거리, 자세, 긴장된 얼굴, 등을 들 수 있다. 한편 이러한 조정에 대한 의식적 반응은 사람에 따라 다르며 어떤 사람은 깔깔대고 웃을 수도 있고, 사랑을 느낄 수도 있고 열정적일 수도 있는가 하면 다른 한편의 사람은 이렇게 감정 컨트롤 잘하는 것을 자랑으로 삼아 위엄이 있다, 안정되었다, 금욕적이다, 현실적이다, 감정에 치우치지 않는다, 겉으로 내세우지 않는다 등의 말로 표현한다.

또 다른 형의 뉴로틱한 사람은 감정 조정을 선택적으로 하는데 이 때문에 어떤 감정들은 거침없이 표현한다. 예를 들어 노이로제적 사람 중 자기 축소형(self-effacing) 사람들은 사랑스러운 감정과 비참한 감정은 거침없이 잘 표현하나 분노, 경멸, 의심, 보복심 등과 같은 적개심은 억제되어 겉에 표현되지 않는다.

물론 사람들의 감정은 자아로부터 멀어짐, 가차 없는 자존심, 좌절감 등등의 다른 많은 요소들에 의해서 억제될 수도 있으나 이런 요소들을 훨씬 넘어서 쉴 새 없이 감시하는 자동적 감시 체계가 있다는 것은, 혹시 감시가 줄어들 가능성이 있는 다음과 같은 경우에 공포 증상을 보이는 것으로 알 수 있다. 즉 잠들까 봐 두려워하거나, 마취를 받는 것을 두려워하거나, 술에 취할까봐 두려워하거나, 카우치에 누워서 자유연상 하기를 두려워하는 것 등을 예로 들 수 있다. 그 이유는 이런 상태에서는 감시하는 능력이 마비될 수 있기 때문이다. 이런 사람들의 감정 중 어떤 것이든, 즉 동정심, 공포심, 폭력심 등 어떤 느낌이던

이 컨트롤하는 자동 조정 체계를 뚫어 버리면 심한 불안 공황증상을 일으킨다. 이런 불안 공황 증상은 이런 느낌들이 노이로제적 구조상의 어떤 특수한 것을 상하게 할 가능성이 있어 두려워하거나 기피해서 의식하지 못하게 하고 있기 때문이다. 또 단순히 자기의 감정 통제 장치가 기능발휘를 제대로 못하고 있는 것을 깨달았기 때문에 불안 공황증세가 올 수도 있다. 아무튼 이런 것들을 적시에 분석치료 해주면 공황 증세가 가라앉게 되며 그래야만 자기가 알기를 두려워하는 그 감정이 무엇이며 그 감정에 대해 어떤 반응을 보일지를 더 분석해 들어갈 수가 있다.

5. 지성의 우월성(The supremacy of the mind).

긴장을 덜어 주는 일반적 방법 중 호나이가 마지막으로 들고 있는 것이 지성의 우월성(The supremacy of the mind) 이며 이것은 뉴로틱한 사람들의 '지성이 감성보다 우월하다'는 믿음을 말한다. 사람들의 감정은 걷잡을 수 없기 때문에 조정되어야 할 요소이지만, 지성 즉 상상하고 추리하는 것과 같은 마음은 얼마든지 팽창해도 된다고 믿는 것이다. 지성과 감성은 마음을 이루고 있는 구성 요소이다. 따라서 이 둘은 조화를 이루고 있어야 건전한 사람들의 마음이다. 그러나 뉴로틱한 사람은 사실상 또 하나의 이원론(dualism)을 만든다. 그래서 지성과 감성이 아니고 지성 대 감성이며, 지성과 자아가 아니고 지성 대 자아가 된다. 그러나 앞에서 설명한 다른 부분분열 현상(fragmentation)처럼 이것 또한 긴장을 풀게 해주고 갈등을 감추며 통합된 것 같은 인상을 주는데 다음 세 가지 방법으로 이것을 가능케 한다.

첫째 방법은 지성적 마음이 자아를 보는 관망자가 된다. 뉴로틱한 사람에게 자기 마음은 결코 자신을 친근하고 걱정하면서 바라보는 관망객이기보다는 마치 낯선 사람을 쳐다보는 것처럼 약간 관심이 있으면서 냉정하게 거리를 두고 바라보는 것이다. 이런 식의 자기 관망은 기계적이고 피상적이며 가끔 정확하고 자세할지는 몰라도 마치 자기와는 아무 관계가 없는 것처럼 표현한다. 정신 분석 치료에 있어서 이런 사람은 자기가 관찰한 자신을 마치 곤충학자가 곤충에 대해 묘사하듯 한다. 이때 환자를 치료중인 분석가는 환자가 자기 자신의 문제와 자신에게 정말로 관심을 보인다고 좋아해서는 안 된다. 조금 시간이 지나면 이 사람이 결코 자기의 발견과 자기 인생을 연결시키지 못하는 것을 보게 되기 때문이다.

이렇게 분리된 관찰은 대단히 비판적일 수도 있고 희열을 느끼게 할 수도 있고 잔인할 수도 있다. 가끔 외향화될 수도 있는데, 능동적 외향화를 하면 자신을 등지고 남이나 남의 문제들을 자기와는 아무 연관 없이 분리된 상태로 비판적으로 관찰한다. 수동적 외향화를 하면 남이 나를 증오심을 가지고 관찰 감시하고 있다고 생각하는 피해망상적 느낌을 가진다.

노이로제적 사람은 이렇게 자기 자신의 분리된 관찰자가 됨으로써 더 이상 자기 정신 내부 싸움에 관련된 사람이 아니기 때문에 자신을 자기 내부의 문제로부터 제거시킬 수 있게 된다.

둘째 방법은 마음이 조정자(co-ordinator)의 일을 하는 것이다. 이미 앞에서 본 현상처럼 상상이 어떻게 이상화한 자아를 만드는지를 살펴보았고 상상이 자존심으로 하여금 무엇은 없애고, 무엇은 조명하고, 필요한 것은 미덕으로 만들고, 가능성을 실제로 있는 것으로 만드는지도 보았다. 마찬가지로 이성(理性)이 자존심의 종이 되어 무엇이든 무리 없고, 그럴 듯하고, 합리적으로 보이게 만드는 것이다.

이런 조정자(co-ordinator)의 역할은 자기 의심(self-doubt)을 제거하는 작용도 한다. 대인관계에 있어서 자기 생각은 모두 의심의 여지없이 옳다고 하는 논리로서 대인관계에 있어서는 거만한 자기중심적 태도로 나타나고, 정신 내부 문제를 다루는데 있어서는 건설적 성찰을 방해하여 정신적 불모지를 만들어 긴장을 풀어 주는 역할을 한다. 이와 반대되는, 무엇이든지 의심을 하는 사람의 경우는 세상에 믿을 것이 하나도 없는데 왜 문제를 가지고 고민해서 무엇 하나 라는 생각을 통해서 마찬가지로 긴장을 푸는 역할을 한다.

세 번째로 지성이 우월한 것으로 긴장을 푸는 방법은 지성이 모든 것이 가능한 마술사같은 지배자가 되는 것이다. 노이로제적 사람이 자기 정신 내부의 문제를 아는 것은 이제는 변화를 위한 디딤돌이 아니고, 자기 정신 내부의 문제를 아는 것 자체가 변화하는 것이 된다. 이런 사람들은 가끔 자기 문제를 속속들이 잘 아는데 이런저런 문제들이 왜 없어지지 않는지 의아해 한다. 그래서 지식 탐방의 노력은 계속되고 얻어진 지식은 값지지만, 자기 자신이 변화를 위한 행동은 하지 않고, 자신이 알게 된 자기 정신 내부 문제의 지식만이 인생의 모든 문제들을 해결해 줘야 한다는 생각을 하고 있는 이상 아무런 변화도 일어나지 않는다.

자기 인생을 지능만으로 다루려고 노력하면 할수록 자기 마음속에 무의식적 요소들이 있다는 사실을 견디기 힘들어진다. 만일 어떤 무의식적 요소가 의식 속에 스며들면 이 사람은 불안 발작을 일으키거나 아니면 합리화해서 부인해 버린다. 특히 이것은 처음으로 자기 마음속에 노이로제적 갈등이 있는 것을 좀 더 분명하게 보게 된 사람에게는 중요하다. 자기의 이성과 상상력으로 맞지 않는 것을 맞도록 바꿀 수 없다는 것을 깨달으면 공포심을 일으키고 자기 정신적 갈등을 직면하는 것을 온 힘을 다해 회피하다가 결국 택하는 것이 그럭저럭 지나자는 것이다. 정신 분석 치료로 정신적 갈등을 해결해 보려고 노력하고 공부한 것이 별 효과가 없게 되었다는 것은 안된 일이지만, 일시적으로 마음의 평화는 얻을 수 있게 된 것이다.

이상에 설명한 것들이 일반적으로 정신 내부의 긴장을 줄이는 역할을 한다. 통합하려는 힘이 작용하고 있기 때문에 이들이 해결을 위한 시도라고 부를 수도 있으나 이 모든 것들은 부분적 해결에 불과하다. 호나이 생각에는 건전한 해결 방법이라고 부르려면 전체적인 인격에 형태와 방향을 주는 포괄적인 성격이 있어야 된다고 한다. 말하자면 무엇이 만족스럽고, 무엇을 피해야 되고, 가치 표준을 어떻게 정하고, 인간관계는 어떻게 해야 되는 등을 정해 주는 것이다. 한마디로 말하자면 하나의 생활양식 같은 것이다.

다음 장부터는 카렌 호나이가 제안한 독특한 노이로제적 해결 방법과 이에 의해 형성되는 노이로제적 성격에 대해서 깊이 있게 고찰 해 나가려고 한다.

12

팽창성 해결방법(The Expansive Solutions) : 정복의 호소(The Appeal of Mastery)

모든 노이로제 중에서 자아로부터 소외됨(alienation from self)이 가장 핵심 문제인데 영광의 추구(search for glory), 권리 주장(the claims), 내적 강요(shoulds), 자아 증오(self-hate), 그리고 긴장을 풀기 위한 여러 가지 방법 등이 작용하고 있음을 살펴 보았다.

노이로제 요소들의 형성 과정을 살폈으니 이제 이것들이 어떤 노이로제적 구조 속에서 어떻게 활동하고 있는지 살피고 이것들의 활동 모습이 내부 정신적 갈등의 해소를 위해 어떤 해결 방법을 택하느냐를 밝혀보기로 한다. 카렌 호나이는 이 중요한 해결 방법을 세 가지로 분류해서 말하고 있는데, 자기 팽창성의 해결법(the expansive solution), 자기 축소형 해결법(the self-effacing solution), 체념형 해결법(the resigned solution)이다.

이런 내부 정신적 갈등의 해소를 위한 해결 방법들을 이해하기 위해 앞서 설명한 자존심 체계(pride system, 자존심과 자기 증오심이 동시에 존재하는 상태)와 여기에서 생기는 갈등이 만드는 마음속의 구성 상태를 알아두는 것이 중요하다. 자존심 체계와 참자아 사이에는 갈등이 있고, 자존심 체계의 자체안에도 큰 갈등이 일어난다. 자기 영광화와 자기 비하 사이에는 갈등이 일어나지 않으나 두 상반 대치되는 모습만으로 우리 자신을 보게 되면 모순되면서도 서로 보완하는 자신을 검토할 수 있다. 그러나 문제는 이때 서로 갈등을 이르키는 움직임을 의식하지 못하는 것이다. 만일 다른 각도에서 이것을 보고 '자기 자신을 어떻게 경험하는가?' 하는 데에 초점을 맞춰 본다면 이렇게 갈등이 없는 모습은 또 달라진다.

이런 각도에서 볼 때 이 사람의 마음 내부 구성 상태는 자기 개체성(identity)에 대한 감각을 완전히 혼동시켜 버린다. '나는 누구인가? 나는 자랑스러운 초인간인가 아니면 기가 죽은 천한 존재인가?' 등 철학가나 시인처럼 의문을 제기하지만 여전히 혼동된 채 그 어리

등절한 느낌이 꿈 속에 직접적이고 간단명료하게 표현된다. 꿈속에서 신분증을 잃어버려서 자기 신분을 분명히 밝힐 수가 없거나 초상화속에 자기 얼굴이 안보이는 장면을 보게 된다. 꿈속에서는 자기 자신의 개체성이 의문스럽게만 나타나는 것이 아니라 여러 가지 사람, 짐승, 식물, 광물질, 등의 상징적 모습으로 바뀌기도 한다. 또한 꿈속에 괴물로 나타나기도 하고 괴물을 죽이는 영웅으로도 나타나거나, 판사도 되고 죄인도 되며 자기 증오심은 자신이 부엌 바닥에 기어가는 바퀴벌레로 나타나기도 한다.

이런 극적 현상은 노이로제적 여러 가지 요소들이 마음속에서 움직이고 있음을 말해주며 이를 바르게 파악하기 위해서 명확한 분석적 해석(interpretation)이 중요하다. 명심할 것은 우리들에게 자기 자신을 이렇게 다양한 사람으로 경험할 수 있는 능력이 있다는 사실인데 이런 능력으로 인해 일상 생활의 자기 모습과 꿈속의 자기 모습을 다르게 보는것이다. 즉 의식적으로는 자신이 못할 것 없는 전능한 사람이라 느끼고 있어도 꿈속에서는 바보 천치로 보여질 수도 있다. 뉴로틱한 사람들은 꿈이나 변화된 의식상태가 아닌 일상적 의식상태에서도 만능적이고 교만한 사람과 쓰레기 같은 사람 사이를 왔다 갔다 하는 재미있는 현상을 보인다는 사실을 명심해야 한다.

자기 자아를 경험하는 다양한 모습은 현재 가지고 있는 내부 구성 상태와 일치하며 뉴로틱한 사람은 이상화한 영광스런 자아, 자기증오로 경멸하는 자아, 그리고 드물게는 참된 자아도 느낄 수가 있다. 노이로제적 사람은 어느 쪽이 자기 자신인지 몰라 자기 개체성에 대해 확실하게 느끼지 못하여 '내가 누구인가?' 하는 질문에 대한 답을 얻을 수 없다. 이렇게 자기 자아를 여러가지로 느끼는 것은 자신의 내면에 그만큼의 갈등을 내포하고 있다는 사실이며 이 시점에서 내부 갈등은 불가피하다. 다시 말하자면 이런 사람은 서로 상반되는 자랑스러운 자아와 멸시하는 자아로 전적으로 동일화(identify) 하며 살고 있기 때문이며, 자랑스런 사람으로 동일화할 때는 자기의 일과 노력에 대해 팽창적이 되고, 노골적으로 거만해지며 야심적, 공격적, 독립적 이고 남을 멸시하여 그들에게 자신을 찬양하고 무조건 맹목적으로 복종 할것을 요구한다. 이와는 반대로 이 사람이 자신이 보잘것 없는 사람이라 믿으면, 정신적으로 무력하고, 고분고분해지고 비위를 맞추며, 남에게 의존하고 사랑받기를 원하게 된다. 자신이 어떤 모습의 사람이라고 느끼는데 따라 자기 검토가 반대일 뿐 아니라 남을 대하는 태도, 하는 행동, 가치관 등도 반대로 된다.

우리 마음속에는 이와같이 반대되는 두 가지를 다 수용하고 있어 이 두 느낌을 동시에 갖게 되면 마치 두 사람이 반대 방향으로 줄다리기하는 것과 같은 현상을 이르킨다. 이때 갈등이 물론 생길뿐 아니라 그 갈등의 힘은 이 사람의 자아를 파괴할 만큼 강하며 그

긴장을 충분히 풀어 처리하지 못하면 심한 불안증이 오게 마련이고 사람에 따라서는 그 스트레스를 풀기 위해서 술이나 마약에 의존하는 파괴적 행동도 하게된다.

반대 방향의 줄다리기와 같은 갈등이 파괴적 힘을 행사하고 노이로제적 사람을 불안증으로 끌고 가지만 어떤 심한 갈등에 있을 때와 마찬가지로 이런 갈등을 해결하려는 노력이 자동적으로 움직이기 시작한다. 카렌 호나이는 이런때 노이로제적 사람이 쓰는 다음과 같은 세 가지 해결 방법을 소개 하고 있다.

첫째: 부분 분리 방법(compartmentalization).

이 방법은 앞에서 설명한 갈등 해소의 한 방법으로서 1886년에 나온 스콧드랜드의 로버트 스티븐슨의 소설 제킬과 하이드(Jekyll and Hyde)의 얘기가 아주 좋은 예이다. 누구를 막론하고 사람들의 마음속에 선과 악의 대립이 있는데 이 대립 갈등을 해소하기 위해 이 부분분리 방법을 쓰는데 어느 때는 전적으로 선인이 되고 다른 때는 전적으로 악인으로 행동함으로써 갈등에서 오는 긴장을 푸는 것이다. 뉴로틱한 사람들이 이 방법을 쉽게 택하는데 어떤 때는 완전히 자기 축소형(self-effacing)의 사람으로 행동하고 다른 때는 자기 팽창형(expansive) 사람이 되어 행동하면서도 갈등을 전혀 못 느낀다. 그 이유는 두 자아가 마음 속에서 무의식적으로 분리되어 있으나 이 둘이 자기의 하나의 마음에서 나온다는것을 느끼지 못하기 때문이다.

둘째: 간결화(streamlining). 앞에서 말한 부분 분열 방법은 별로 성공적이 못되며 보다 더 효과적 방법으로 뉴로틱한 사람들이 많이 쓰는 이 방법은 한쪽 자아를 완전히 억제하고, 전적으로 다른 한쪽 사람이 되어 행동하는 방법이다.

셋째: 체념(resignation). 마음속에서 일어나고 있는 갈등에 대해서 아예 관심을 끊고 정신적, 감정적 생활을 포기해 버리는 방법이다.

자존심 체계에 의해 두 가지 내부 정신적 갈등이 초래되는데 하나는 중심 내부의 갈등(central inner conflict) 즉, pride system과 real self 사이의 갈등이고 다른 하나는 자랑스러운 자아와 경멸스러운 자아 사이의 갈등이다. 정신분석 초기에 있는 사람들과 성공적으로 분석이 끝난 사람들에게는 두개의 갈등으로 나타나지 않는다. 왜냐하면 참자아는 잠재적 힘이고 분석 초보자에게는 참자아가 아직 실제적 힘을 행사할 단계에 이르지 못했기 때문이다. 노이로제적 사람에게 자기 자존심을 높이지 않는 것은 멸시하는 경향이 있기 때문이기도 하다. 정신분석이 성공적으로 끝난 사람에게 갈등이 나타나지 않는 이유는 참자아에는 노이로제적 자존심이 포함되어 있지 않기 때문이다. 한동안 정신 분석 치료를 받은 후에야 중심 내부의 갈등이 분리된 갈등으로 나타나게 된다.

카렌 호나이는 현재까지 알려진 지식으로 보아 정신 내부의 갈등을 해결하기 위해 쓰는 주요 노이로제적 해결 방법이 노이로제의 유형을 결정하는 가장 적절한 분류 방법이라고 보았다. 그러나 우리가 인간 생활의 다양한 모습을 이렇게 분명하게 분류해서 인간형 혹은 노이로제형을 말한다는 것은 단순히 유리한 위치에서 인간성을 검토해 보려는 수단을 말하는 것에 불과하다. 우리가 분류할 때 쓰는 표준이라는 것은 심리적 체계의 결정적 요소들이며 어떤 형을 결정하려는 시도에는 장점과 제한이 따른다. 카렌 호나이가 시도하는 심리학적 이론에 있어서는 노이로제적 성격 구조가 중심을 이루고 있기 때문에 이런저런 증상이나 이런저런 개인적 경향을 말할 수가 없다. 단지 개인이 자기 정신 내부의 갈등을 해결하기 위해 쓰고 있는 주된 해결 방법에 따라 결정하는 것이 가장 적절하다고 보고 있다.

카렌 호나이가 쓰고 있는 표준이 다른 분류법보다 훨씬 총괄적이기는 하나 역시 제한이 있고 사람들이 같은 해결 방법을 쓴다는 공통점은 있으나 한 인간으로서 재질, 특징, 성취도 등은 천차 만별이다. 더구나 여기서 말하는 어떤 유형이라 하는 것은 노이로제적 과정에 의해 발달된 특징의 표본에 불과한 것으로 항상 정확하게 말할 수 없는 중간적 영역도 있다. 앞에서 말한 정신 부분의 분리 현상으로 가끔 하나 이상의 주요 해결 방법이 한사람한테 있을 수도 있으며 대부분의 경우 몇가지 형이 혼합되어 있다.

위와 같은 특성들을 염두에 두고 그동안 제시한 문제들의 양상으로 볼 때 다음의 세 가지 주된 노이로제적 해결 방법으로 구분할 수 있다. 즉 팽창형 해결법(expansive solution), 자기 축소형 해결법(self-effacing solution), 체념형(resignation)해결법이다.

팽창형 해결법은 이 사람이 자신을 현저하게 영광화한 자아와 동일화(identification) 한다. 이런 사람이 자기 자신이라는 말을 할 때에 뜻하는 것은 '과대 망상적인 위대한 자아' 이다. 이 우월감이 반드시 의식적이지는 않지만 이 사람의 인생 전반에 있어서의 행동과 태도와 방향을 좌우한다. 이 유형의 노이로제적 사람에게 인생의 매력은 인생을 정복하는데 있고 모든 어려움을 극복해야 되고 또 할 수 있다는 신념이 서 있다. 모든 운명의 고난과 일상 생활의 난관과 이지적으로 복잡한 문제와 다른 사람들의 저항과 자신이 가지고 있는 갈등 등을 모두 극복할 수 있어야 한다고 믿고 있다. 이런 팽창형(expansive) 해결법 필요를 뒤집어 보면 '어쩔 수 없지 않느냐' 하는 것을 암시하는 모든 것을 두려워하는 것인데 이것이야 말로 이사람에게는 가장 큰 두려움이다.

이 팽창형(expansive)을 피상적으로 볼 때 이 유형의 사람은 이상화한 자아를 현실화시키는 수단으로 자기 미화(self glorification), 야심적 추구(ambitious pursuits), 보복적 승리

(vindictive triumph), 지능과 의지로 인생을 정복하려는 경향을 가진 사람으로 보인다. 또한 마치 프로이드가 말하는 '자기 도취형'(narcissism)처럼 보인다. 그러나, 팽창형 노이로제 환자의 정신분석이 많이 진행되면 이 사람이 억제하고 증오하고 몹시 싫어하는 자기 축소(self-effacing)의 성향도 발견할 수가 있다. 이 사람에게서 처음 받는 팽창성 인상은 스스로 자신이 통합체라는 느낌을 갖도록 하기 위해 겉으로 나타내는 이 사람의 일면에 불과하다. 이 사람이 고집스럽게 팽창성 경향에 매달리는 까닭은 노이로제적 성향이 강박적인 것도 있지만, 자기 축소 성향과 자기비난, 자기비하, 자기의심 등의 흔적을 제거하려는 노력에서 오는 것이다. 이런 방법만이 이 사람으로 하여금 자기가 우수하다는 것과 자기 인생을 자기가 정복하고 있다는 느낌을 줄 수 있기 때문이다.

이런 현상의 위험 요소는 자기가 자신에게 내린 내부적 강요(should)가 충족되지 못한 것을 깨닫는 것인데, 여기에서 이상화한 자아에 미치지 못해서 오는 죄책감과 자기가 보잘것없는 인물이라는 것을 느끼게 하기 때문이다. 사실상 누구도 자기가 어떠한 사람이 되어야 된다는 내부적 강요를 만족시킬 수 없음에도 노이로제적 사람은 자기의 최선을 다해 자기 실패를 부정하고 자신의 상상력을 이용하여 자기 장점을 내세우고 단점을 감추며, 완벽하게 행동하고 남을 비난하는 방법으로 자랑스러운 자기 자화상을 유지하려고 노력한다. 이런 사람은 무의식적으로 자신이 전지전능하고 가장 너그럽고 가장 공정한 사람인 것처럼 행동하지만 대인 관계에 있어서는 두 가지 모습을 보인다. 즉 우선 남에게 잘난 척하고 남이 거기에 잘 넘어가는 것을 자랑스럽게 느끼는 한편 자신이 남한테 넘어가는 것은 절대 용납하지 못하고 모욕과 분노를 느낀다. 어떤 때는 자기 실력으로 무엇인가 성취해도 남을 속여서 성공했다는 무의식적 죄의식이 도사리고 있어 남의 비평과 실패에 과민해진다.

같은 팽창형이라도 개인에 따라 차이가 있으며 인생을 얼마나 즐기느냐, 남에게 얼마나 따뜻한 정을 주느냐, 자기의 불완전한 것을 어떤 방법으로 숨기느냐, 자신에게 어떤 내적강요를 하여 그것을 정당화하고 어떤 방법으로 그것을 주장하느냐 등에 따라 달라진다. 카렌 호나이는 이 팽창형(expansive)을 다시 다음과 같은 세 가지형으로 세분한다. 자기도취형(narcissistic type), 완벽형(perfectionistic type), 거만하고 보복적인 형(arrogant-vindictive type)이 그것이다.

1. 자기도취형(narcissistic type).

카렌 호나이는 Freud가 기술한 것처럼 모든 종류의 자기 자랑, 자기중심성향, 자기 안

녕만 걱정하는 것, 남을 멀리 하는 것들을 통 털어서 말하지 않는다. 카렌 호나이는 자신의 저서 '정신분석의 새로운 길(New Ways in Psychoanalysis)에 기술한 것을 뒤에 약간 보충하였는데 호나이의 설명을 인용하면 다음과 같다.

카렌 호나이가 말하는 자기도취(narcissism)라는 말은 원래의 뜻처럼 자신이 이상화한 자기의 모습과 사랑에 빠지는 것을 말한다. 즉 참자아는 보이지 않고 이상화한 자아를 표면화하여 찬양하는 것이다. 이 자기도취형(narcissistic type)의 기본적 모습은 자신을 들뜨게 하고 끈질기게 하는데 이런 것은 프로이드가 기술한 것 같은 다른 유형에서는 볼 수 없는 것이다. 자기도취형(narcissistic type)은 자신만만하고 자기 자신을 과신하며 마치 인류의 예언자나 보호자처럼 믿고 있다. 그런데 이런 느낌이 사실에 약간 맞는 점이 있는데 그것은 어렸을 때 보통 아이들보다 재주있고 뛰어나고 아주 사랑받고 인정받는 아이였다는 사실이다.

자기가 의심할 여지없이 얼마나 훌륭하고 얼마나 독특한가 하는 믿음이 이 자기도취형을 이해하는 관건이 되는데, 기분이 들뜨고 끊임없이 젊게 행동할 수 있고 귀엽게 노는 것은 이런 믿음에서 온다. 그럼에도 불구하고 자기도취형(narcissistic type)의 감정 상태가 항상 위태위태한 곳에 서 있는 것 같은 이유는 이 사람은 계속 자기 자랑을 늘어놔야 되고 남들의 칭찬과 헌신으로 자기 자신의 가치가 재확인 되어야 자기 존재가 가능하기 때문이다. 이 사람의 승리감은 자기가 못하는 것이 없고 자기가 이길 수 없는 사람이 없다는 믿음에서 온다. 새로운 사람을 만나면 다른 사람들한테 좋은 인상을 줘야 하기 때문에 귀엽게 행동하며 풍부한 감정과 아첨으로 남의 감탄을 받기 위해 너그럽게 대하고 잘해 준다. 이런 사람은 항상 자기 가족이나 친구들 그리고 자기 직장이나 자기 계획의 눈부신 장점들을 자랑한다. 때로는 아주 참을성 있고 너그러우며 남이 완벽하기를 기대 하지 않는다. 그러나 아무도 이 사람에게 이 사람에 관한 것이나 행동에 대하서 심각하게 질문을 해서는 안 된다.

이 자기도취형(narcissistic type) 사람의 내부 강요(should)가 다른 노이로제 환자와 똑같이 가혹하지만 이 부류 사람의 특징 중 하나는 이것을 아주 능숙하게 다루는 것이다. 이 사람을 옆에서 보고 있으면 양심이 없고 믿을 수 없다고 느끼게 할 정도이다. 이 사람은 자기 단점을 묵인하거나 미화해 버리고 자기가 약속을 어기거나 바람피우거나 빚을 지거나 속이는 것을 전혀 문제시하지 않는다. 이 사람이 교활한 사기꾼은 아니지만 이 사람이 이렇게 행동하는 이유는 자기가 필요한 것이나 해야 할 일을 가장 중요히 여기기 때문에 자신은 어떤 특전이든지 받을 자격이 있고 남의 권리를 얼마든지 침해해서라도 자기 권리는 무조건 성취해야 하고 모두가 자기를 좋아해야 한다고 기대한다.

이 자기도취형 사람의 문제는 대인관계와 자기 하는 일에서 나타난다. 속속들이 자기는 다른 사람들과 아무 관계가 없다는 느낌 때문에 특히 자기와 가까운 사람들과 마찰이 시작된다. 남들도 나름대로 다른 의견이 있을 수 있고, 자기를 비판할 수도 있고, 자기의 부족한 생각을 반대할 수도 있다는 사실들을 용납하지 않으며, 이런 것을 모욕으로 받아들여 속을 끓이다 폭발하기도 한다. 자기도취형 사람의 이런 현상은 거의 모든 관계에서 일어나기 때문에 결국 이 사람은 외롭게 된다.

이 사람의 직장에서 일어나는 문제는 다양하다. 우선 이 사람의 계획이 너무 방대하다, 제한이 있다는 것을 인정하지 않는다. 자기 능력을 과장한다, 너무 여러 가지에 손을 댄다, 등의 양상을 보여, 직장 내에서 결국 실패하게 된다. 자기도취형의 탄력성이 어느 정도 회복을 도울 수는 있겠지만 반복되는 직장 및 대인관계에서의 실패는 결국 만회하기 힘든 충격으로 지속된다. 이런 사람의 자기 증오심과 자기 경멸심이 한동안은 밀려나 있을 수 있겠지만, 극심한 실패가 오면 걷잡을 수 없이 증오심과 자기 경멸심이 밀어닥친다. 그러나 모든 노이로제를 가진 사람은 융통성이 결핍되어 있어 이 사람은 결국 심한 우울증에 빠지거나, 심하면 정신이상을 일으키게 되고 자살이나 자기 파괴적 충동으로 사고를 저지르거나 신체적 병을 발생하게 된다.

이 자기도취형 사람의 인생관을 살펴보면 겉으로는 낙관적이고 외향적이며 쾌락과 행복을 추구하지만 그 밑에는 실망과 비관이 깔려 있다. 자신이 기대하는 환상적 인생과 현실 사이의 큰 차이를 극복할 수는 없어 결국 불행을 느끼지 않을 수 없다. 그러나 비극이라는 것은 현실적 실제 인생 속에 누구에게나 있을 수 있다고 보는 것이 아니라 자기 인생 속에만 있는 것처럼 비관적으로 느낀다.

2) 완벽형(perfectionistic type).

세분화된 팽창형 중 두 번째 유형이 완벽형이다. 바로 앞에서 설명한 자기 도취형의 사람은 자기가 세운 표준, 내부 강요, 자기가 이상화한 모습과 동일화(identify)하고 있다. 그런데 이 완벽형 사람은 자기의 도덕적 및 지식적 표준이 높은 까닭에 우월감을 느끼고, 다른 사람들을 내려다보아 타인을 향한 거만한 태도를 보인다. 그러나 이 사람은 남을 무시하는 자신의 경멸심을 숨겨야 하는데 그 이유는 자기가 만든 표준에 자신의 비인격적 모습은 용납 안 되기 때문에 아주 세련된 친절한 행위로 포장한다.

뉴로틱한 사람은 자신의 충족하지 못한 내부 강요(should)를 두 가지 방법으로 감춘다.

앞에 설명한 자기도취형 사람의 유형과 다르게 자기 내부강요를 성취시키기 위해 자기 의무를 다하고 노력하며, 공손하고 질서 있게 행동하고, 거짓말을 하지 않는다. 완벽형의 사람이라 하면, 매사에 세밀한 신경을 쓰고 시간을 잘 지키고 옳은 말을 골라서 하고 잘 맞는 와이샤쓰와 넥타이를 매는 등의 특징을 보이는 사람이라 생각하기 쉬운데 이는 최고의 우수함을 얻기 위해 겉에 나타내는 것들에 불과하다. 이런 사람한테 중요한 것은 이런 사소한 것들이 아니고 자기 전 인생을 이끌어 가는데 결함 없는 우수함을 강요하는 것이다. 그러나 완벽형(perfectionistic type) 사람 자신이 이룰 수 있는 것은 단순히 행위의 완벽성에 국한되기 때문에 무엇인가 이 우수한 느낌을 지탱할 수 있는 다른 방법이 요구되는데 내부 강요로 이상화한 자아의 높은 표준과 현실의 자신의 처세가 일치 한다고 믿는 것이다. 그러나 이것은 자기 기만인데 남들도 자기의 높은 완벽성 표준에 맞춰 살아야 된다고 외치고 그렇지 못하면 경멸하기 때문에 기만이라는 사실을 본인은 깨닫지 못한다. 이는 앞장에 설명한 무의식적 방어 중 외향하는 기전이며 자기 자신이 그 높은 표준에 미치지 못함에서 오는 자신에 대한 경멸감을 밖에 있는 사람들에게 투사함으로써 자신에 대한 경멸감을 느끼지 않게 되는 것이다.

이 완벽형 사람은 자신에 대한 자기 의견을 확인하기 위해 남으로부터 존경을 필요로 하는데 이 주장은 자기가 위대하다는 순진한 주장보다 자신이 공정하고 올바르고 의무감이 강하다는 주장에 근거를 두고 있다. 인생에는 전지전능한 정당성이 작용하고 있다는 확신은 자신이 인생을 극복하고 있다는 느낌을 준다. 따라서 이 사람의 완벽성은 자신이 우수하게 되려는 수단일 뿐 아니라 인생을 조정하려는 도구도 된다. 그래서 이 사람에게 재수 좋은 행운이라는 것은 있을 수 없으며 자신의 성공, 번영, 건강함 등 보다는 자신이 덕스러운 사람이라는 인식을 더 즐긴다. 반면 이 사람은 자기에게 닥치는 어떤 불행, 가령 자식이 죽거나 불의의 사고가 나거나 배우자가 바람을 피우거나 실직을 하면, 겉으로 아주 수양이 잘된 것 같던 이 사람은 거의 실신한다. 이런 자기 불운을 불공정하다고 원망할 뿐 아니라, 이것은 심지어 자기 영적 존재의 기반까지 흔들리게 만든다. 왜냐하면 자기에게 이런 불운이 올 수 있다는 것은 자신이 가지고 있던 평가 체계를 무효하게 하고, 완벽하기만 하면 자기 인생이 다 잘되리라고 자만하던 것과 반대로 자기 힘으로는 어쩔 수 없는 무력하게 될 수 있는 가능성을 느끼게 되기 때문이다.

완벽형인 이 사람이 자기 잘못으로 과오나 실패를 저질렀다는 깨달음과 자기는 절대로 어떤 과오를 저질러서는 안 된다는 상반되는 내부적 강요(should) 사이에 자신이 끼게 된 것을 느끼게 될 때도 이 사람은 크게 흔들리게 된다. 자기에게 오는 불운과 마찬가지로 자신이 절대 잘못을 저지를 수 없는 존재가 아니라는 깨달음도 충격이 되어 자기가 설 자리가 없음을 느끼게 한다. 드디어 그동안 한쪽에 밀려나 있던 자기 축소적(self-effacing) 성품과 자기 증오심이 이 사람을 엄습하게 된다.

3) 거만한 보복형(arrogant vindictive type).

팽창형 노이로제의 세 번째 유형인 거만한 보복형(arrogant vindictive type)의 사람은 자기 자존심과 동일화하며 이 사람은 인생의 의미로 절대적 승리감을 필요로 하기 때문에 보복하는 일로 자신의 인생을 채운다. 이 사람의 보복적 승리의 필요는 내부 강요로 이상화한 자아의 영광을 뒤쫓는 행위에 꼭 포함되어 있는 요소이기 때문에 문제시 되는 것은 이 성향의 유무가 아니라 그 강도가 얼마나 강한가 하는 것이다. 얼마나 승리감의 욕구가 강하면 일평생 이것을 뒤쫓으며 살까 한번 생각해 보지 않을 수 없다. 물론 여러가지 요소들이 작용하겠지만 그 요소들을 안다고 해서 이 승리감의 욕구가 왜 그렇게 강한가를 설명하기는 어렵다.

일반적으로 사람들은 복수심과 승리감의 욕구가 절실해도 애정과 두려운 마음과 자기보존을 위해서 이 욕구를 잘 제동하고 있는 편이다. 그러나 이런 제동 작용들이 제대로 작동이 안 되면 보복심이 전체 성품을 차지해 보복과 승리를 위한 일방적인 행동을 하게 된다. 따라서 이 보복형의 사람한테서 강력한 충동과 불충분한 제동의 두 가지 요소가 그 보복심의 강도를 결정한다. 이런 사람들은 명작 소설들에 잘 묘사 되어 있는데 적과 흑, 모비 딕 등이 그 좋은 예이다.

우선 대인 관계에서 이 거만한 보복형의 보복심이 어떻게 나타나는지 살펴보기로 한다.

거만한 보복형(arrogant vindictive type)사람은 이기려는 욕심이 강하여 대단히 경쟁적이 되고 자기보다 더 많이 알고 더 성공한 사람, 자기보다 큰 권력을 쓰는 사람, 자기가 과연 우수한지를 한번 생각해보게 하는 사람을 견디지 못한다. 그래서 이런 유형의 사람은 자기 경쟁자를 강박적으로 끌어내리고 기어이 이겨야 한다. 출세하기 위해서 남 밑에서 일해도 언젠가는 자기가 더 출세하려고 계획을 세우고 행동하지만 모든 계획과 술책에도 불구하고 대개는 아무것도 보람 있는 것을 성취하지 못하는데 그 이유는 노이로제 때문에 별로 생산성이 없을 뿐만 아니라 자기 파괴적인 성격이 있기 때문이다.

거만한 보복형(arrogant vindictive type)의 보복심이 가장 눈에 띄는 표현은 난폭한 분노인데 너무 심해서 자제력을 잃어 만회할 수 없는 큰 잘못을 저지를까 본인이 우려할 정도이다. 거만한 보복형 사람이 심한 보복적 분노에 사로잡히면 실제로 본인의 생명이나 안전이나 직장이나 사회적 지위를 망칠 수도 있다.

이렇게 어쩌다 폭발하는 분노보다 더 심각한 것은 이 사람의 이런 보복적 태도가 대인관계에서 평생 계속 되는 것이다. 이렇게 되면 이 사람은 모든 사람들이 속에는 악의가 있고 삐뚤어져 있으며, 그들의 친절한 태도는 위선적이고 자신이 확실히 증명할 때 까지는 모든 사람을 불신하는 것이 이 세상을 사는 유일한 지혜라고 굳게 믿게 된다. 그나마 믿을 만하다고 증명된 사람이라도 털끝만치의 미심적인 태도를 보이면 바로 불신할 준비가 되어있다. 이 사람은 문화인처럼 겉으로는 공손하나 대개는 남에게 노골적으로 거만하고 불손하며 본인 자신도 알게 모르게 남을 무안하게 만들고 자기 이익을 위해 남을 이용한다. 애정 없이 여자들을 자기 성욕 만족의 대상으로 이용하고, 자기 인생 승리를 위해 징검다리로 이용할 수 있는 사람, 자신에게 맹 목적으로 잘하고 자기 권력을 높여 주는 사람과 열심히 접촉을 하여 이용한다.

정신 분석 치료 중 이런 보복적 경향이 드러날 때 이 유형의 사람은 '험한 세상에 살면서 이것은 당연한 무기'라고 정당화 한다.

거만한 보복형 사람의 보복성을 알 수 있는 중요한 표현은 이 사람의 권리 주장 종류와 그것을 어떤 방법으로 밀고 가는가 하는데에 있다. 이 사람은 자기 권리 주장을 노골적으로 할 수도 있으나 본인이 의식하지 못 한채 권리 주장을 할 수도 있다. 그러나 이 사람은 남들이 자기의 요구는 떳떳하다고 알아줘야 하지만 남이 필요로 하는 것이나 원하는 것을 자신은 무시해도 당연하게 눈감아줘야 한다고 주장한다. 이 사람은 남의 부족한 점과 잘못을 얼마든지 비평하고 비난할 수 있으나 남이 자기를 절대 비난하거나 비평해서는 안 된다고 굳게 믿고 있다. 남과 관계된 일에서는 자기한테 모든 것을 다루고 결정할 권한이 있으며 남은 자기에게 어떤 의견이나 기대를 가지거나 반대를 할 자격이 없다고 믿고 있다.

이와는 대조적으로 이 보복형 사람이 때로 자기 권리 주장을 충분히 못했거나 벌을 충분히 못줬다고 느끼면 자기가 너무 물러졌다고 자신한테 화내고 야단도 친다. 정신 분석 치료 중에 자신이 너무 자제적이거나 고분고분하다고 불평하는 것은 자기가 보복적으로 다른 사람들 다루는 기술이 완전하지 못한 것에 대한 무의식적 불만의 표시이며 이것을 향상시키는 방법을 정신분석을 통해 찾으려는 의도가 숨어 있다. 즉 자기의 증오심이나 보복심을 극복하려는 것이 아니고 자신이 덜 자제적이 되고 자기의 보복심을 잘 표현하는 기술 습득을 원하며 이런 기술로 인해서 남들이 자기를 어려워하고 자기가 주장하는 것을 선뜻 만족 시켜주는 것을 원하는 것이다. 그러나 이런 행동들은 이 사람을 늘 불만에 차 있는 사람으로 만드는 대가를 치뤄야 한다. 물론 자기 나름대로는 그럴만한 이유가 있지만 남들한테 이런 사실들 즉 자기 주장을 들어주지 않으면 보복당한다는 사실을 은근히 알리고 싶어 한다. 이런 현상은 모두 무의식적으로 진행된다.

이 보복형 사람은 자기의 권리 주장을 자기가 남보다 지식이 풍부하고 지혜롭고 선견지명이 있는 것으로 설명되는 훌륭한 성품의 소유자라는 사실을 내세워 정당화하려 하는데 좀 더 구체적으로 말하자면 자기가 입었다고 느끼는 정신적 상처에 대한 보답을 강요하고 있는 것이다. 이런 근거를 공고히 하기 위해 자기가 그동안 입은 상처를 아무리 시간적으로 오래 되었더라도 아끼고 잘 살려 두면서 본인이 깨닫지 못하는 사실은 이런 상처들이 자기의 보복적 성향을 정당화 시키는 근거로 세상에 보일 수 있는 재료들이기 때문이다. 자기 권리 주장의 필요에서 오는 욕구불만은 악순환을 형성하여 이 사람의 보복심을 끊임없이 불태우는 연료 역할을 하고 있는 것이다.

보복형 사람의 이런 보복성은 너무나 몸에 배어 있기 때문에 분석 치료 관계에도 스며들어 여러 가지 형태로 나타나는데 이것은 부정적 치료 관계(negative therapeutic relationship)를 형성하는 부분적 요소가 된다. 여기에서 카렌 호나이가 말하는 부정적 치료 관계란 건설적 방향으로 잘 나가던 분석 과정이 갑자기 나빠지는 현상을 말한다. 사실 자기의 대인관계와 인생에 있어서의 호전적 움직임은 자기의 권리 주장과 보복성이 내포하고 있는 모든 것을 망칠 수 있다고 느끼기 때문에 이런 현상이 나타난다. 이것들이 필요 불가결 하다고 느끼는 동안에는 분석 치료 중에도 이것들을 방어하려고 애쓴다. 이런 경향이 겉으로는 잘 나타나지 않으나 어쩌다 극 소부분이 직접 나타나거나 분석가가 지적하면 솔직하게 자기 보복심을 버릴 생각이 없다고 선언한다. 자신은 이래도 좋고 저래도 좋은 쓸개 없는 무골호인이 되고 싶지 않다, 보복심은 전율을 느끼게 하고 생동감을 주고 힘을 준다는 등의 핑계를 댄다. 이 사람의 방어 행위는 간접적이고 아주 미묘하다. 치료를 맡은 정신 분석가는 이 사람이 어떤 방법으로 이것들을 방어하려는 지를 파악하는 것이 분석 치료에 대단히 중요하다. 그 이유는 이 사람이 방어하는 행위가 분석 치료의 진도를 지연시킬 뿐 아니라 아예 파괴해 버릴 수도 있기 때문이다.

이와 같이 분석치료를 망치는 현상은 두 가지 이유에서 온다. 첫째로, 이것이 정신 치료자와의 관계에 큰 영향을 미칠 수 있다. 즉 자기 분석가를 이기는 것이 자기 분석 치료의 진전보다 더 중요하게 된다. 두 번째로 이 환자가 자기의 어떤 문제를 가지고 씨름 하고 싶은지를 결정하는데 크게 영향을 준다. 극단적 예를 들면 이 환자는 어떻게 하면 자기의 보복성을 더 효과적이고 부담 없이 향상할 수 있을까 하는 것에만 흥미를 가지고 분석 치료를 계속하려 할 것이다.

이것은 의식적 선택이 아니고 무의식적 직관의 힘을 빌어서 한다. 예를 들면 이 보복형 환자는 세상일과 싸우는 힘이 약화된다고 느껴 자기의 고분고분한 면이나 자기 증오심을 없애려고 노력하는 한편 거만한 권리 주장이나 남한테 학대받았다는 느낌을 처리하는 것에는 흥미 없어 한다. 즉 자기 감정의 외향화(externalization)를 끈질기게 붙들고 늘어지려 한다. 말하자면 대인관계의 문제를 전혀 다루고 싶어 하지 않는다. 분석가는 이 사람이 어떤 생각을 가지고 분석 치료로 다룰 것을 선택하고 있는지 파악하여 이것을 다룰 때까지는 분석 치료에도 혼동이 계속된다.

이 보복성을 일으키는 원인은 어디에 있으며 그 강도는 어떻게 결정되는지를 살펴보기로 한다. 카렌 호나이는 다른 여러 노이로제의 발전과 마찬가지로 이 또한 소아기에 시작하며 만회할 수 없는 대단히 나쁜 인간 경험에서 온다고 말한다. 지독한 잔인함과 모욕과 조소와 위선이 감수성이 예민한 어린애를 강타하여 생기는데 이 어린이는 동정과 애정을 얻으려는 노력을 해보기도 하지만 결국 생존을 위해 악만 남게 되며 결국 모든 부드러운 감정의 필요를 닫아 버리고 만다. 이 상처받은 어린 아이는 진정한 애정이란 얻을 수도 없고 있지도 않다고 결론짓고 아예 바라지도 않게 되며 그런 따뜻한 감정 자체를 비웃게 된다. 그러나 이런 상처는 이 아이에게 대단히 심각한 결과를 초래하게 된다. 왜냐하면 인간의 따뜻한 마음과 친근감은 남이 자기에게 호감을 갖게 하는 성품을 발전시키는데에 가장 큰 자극이 되기 때문이다. 자기가 사랑스럽다거나 사랑을 받고 있다는 느낌은 인생에서 가장 큰 가치를 부여하는 감정인데 자기가 사랑스럽지 못하다는 느낌은 대단히 큰 고통의 원인이 된다. 그래서 이 보복형 사람은 그러한 고통을 아주 간단하고 단순한 방법으로 없애고자 하여 자기는 사랑스럽지도 않을 뿐 아니라 그런 것에는 관심도 없다고 자신을 확신시키고 더 이상 남에게 잘 보이려고 안달하지도 않을 뿐 아니라 그동안 충분히 쌓아 놓은 쓰디쓴 원망과 분노만을 자유자재로 표현하게 된다.

이런 현상이 보여주는 것은 보복심의 표현이 동정심, 다정한 마음, 감사한 마음 등으로는 거의 저지되지 않고 결국 분별심과 편의에 의해 제제 되는 결과를 가져오게 하는 과정의 시초가 되는 것이다. 상처받은 어린 아이가 자라서 뒷날 애정과 우정을 그리워하는 나이가 되어도 긍정적 느낌을 깨쳐 버리는 과정이 계속되는 이유를 이해하기 위해 노이로제적 사람들이 자기 생존을 위해서 쓰는 두 번째 수단인 상상과 미래에 대한 비전을 살펴봐야 된다. 상처받은 어린 아이는 상상을 통해 자신은 그 인간들보다 말할 나위 없이 훌륭해질 것이며 위대하게 되어 그들을 창피하게 만들 것이고 그들이 자신을 얼마나 무시하고 까불었는지를 알게 해 줄 것이다. 자신은 위대한 영웅이 되고 지도자가 되고 박해자가 되고 명성을 떨치는 과학자가 될 것이라고 확신을 한다. 상처받은 어린아이에게 상상 속에서 원한을 풀고 복수하고 승리해야 되는 필요에 쫓기는 이 과정이 터무니없는 공상이 아니며 이것들이 이 어린이의 인생 진로를 결정하며 크거나 작은 일을 승리에서 승리로 자기 자신을 몰고 가며 자신이 상상 속에 만들어둔 마지막 심판 날을 위해 살아간다.

불행한 아동 시절이 원인이 되어 발생하는, 승리감의 필요와 따뜻한 감정을 부정해 버려야 되는 필요성은 처음부터 서로 긴밀하게 얽혀 있고 서로 보강하기 때문에 이 관계가 계속된다. 원래 생존하기 위해서 발전된 굳어 버린 감정은 인생을 승리로 정복 하려는 충동을 거침없이 커지도록 도와준다. 그러나 충족될 줄 모르는 자존심이 동반되는 이 충동은 결국 모든 감정을 죽여 버린다. 즉 사랑, 동정심, 남의 사정을 이해하는 마음 등의 모든 인간과 연결해주는 감정이 승리로 가는 길의 방해 요소라고 단정하고 늘 초연하고 남과 거리를 두고 산다. 결국 이 보복형 사람은 자기의 참자아를 보복적 승리를 위해서 희생시키는 것이다. 인간적으로 무엇인가 필요한 것이 있다는 것을 인정하는 자체를 비열한 약점으로 간주한다. 이런 노이로제적 사람이 오랫동안 정신분석 치료를 받아, 눌렸던 따뜻한 감정들이 되살아나게 되면, 이러한 감정들은 그를 그만 깜짝 놀라게 하고 불쾌하게 만든다. 그러면 이 사람은 자기가 물러졌다고 느끼고 자신의 무뚝뚝하고 잔인한 태도를 더 강화 하거나 순간적으로 자살 충동을 느낄 만큼 자기 자신에게 반항하는 결과를 가져온다.

지금까지 보복심과 냉정함이 이 사람의 대인관계를 어떻게 발전시키는지 살펴보았는데 이 보복형 사람의 정신 내부 요소들을 살펴보면 이 문제에 대한 전체 모습이 더 분명해질 것이다.

이 거만한 보복형 사람을 보복심과 냉정한 대인관계의 방향으로 움직이게 하는 주된 힘은 원한을 풀고자 하는데 있다. 이를테면 '상놈'처럼 느끼는 감정을 씻기 위해 자기가 쓸모 있고 가치 있는 사람임을 누구한테보다도 자기 자신 에게 증명하려 한다. 자기한테 비상한 재주가 있고 특별한 자질이 있다는 것을 자기 자신에게 납득시키는 방법을 통해 이것을 만족스럽게 증명하려 한다. 늘 외롭게 지내고 늘 적의에 가득 차있으니 남을 필요로 하지 않는 것이 중요하며 마치 전지전능한 존재처럼 독립 자급할 수 있는 것을 대단히 자랑스럽게 여긴다. 이 사람은 남에게 무엇을 부탁하기에는 너무 자존심이 강하고 남에게서 무엇을 받는 것을 달갑게 여기지 않으며, 따뜻한 감정을 모두 죽여 버렸기 때문에 인생을 살아가는데 이지적 지능에만 의존할 수밖에 없게 된다. 그래서 이 사람이 자신의 똑똑함을 드러내는 경지는 놀라울 정도로 커지게 되며 자신이 조심성 있고, 남보다 재주가 앞서고, 선견지명이 있고, 치밀한 계획을 세우는 것 등을 대단히 자랑스럽게 여긴다. 보복형 사람들은 어려서부터 모든 사람들과 싸워야 하는 가혹한 삶을 살았기 때문에 무적의 힘과 아무도 감히 건드리지 못하는 모습을 갖는 것이 바람직스럽다고 믿을 뿐만 아니라 그들에게는 필요 불가결한 요소인 것이다. 그들의 자존심이 불붙고 있는 반면에 그의 약점들도 견딜 수 없는 지경에 이르지만 자존심이 용납하지 않기 때문에 마음의 아픔을 절대로 표현할 수 없게 된다. 처음에는 자기의 속 감정을 가리기 위해 감정이 굳어지기 시작하고 나중에는 자존심을 보호하기 위해서 더 굳어지게 된다. 마음이 상하거나 괴롭다는 느낌을 초월하는 것에서 자존심을 느끼는 것이다. 이렇게 마음이 굳어지면 이 보복형 사람은 아마도 보복심을 의식하는 것도 감소될 수 있을 것이다. 말하자면 마음속에서 이 보복심은 자기한테 잘못한 사람에 대한 당연한 분노심으로 변할 것이고 그 사람을 벌 줄 당연한 권리심으로 변할 것이다. 그러나 이 상한 감정이 보호막을 뚫고 들어가면 괴로움의 정도는 훨씬 커질 것이며 자존심이 상할 것은 물론, 누군가가 자기감정을 괴롭게 할 수 있도록 자기가 허락한 것에 모욕감을 느껴 감정의 위기를 초래할 수 있다.

아무도 자기를 건드릴 수 없고 자기 감정을 상하게 할 수 없다는 믿음과 자만심에 가깝고 이것을 보충하는 믿음은 자신은 면역성이 있고 아무도 벌을 주지 못 한다는 자만심에서 기인한다. 이 자신만만한 믿음은 완전히 무의식적인데 자기 기분 내키는 대로 무슨 짓이든 할 수 있고 아무도 그것을 못마땅하게 여기지도 말고 대항해선 안 된다는 권리 주장에 근거를 두고 있다. 이런 보복형의 사람들을 관찰한 바에 의하면 노골적으로 사람들을 노엽게 하나 실제적으로 느낀 분노심 전부를 그대로 폭발시키지는 않고 상당히 무마시킨다. 그래서 이 사람은 남과 대할 때 겁 없이 행동하면서도 또 한편으로는 조심스럽다는 인상을 주는데 이것은 사실 이 사람의 마음속에서 움직이고 있는 두 힘을 정확하게 반영하는 것이다. 이렇게 해서 이 사람은 자기의 정당한 분노를 알리는 힘과 참는 힘 사이의 균형을 유지한다. 보복형의 사람이 분노를 표현하는 것은 분노의 정도에 좌우되지만 더 중요한 것은 사람들이 자기를 두려워해서 가까이 못 오게 하려는 의도가 더 크다. 보복형의 사람에게 이것이 필요한 이유는 자신이 남과 도저히 친밀하게 지낼 수 없다는 것을 알기 때문이고 이 행동방식이 바로 거만한 보복형 사람의 자기 권리 주장의 수단이기도 하기 때문이다. 이 사람은 인생이라는 전쟁터에서 공격이야말로 가장 좋은 방어라고 믿고 있기 때문이다.

거만한 보복형(arrogant vindictive type) 사람이 자기의 공격적 충동을 줄여야 할 필요를 느끼게 되는 것은 두려움에서 온다. 남이 자기한테 겁을 주거나 귀찮게 함을 인정하는 것이 자존심이 상하지만 사실상 이 보복형사람도 다른 사람들을 두려워한다. 자기가 남들한테 행한 잘못에 대해 남들이 보복할까 두렵고, 자기가 지나치게 행동하면 다른 사람이 자기 계획을 방해할까 염려되고, 남들이 자신의 자존심을 해칠 능력이 있기 때문에 두렵고, 자기의 적개심을 정당화하기 위해 다른 사람들의 적개심을 과장하고 있기 때문에 겁이 나는 것이다. 그러나 한편으로 자신에게 '나는 너희들 겁 안 난다'고 부정하지만, 그것만으로 겁을 없애 버리기는 불충분하며 보다 강한 보장이 필요하다. 자신의 보복적 분노를 겉으로 내보이지 않음으로써 공포심을 없앨 수도 없고 두려움 없이 자기 분노를 겉으로 내보이기는 해야 하니 고민하게 되는데, 이때 자기는 면역성이 있어 아무도 자기를 건드릴 수 없다는 착각이 이 궁지에서 빠져나가게 해준다.

마지막으로 이 보복형 사람이 말하는 자랑거리는 자기가 정직하고 공평하고 공정하다는 자존심이지만 객관적으로 살펴본 결론으로는 팽창형 노이로제를 가진 사람은 정직하고 공평하고 공정할 수가 없다. 오히려 이런 사람은 무의식적이긴 하지만 진실과 관계없이 인생 과정을 속임수를 써서(bluffing)라도 자기가 원하는 대로 살아가는 유형의 사람이다. 이 사람은 삐뚤어지고 적의에 찬 이 세상을 상대로 반격하거나 선수치는 것이 자신에게 필요한 무기라고 생각한다. 보복형의 사람은 자기 주장이 옳고 그른 것은 따질 필요가 없고 자기의 노여움과 표현은 정당하고 당연하다고 본다.

이 보복형 사람이 자신은 정직한 사람이라고 확신하는 또 하나의 요소가 있다. 이 사람은 자기 주위에 더 사랑스럽고 더 동정심 있고 더 너그러운 '체' 하는 고분고분한 형의 사람들을 많이 본다. 그러나 이 사람은 이런 사람들처럼 그런 '체' 하지도 않고 '체' 할 수 없는 성격일 뿐 아니라 '체'하는 것 자체를 멸시하기 때문에 그런 점에서는 정직하다고 말할 수 있다. '나는 적어도 그런 체는 안 해'하는 정도에서 끝난다면 이 사람은 실제로 정직하다고 할 수 있다.

그런데 문제는 이 사람이 한발 더 나아가서 자신의 냉정함을 정당화 하려는 데에 있으며 남을 도와주거나 남에게 친절하고 친밀하게 하려는 생각이나 행동에 대하여 무차별하게 전부 가짜, 위선이라고 왜곡하고, 자신의 냉정한 행위를 미화하여 자신은 위선을 초월한 사람이라는 것을 남과 자신에게 확신시키려는데에 있는 것이다.

이 보복형 사람이 사랑스러운 체하는 것을 참지 못하는 이유는 자기가 냉정한 것을 정당화하려는 필요보다 더 깊은 데에 있다. 오랫동안 정신 분석 치료를 받아 보면 모든 팽창형 노이로제에서처럼 자기 축소(self-effacing) 성향도 있다는 것을 깨닫게 되는데 자기 자신의 강인한 성격을 성공의 도구로 이용하고 있기 때문에 이런 축소 성향을 묻어버릴 필요가 강해진다. 이 단계에 이르면 이 사람도 한동안 무력하고 난감하고 못난 것 같고 애정을 받기 위해서 고분고분 하고 싶은 느낌을 경험하게 된다. 카렌 호나이는 여기서 말하기를 이 보복형 사람이 다른 사람의 사랑하는 체 하는 것을 경멸했을 뿐 아니라 고분고분하고 자신을 낮추며 애절하게 애정을 구하는 모든 행위를 경멸하는 것은 아이러니컬하게도 자기 자신 속에 가지고 있는 같은 고분고분한 성향을 미워하고 경멸한다는 사실을 분명하게 볼 수 있다는 것이다.

이 시점에서 무의식적 자기증오심을 이 팽창형 사람들이 어떻게 다루고 있는지 살펴보려 한다. 정신분석을 통해서 발견하게 된 자기를 미워하는 마음과 자신을 멸시하는 마음은 참으로 끔찍하고 이 자기 증오심은 항상 잔인하고 사정이 없다. 자기 증오심의 강도와 영향의 정도는 두 가지 요소에 좌우된다. 첫째, 본인이 어느 정도로 자존심의 영향을 받는가 하는 것이고 둘째, 건설적 힘이 자기 증오심을 얼마나 중화하느냐 하는 것이다. 즉 인생의 긍정적 가치를 믿거나, 건설적 인생의 목표가 서 있거나, 자신에 대해 따뜻하고 흐뭇한 느낌이 있는 것들을 말한다. 그러나 이 긍정적이고 건설적 느낌들이 공격적이고 보복적인 자기 성향에 어울려지지 않기 때문에 이 사람이 자기증오심을 다루는 방법은 다른 유형보다 더 악성이다. 정신분석 치료를 떠나서 보더라도 이 사람은 자기 자신을 지나치게 채찍질하고 자신을 괴롭히면서 이런 행동을 금욕이라며 자랑스러워한다.

이렇게 뉴로틱한 사람의 자기 증오심은 강하게 자기를 보호하는 방편을 필요로 하게 된다. 외향화하는 것은 하나의 방편인데 이때 팽창형인 이 사람의 경우는 능동적 외향화로 자기가 가지고 있으면서 억제하고 싫어하는 것들이 남한테서 보이면 굉장히 그것을 미워하고 멸시한다. 예를 들면 자발적인 것, 삶을 즐기는 것, 무마하는 경향, 고분고분한 것, 위선적인 것, 어리석음 등이다. 이런 팽창형의 사람은 자기 표준을 남한테 강요하고 그 표준에 미치지 못하면 벌을 받게 만드는데 이 사람이 짜증스러워 하는 것은 자기 자신에 대한 짜증스러운 느낌을 남한테 외향화 하는 것이다. 따라서 보복 행위처럼 보이는 남을 응징하는 태도는 사실상 몇 가지가 혼합된 현상이다. 보복 행위와 자신을 비난하고 응징하는 태도를 외향화 하는 두 가지가 합쳐 있는 것이다. 여기에 덧붙여지는 것은 자기 권리를 주장할 목적으로 남들에게 겁주는 역할을 하는 것이다. 이 세 가지 요소들을 정신분석 치료에서 잘 다뤄야된다.

노이로제적 사람이 자기 증오심으로부터 자신을 보호하려는 이유의 골자는 자신이 자기 자존심이 강요하는 수준에 미달한다는 느낌을 막아 버려야 하는 필요성에 있다. 노이로제적 사람이 자신을 채찍질하고 괴롭히며 사는 것은 바로 내부 강요에 의해서 이상화한 모습으로 만들어놓은 자존심의 기준에 강제적으로 맞추려하는데에 있는 것이다. 이 사람의 자기 보호하는 방법을 앞에서 설명한 외향화하는 방법 외에 또 하나 중요한 방법을 들어 보겠는데 그것은 독선적인 태도로서 이것이 너무나 두껍게 무장되어 있기 때문에 남이 아무리 이치를 따져 설득해도 납득시킬 수 없으며 자기 의사에 동의하지 않으면 진실여부에는 관계없이 자기를 공격하는 것으로 간주하여 반사적으로 반격을 하며 자신의 생각이 잘못일 수 있다는 것을 털끝만큼도 인정하지 못한다.

이 보복형 노이로제적 사람이 자기의 부족한 점이 사실이라고 느끼는 것을 부인하는 세 번째 방법은 남에게 하는 자기 권리 주장에 있다. 앞장에서 강조했듯이 자기한테만 모든 권리가 있고 남의 권리는 인정하지 않는다는 데에는 다분히 보복적 요소가 들어있다. 아무리 보복심이 강하다 해도 만일 자기증오심으로부터 자신을 보호할 필요가 없다면 약간의 융통성이 있을 수도 있다. 이런 견지에서 볼 때 이 사람이 분별없이 주장하는 것은 남들이 자기로 하여금 죄책감이나 자기의심을 일으키게 하는 행동을 해서는 안 된다는 것이다. 만일 자기가 남의 불평이나 비난, 원망 없이 남들을 이용하고 실망케 할 권리가 있다고 확신한다면 남이 자기한테 실망을 느끼는 것은 그 사람들의 문제라고 일축해 버린다. 만일 자신의 대인관계가 잘못되지나 않았을까, 남이 자기 행동을 원망할 이유가 있지 않을까 하는 의심이 생기기 시작하면 자신을 저주하는 느낌이 걷 잡을 수 없게 되어 인공적으로 만들어진 자신감을 파괴하고 말 것이다.

노이로제적 팽창형 사람의 자존심과 자기 증오가 어떤 역할을 하고 있는지를 알게 되면 그 사람 속에 움직이고 있는 힘의 작용을 정확하게 이해할 수 있을 뿐 아니라 이 사람에 대한 전망을 바꿀 수도 있다. 주로 이 사람의 대인관계에 초점을 맞춰보면 사람이 거만하고, 인정 없고, 자기중심적이고, 적대적이고, 공격적인 것을 볼 수 있다. 그러나 또 다른 한편으로 이 사람이 얼마나 자신의 자존심 체계(pride system, 자존심과 자기 증오심이 동시에 작용하는 상태)에 얽혀 있는지, 자기 증오심에 의해 망가지지 않도록 얼마나 힘든 노력을 하고 있는지를 보게 되면, 이 사람이 생존을 위한 협박 속에서 얼마나 시달리고 있는 사람인지 알 수 있다. 노이로제 환자의 정신분석 치료를 하면서 참으로 측은한 마음을 느끼지 않을 수 없다.

이렇게 두 다른 관점에서 본 두 측면 중에서 어느 쪽이 더 중요하고 어느 것을 다루는 것이 더 중요한가 하는 문제는 아마도 대답하기 힘든 질문일 것이다. 그러나 본인이 대인

관계에서 오는 어려움 다루는 것을 회피하고 전혀 이런 어려움을 느끼지 못할 때, 분석치료로 접근하기 쉬운 방법은 대인 관계에서 환자 자신의 거만한 모습을 보게 하기 보다는 환자 자신의 정신 내부의 갈등을 우선 다루는 것이다. 호나이가 이렇게 제안하는 까닭은 대인관계라는 것이 너무나 복잡해서 본인이 다루기를 피하려는 경향도 있겠지만 이 제안에는 객관적 이유가 있는 것이다. 즉 앞에서 이 사람이 자신의 거만하고 보복적 성향을 어떻게 만들어 가는지를 살펴봤다. 사실 얼마나 거만한가를 이해하려면 우선 이 사람의 자존심을 생각하지 않을 수 없으며 또 얼마나 보복적인가 하는 것을 이해하려면 이 사람이 자기증오심으로부터 얼마나 자신을 보호하려고 하는지를 알 필요가 앞선다. 또 이것들은 거만함과 보복성을 강화 시킬 뿐 아니라 강박적으로 만드는 요소들이다. 때문에 거만함이나 적개심을 직접 먼저 다루는 것이 아무런 효과가 없고 시간낭비라고 말할 수 있는 결정적 이유가 되는 것이다. 이 요소가 강박적인 한 이 사람은 자기의 거만성과 보복성을 보려하지도 않고 다루려 하지 않을 것이다.

보복적 승리를 필요로 하는 것은 확실히 적대적이고 공격적 경향이다. 그런데 이것을 강박적으로 만드는 것은 자기자신의 눈으로 원수 갚는 것을 확인 하고 싶은 필요에 있는 것이다. 자신의 자존심을 회복하고 자기 증오와 경멸심의 공격을 피하기 위해서는 보복적 승리가 꼭 필요한 것이다. 그러나 이런 욕구가 처음부터 노이로제적인 것은 아니다. 유사한 예로 뉴로틱한 사람의 자기가 항상 옳다는 필요성과 거기에서 오는 거만한 권리주장을 강박적으로 만드는 것은 자신에 대한 불신념과 자아 비난이 일어나지 않도록 미리 방비하려는 필요에서 오는 것이다. 남의 흠만 잡고 남을 벌하고 비난하고 저주하는 강박적인 태도도 자기 증오심을 외향화하려는 간절한 필요에서 오는 것이다.

이 보복성이라는 것은 이것을 중화해서 없애버리는 요소들이 제대로 작동을 못 할 때 생기는데 이 작동을 방해하는 힘은 정신내부적 요소에 의해서 결정된다.

어려서 시작되는 연약한 느낌을 숨죽이고 굳혀버리는 과정은 다른 사람들이 자기를 대하는 태도와 행동에 대한 반응으로 시작되고 이것은 자기 자신을 다른 사람들로 부터 보호하려는 것을 뜻한다는 것은 이미 앞에서 설명했다. 그런데 고통스러운 느낌으로 부터 무감각하게 되려는 요구는 자기 자존심이 얼마나 연약한가에 따라서 결정되는데 자존심이 튼튼한 상태에서 절정을 이룬다. 원래 인간으로서 주고받는 따뜻한 느낌과 애정이 어려서는 주위 사정에 의해서 좌절되었는데 이제 뉴로틱한 어른이 되어서는 무엇이던지 이겨야 된다는 필요에 의해서 없어지고, 드디어는 자기 증오심에 의해서 자기는 사랑을 받을 사람이 못 된다고 낙인을 찍음으로써 감정이 완전히 얼어 버리게 된다. 이렇게 되면 이 사람은 다른 사람들에게 등을 돌린다고 해서 하나도 손해 볼 것이 없는 것으로 된다. 말하자면 이 사람의 태도는 '사람들이 자기를 미워할 바에야 차라리 나를 어려워하게 만드는 편이 낫겠다'는 생각에서 비롯되는 것이다. 더구나 이런 사람의 보복적인 충동을 억제할 수 있는 건전하고 이익이 되는 힘은 자신의 참자아와 안녕을 전적으로 고려하지 않기 때문에 힘을 쓰지 못한다. 또 남을 어려워하는 느낌도 자존심 때문에 억제되어버리는 것이다.

이와 같은 증상의 같은 맥락으로서 한 가지 특별히 언급할 것은 이런 노이로제적 사람은 동정심이 거의 없는데 그 주원인은 다른 사람들에 대한 증오심이고 자기 자신에 대한 동정심의 결여이다. 그러나 이 사람을 이렇게 냉혹하게 만드는 가장 큰 원인은 무엇보다 남에 대한 시기심이다. 이 시기심은 무슨 특정한 것에 대한 것이 아니고 세상만사로부터 제외된 느낌에서 오기 때문에 광범위하고 대단히 강하다. 그런데 안타까운 것은 사실 이런 뉴로틱한 사람들은 자기 인생을 보람 있게 하는 것들 즉 즐거움과 행복함과 사랑함과 창조적 성장 등으로부터 스스로가 제외되도록 자신을 만들어 가고 있다는 사실이다. 그렇다면 남을 시기하고 부러워할 이유가 없지 않은가? 그런데 문제는 이 사람이 실제로 남을 시기하고 부러워 한다는 사실에 있다. 만일 정신 분석 치료를 받지 않고 있다면 이 사람의 자존심과 건방진 마음이 이 사실을 용납하지 않을 것이다. 분석 치료가 진행됨에 따라서 자존심 때문에 여태까지 인정하지 못했던 느낌, 아마도 남들이 다 나보다 낫지 않느냐는 느낌을 내뱉을 수도 있다. 아니면 이 사람은 다른 사람이 늘 명랑하고 뭔가 열심히 하면 그 사람한테 이유 없이 화가 나는 것을 깨닫게 되고 이에 대하여 자기 나름대로 해명을 하는데 그 이유는 저사람이 자기 앞에서 자기 자신이 얼마나 행복한가를 과시해서 자기를 모욕하려 하기 때문이라고 설명할 것이다. 이 팽창형의 노이로제적 사람이 이런 식으로 사물을 해석하고 경험하니 어떻게 즐거움을 느낄 수 있으며 남의 괴로움에 대한 동정심이 생길 수가 있겠는가. 그저 남들한테 보복하고 싶은 충동만이 물씬물씬 일어날 수밖에 없게 된다. 이렇게 이 사람의 시기 질투심과 남부러워하는 모습을 볼 때 이 사람의 느낌은 자기가 원하거나 원하지 않거나 다른 사람이 자기가 가질 수 없는 것을 갖고 있다는 사실이 자존심을 상하게 한다는 태도를 보인다.

정신 분석이 진전됨에 따라 이 사람이 인생은 괴로운 것이라고 생각해 왔지만 바람직한 것도 있다는 것을 점차 느끼게 된다. 명심할 것은 이 노이로제적 사람이 인생에 등을 돌린 것은 의식적이거나 고의적이 아니며 세상살이에서 나름대로 느낀 것 때문에 생활 속에서 대치한 방법들이 병적이었다는 사실이다. 말하자면 이 사람의 삶에 대한 정열이 식기는 했지만 완전히 죽어버린 것은 아니다. 정신분석 초기에는 이것이 하나의 희망사항이지만 분석치료가 진행되어감에 따라서 희망이 있다는 사실이 점차 분명해지고 이것을 본인이 느끼면 분석치료의 앞이 밝아진다. 만일 이 사람에게 무엇인가 보람차게 살아보겠다는 의식이 없다면 정신분석가들이 어떻게 이 사람을 도와줄 수 있겠는가.

카렌 호나이는 위와 같은 깨달음이 노이로제 환자 치료자인 정신 분석가에게 무척 중요하다고 강조한다. 일반 사람들은 이런 사람에게 겁을 먹고 고분고분 대해 주거나 아니면 아예 배척해 버리지만 분석가는 어느 쪽을 택해도 안 된다. 만일 분석가가 겁을 먹게 되면 이 사람의 문제를 효과적으로 다룰 수 없을 것이며, 속으로 배척감을 느끼면 분석치료가 생산적이 될 수 없다. 정신 분석 치료자는 환자를 도와주기 위해 그사람을 받아들임으로써 이 노이로제 환자가 애를 먹인다 할지라도, 한 인간이 고통 속에서도 살아보려 애쓰는 인간인 까닭에 동정심과 이해심으로 대해 주도록 해야 한다.

여태까지 다뤄온 팽창형의 세 가지 유형인 자기도취형(narcissistic type), 완벽형 (perfectionistic type), 거만한 보복형(arrogant vindictive type) 등의 팽창적 해결 방법을 분석해보면 모두가 인생 정복을 목표로 하고 있는데 이는 자기 나름대로 자신의 공포심과 불안감을 무마하려는 방법이다. 이런 방법들을 사용하여 노이로제적 사람은 자기 인생에 의미를 부여하고, 살아갈 정열을 느끼지만 다만 이 사람들의 그러한 목적을 달성하기 위한 방법이 일반인과 두드러지게 다를 뿐이다. 즉 자기를 찬양하고 무조건 귀엽게 행동하거나, 매사에 자기 식의 엄격한 표준을 정하여 운명을 가름하거나, 보복적인 승리로 인생을 정복하려고 하는 것이다.

부수적으로 뉴로틱한 사람은 감정의 기복이 대단히 큰데 때때로 포근하고 삶의 즐거움을 느끼는가 하면 다음에는 쌀쌀하고 냉정하기까지 그 기복의 폭이 크다. 어떤 감정 변화를 보이느냐 하는 것은 이 사람이 긍정적 느낌을 어떻게 다루는가에 좌우된다. 자기도취형 사람도 풍부하게 자기만족감을 느끼면 때로는 친근하고 너그러울 수 있으나 허식적일 가능성이 많다. 완벽형 사람은 남한테 친절해야 된다는 표준을 세웠기 때문에 친절할 수 있으나 보복형 사람은 친절한 감정을 죽이고 비웃는 경향을 보인다. 또 이 세 가지 유형의 사람들은 모두 대단한 적개심을 안에 가지고 있는데 감추는 방법이 각각 다르다. 자기도취형 사람은 적개심을 너그러움으로 감추고, 완벽형 사람은 그래서는 안 된다는 내부 강요에 의해서 덮어 버리는데 보복형 사람은 적개심을 감추려 하지 않으며 결과적으로 자기와 남한테 파괴적이 될 수 있다. 뉴로틱한 사람이 다른 사람한테 기대하는 것은 헌신적이고 찬양적 요구로부터 존경과 복종에까지 다양하다. 또 인생에 대한 무의식적 자기 권리 주장의 근거는 순진하게 자신이 위대하다는 느낌으로부터 인생은 자기처럼 빈틈없이 살아야 된다는 것 그리고 자기를 해친 것에 대한 보상을 받아야 된다고 요구하는 것에 이른다.

카렌 호나이는 여기에서, 이런 식으로 노이로제를 분류하고 보니 정신 분석 치료를 받을 기회가 감소될 것처럼 보인다고 생각할지 모르나 명심할 것은 호나이의 이 분류법은 단지 뉴로틱한, 즉 신경증적인 성격발전의 방향을 제시하는 것에 불과하다는 사실이다. 노이로제 환자가 분석치료를 찾고 호전될 기회는 여러 가지 요소에 달려 있는데, 뉴로틱한 경향이 얼마나 깊이 뿌리박고 있으며 이런 경향을 극복하겠다는 결심이 얼마나 강한가 하는 것에 달려있다.

13

자아 축소적 해결방법(The Self-Effacing Solution)

애정에의 호소(The Appeal of Love)

카렌 호나이가 제시한 뉴로틱한 사람의 내적 갈등의 해결 방법 중 두 번째의 주된 내용은 자아축소에 의한 것인데 이는 팽창성 해결방법과 모든 면에서 반대방향이다. 따라서 바로 앞장에서 설명한 팽창형의 특징을 복습해보면 자기 축소형의 해결방법(The Self-Effacing Solution)을 이해하기 용이하다.

팽창형(The Expansive type)사람은 자신이 정복한다는 의미의 모든 것을 영광화 한다. 이 사람에게는 남을 정복한다는 것이 다른 사람보다 자신이 뛰어나고 우수해야 한다는 내부 강요에서 오는데 농간을 부려서라도 남을 지배하여 자기 밑에 종속시키려 하고 남이 자기를 우러러보기를 원한다. 남에게 고분고분하고 기분을 맞추고 의지해야 한다는 생각에는 진저리치며 어떤 예기치 않은 일도 다룰 수 있는 능력이 자신에게 있다고 자랑스럽게 느끼고 사실로 믿는다. 자기가 성취 못하는 것은 없으며 그런 것이 있어서는 안 되고 자신의 운명을 자기가 지배할 수 있다고 느낀다. 자기가 무력하다는 느낌이 오면 불안 공황 상태를 일으키며 자신 속에서 발견되는 이런 요소는 아무리 미미해도 심하게 증오한다.

자기 자신의 모든 것을 지배할 수 있다는 것은 자기가 자랑스러운 이상형 사람을 뜻하는데, 의지력과 이지력(理智力)으로 자기 마음을 마음대로 조정할 수 있다고 믿고 있다. 그러나 의식적으로 조정할 수 없는 어떤 무의식적 요소들이 자기 속에도 있다는 것은 억지로 마지못해 인정한다.

카렌 호나이가 관찰한 바에 의하면, 축소형 사람의 이러한 해결 방법에는 두 가지 약점이 있다. 하나는 자기 재능을 감춰 자기를 축소시키는 과정이고 다른 하나는 팽창적인 것을 금하여 자기증오심을 쉽게 일으키게 하는 것이다. 이 유형의 축소형 사람들은 자책하는 것과 심한 공포 사이의 연결을 깨닫지 못하고 있기 때문에 이유 없이 두려워하고 불안해 할 뿐이다. 다만 자신을 책망하는 경향이 있는 것을 느끼고 있으나 이것은 자신이 양심적이고 정직한 증거라고 생각한다.

또한 이 사람은 남이 자기를 비난하는 것을 쉽게 받아들이며, 타인의 비난이 아무 근거 없음을 뒤늦게 깨달아도 상대에게 따지거나 반박하기 보다는 쉽게 자기 잘못으로 돌리고 만다. 이렇게 자기 잘못으로 인정하는 것은 빠르고 자동적 반응이기 때문에 이성적(理性的)으로 생각할 겨를이 없어 이런 행동들이 결국 자기 자신을 학대한다는 사실과 그 정도가 얼마나 심한지를 깨닫지 못한다. 이런 사람의 꿈은 자기를 멸시하고 저주하는 상징으로 가득 차 있어 자신이 고문 받는 꿈을 꾸고 일상 시에도 고문 받는 두려움이 신체건강염려증(hypochondriac)의 증상으로 나타나기도 하여 두통이 오면 뇌암, 배가 아프면 위암이 걸렸다고 걱정하는 일이 빈번하다.

정신 분석치료가 진행됨에 따라 자기비난과 자기고문의 정도가 분명해지며 분석시간에 자신의 어려운 점들이 드러나면 이 사람은 그것을 오히려 자기를 채찍질하는데 이용한다. 또 마음속 깊숙이 숨겨져 있던 적개심이 떠오르기 시작하면 마치 자신이 곧 살인할 사람처럼 느끼고 다른 사람한테서 무엇인가 기대하는 것이 있는 것을 알게 되면 마치 자기를 약탈자처럼 느낀다. 자신에게 불안감이 있는 것을 깨달으면 자신이 완전히 균형을 잃고 미치기 직전에 있다고 느끼게 된다. 분석 초기에 이런 요소들이 발견되면 마치 분석치료가 이 사람의 상태를 악화 시키는 것처럼 보일 수도 있다.

따라서 정신 분석가들은 이 축소형(self effacing type) 사람의 자기 혐오와 자기 비하가 다른 형의 노이로제보다 훨씬 강하고 악성이라는 인상을 분석초기에 받으나 이 환자를 점차 더 잘 알게 되면 이 사람의 특성이 단지 자아에 대한 증오심에 무력하다는 것을 깨닫게 된다. 그 이유는 축소형 사람에게는 자기 증오심을 막기 위해 팽창형 사람들이 사용하는 효과적 방법들을 사용하지 못하게 되어있기 때문이다. 이 사람은 자신에게만 있는 특별한 내부 강요와 타부에 맞춰 살려고 노력하며 다른 형의 모든 노이로제 환자와 마찬가지로 나름대로의 이유와 상상으로 앞에 말한 자기의 약점들을 애매하게 보이게 만들고 그 모습을 보기 좋게 장식하려고 노력한다.

그러나 이 축소형 사람은 자기 비난을 자기가 옳다는 생각만으로 저지할 수 없다. 왜냐하면 그런 생각은 자기에게 금지 되어있는 거만하고 잘났다는 생각이기 때문이다. 또한 축소형 사람은 타인을 무조건 이해하고 용서해야하기 때문에 남을 미워하지도 멸시하지도 못한다. 남을 비난하거나 남에게 적개심을 보이는 것은 이 사람 자신에게 자신감을 주는 것이 아니라 오히려 불안하게 하는데 그 이유는 축소형 사람은 타인에게 공격성(aggression)

을 보이는 것이 타부로 되어있기 때문이다. 또 이 사람은 자기를 좋아하는 사람이 항상 필요하기 때문에 남과의 어떤 마찰도 피하려고 애쓴다.

이런 여러 가지 요소로 해서 이 축소형 사람은 싸움을 잘하지 못하며 남과 다투는 것은 물론 자기 자신과도 싸우지 못한다. 다시 말하자면 남을 비난하고 싸우지 못하는 것과 마찬가지로 자기 비난과 자기멸시와 자기고문 등에 무방비한 상태로 그저 아무 말 못하고 받아들이기만 한다. 이렇게 자기 내부 강요에서 오는 어떤 결정도 다 받아들임으로써 이미 위축되어 있는 자기 자신에 대한 느낌을 악화시키는 결과를 초래한다.

어찌 되었던 이 축소형 사람도 자기 보호가 필요하여 자기 나름대로의 방어 수단을 발전시키게 된다. 자기 증오심을 공격할 때 그 반응으로 나타나는 심한 불안공포 증세는 이런 방어기전이 제대로 작동 못할 때이다. 자기를 축소시키는 방법의 그 과정은 자기가 잘났다고 하는 팽창성 태도를 피하는 방법일 뿐 아니라 자기증오심을 달래는 길이기도 한 것이다.

이 점을 이해하기 위한 예를 들어보자면, 자기가 공격을 받았다 느낄 때 이 축소형 사람은 자기가 잘못했다는 것을 인정하고 상대방이 옳다고 받아들여 비난하는 사람들을 무마함으로써 비난자체를 경감시키려 한다. 즉 "당신 말이 옳습니다. 제가 형편없는 사람입니다. 전부 제 잘못이지요." 등의 말을 한다. 사과하고 뉘우치고 자신을 책망함으로써 상대방의 동정심을 사고 자기의 무력함을 보여줌으로써 용서를 비는 것이다. 이와 같은 무마하는 방법으로 자기 내부에 가지고 있는 자기 자신에 대한 비난도 감소시키려고 하는 것이다.

자신이 못났다는 느낌에서 오는 내부적 긴장을 해소하는 또 다른 방법은 수동적 외향화(passive externalization)이다. 즉 자기는 그런 사람이 아닌데 남들이 나를 못났다하고 무시하고 남용하고 이용한다고 느끼는 것이다. 그러나 이 수동적인 외향화는 불안감을 덜어주기는 하지만 자기비난을 제거하는 방법으로는 능동적 외향화만큼 효과적이지 못하다. 즉 사람들이 나를 무시한다고 느끼는 것이 아니고 자기가 남들을 무시하는 것을 말한다. 이 외향화라는 것은, 능동적이든지 수동적이든지 간에 이 축소형 사람이 특히 예민하게 느끼는 대인관계에 장애를 초래한다.

이런 모든 방어적 수단은 축소형 사람을 불안정한 정신내부적 상태에 머물게 하기 때문에 이 사람은 보다 큰 보장을 요구하게 된다. 이 축소형 사람이 자기에 대한 증오심을 어느 정도 억제해도 혼자 하거나 자기를 위해 하는 일들이 전부 무의미하다고 느끼면 이 사람을 대단히 불안하게 만든다. 그래서 남이 자기를 알아주고, 받아 주고, 필요로 하고, 좋아하고, 고마워하는 느낌으로써 자기의 정신내부 상태를 튼튼하게 하려고 여러 사람을 향해 팔을 벌린다. 말하자면 이 축소형 사람의 구제는 항상 다른 사람에게 달려 있으며 따라서 이 사람이 남을 필요로 하는 정도는 점점 더 커지게 된다.

카렌 호나이는 이제 애정이 축소형 사람에게 주는 호소력을 이해할 수 있게 되었다고 말한다. 호나이가 의미하는 '애정(love)'이란, 동정심, 부드러운 마음, 따뜻한 마음, 감사한 마음, 성적 사랑, 감사받는 마음 등 모든 긍정적 느낌이라고 설명한다. 축소형 사람의 애정에 대한 갈구가 대인 관계에서 어떠한 모습을 보이는지 살펴보기로 한다.

노이로제적 팽창형 사람은 자기 힘과 자기가 꾸민 가치를 확인하기 위해 남들이 필요하며, 자신이 자기를 미워하는 감정을 느끼지 않기 위해 그것을 쏟아낼 수 있는 대상으로써도 필요하다. 그러나 이 팽창형 사람은 자기가 갖고 있는 자원을 쉽게 쓸 수 있고 자기 자존심이 크게 뒷받침해 주기 때문에 남을 필요로 하는 정도는 자기 축소형 사람만큼 간절하거나 종합적이 아니다. 자기축소형 사람이 남에게 기대하고 남을 필요로 하는 모습과 정도는 이 형을 가진 사람의 근본적 특성을 보여준다. 거만하고 보복적형의 사람은 그렇지 않다는 증거가 있기 전에는 남들을 사악하게 보고, 앞으로 설명할 무관심형(detached type)은 좋은 것도 나쁜 것도 기대하지 않는 반면, 축소형 사람은 남으로부터 좋은 것만을 기대한다. 겉으로 보기에 이 축소형 사람은 인간성이 근본적으로 착하다고 믿는 것으로 보이며, 사실상 남에게 더 공개적이며 호감을 주는 태도에 예민하다. 그러나 문제는 이 축소형 사람은 너무 강박적으로 남을 좋은 쪽으로만 보려하기 때문에 사람 분별을 못하는 점이다. 그래서 상대가 진정으로 친절한 것인지 친절한 체하는 것인지 구별하지 못하며 좀 따뜻하게 대해 주거나 관심을 보이면 쉽게 넘어간다. 이 사람의 정신내부 강요가 모든 사람을 사랑하라, 아무도 의심하면 안 된다 라고 명령하고 있어서 혹시 남이 자기를 적대시하거나 남과 다투게 될까봐 두려워 상대방이 거짓말하거나, 사기를 치거나, 자기를 이용하려하거나, 잔인하거나, 배신적이라는 눈치를 채도, 그것을 완전히 간과하거나, 무시하거나, 축소하거나, 얼버무려 버린다.

이런 경향의 확실한 증거를 보게 되면 깜짝 놀라기는 하나 그럼에도 불구하고 그 사람은 그런 사람이 아니고, 그럴 리가 없다고 하며 그 사실을 믿지 않는다. 축소형 사람은 실제로 좋지 않은 일을 당하고 남용을 당하는데도 근본적 생각은 바뀌지 않는다. 쓰라린 경험을 통해서 어떤 사람이나 어떤 사람들한테서는 자신에게 결코 좋은 일이 돌아오지 않을 것이라는 것을 알게 되어도 의식적 무의식적으로 잘 되기만을 계속 기대한다. 정신적으로 예리한 사람이 이런 것을 보고 주위사람들이 놀라지만 이것은 단순히 감정적 필요성이 간절하면 증거를 눌러버릴 수 있다는 예이다. 남한테 기대하는 것이 크면 클수록 남들을 더

우상화한다. 이 사람은 진정으로 타인들에게 믿음이 없지만 절대 낙천적으로 사람들을 보려는 태도 때문에 결국 실망하게 되며 사람들과의 관계가 더욱 불안해진다.

이 축소형 사람이 남으로부터 기대하는 것은 무엇보다도 남이 자기를 받아 주기를 바란다. 어떤 모습으로 나타나던 관계없다. 자기에게 신경을 써 준다던가, 용납해준다던가, 고마워한다던가, 애정을 표시한다던가, 사랑한다던가, 섹스를 해주는 등을 들 수 있다. 본인이 느끼는 자기의 가치는 얼마나 남이 자기를 좋아하느냐, 원하느냐, 사랑하느냐, 필요로 하느냐에 달려있기 때문이다.

다음으로, 이 사람은 다른 사람없이 혼자 살 수 없기 때문에 남들과 접촉이 꼭 필요하다. 그렇지 않으면 인간 사회에서 아주 단절된 것처럼 느껴 불안해 진다. 만일 자기 비난이나 자기비하하는 느낌이 마음속에서 닥쳐오면 이 외로운 느낌이 심한 불안 발작을 일으켜 자기를 구제해 줄 사람을 찾기 위해서 안달을 한다. 혼자 있다는 것이 이 사람에게는 남이 자기를 원하지 않거나 좋아하지 않는다는 증거라 믿고 창피스럽다고 느끼므로 같이하는 사람이 꼭 있어야할 필요를 절감한다. 영화관에 혼자 가거나 혼자 휴가를 떠나거나 주말에 혼자 지내는 것은 창피한 것으로 여긴다. 이로 인해 자기 비난과 자기 비하가 강해지면 이 느낌을 극복하기 위해 더욱 남을 필요로 한다. 말하자면 이 축소형 사람의 자신감은 자기를 돌봐주는 사람이 있느냐 없느냐에 달려있다는 것을 잘 보여주고 있다. 자기 자신이 하고 있는 일에 어떤 의미와 정열을 부여하기 위해서 이 사람은 남이 꼭 필요하다. 예를 들면, 자기가 바느질해주고, 요리해 주고, 마당일을 해줄 사람이 있어야 되고, 자기한테 피아노를 가르쳐 줄 선생이 있어야 되고, 자기를 믿고 의지하는 환자나 손님이 있어야 된다.

이 축소형 사람은 이런 모든 감정적 지지 외에도 대단히 많은 실질적 도움이 필요하지만 자기 마음속으로는 자기가 필요로 하는 도움은 아주 타당한 범위 내에 속한다고 생각한다. 그 이유는 이 사람이 원하는 대부분의 것들은 무의식적이며 또 자기가 원하는 것들은 특별한 것들인 것처럼 생각하기 때문이다. 예를 들면, 누군가 자기에게 직장을 구해준다던가, 자기 대신 집주인한테 부탁한다던가, 돈을 빌려준다던가, 쇼핑을 같이 간다든가 등으로 남이 보기에는 별로 온당하게 느껴지지 않는 것들이다. 그런데 분석치료를 해서 전체적 양상을 보게 되면 이 사람이 필요로 하는 도움이란 자기를 위해 남들이 모든 것을 해주기를 바라는 것이다. 즉 뉴로틱한 이 사람은 다른 사람이 자기로 하여금 일을 시작할 의욕을 갖게 만들어 주고, 아예 자기 일을 대신해 주고, 자기 대신 모든 책임을 져주고, 자기 인생에 의미를 부여해 주거나 아예 자기 인생을 인수하여 그 사람들을 통해서 자기 인생을 살고 싶다는 요구에 이른다.

이런 전체적 모습을 깨닫고 보면 자기 축소형인 사람에게 있어 '애정'에 호소하는 힘이 얼마나 강한지를 분명히 보게 되며 다른 사람들에게 잘해주고 귀여움을 받으려고 하는지가 분명해진다. 이것은 단순히 불안감을 해소하려는 것뿐이 아니고 애정을 받지 못하면 자신의 인생은 아무 가치도 의미도 없다고 믿기 때문에 '애정(love)'을 받는 것은 자기를 축소하는 해결방법의 필수불가결한 요소인 것이다. 마치 호흡에서 산소가 꼭 필요한 요소인 것과 마찬가지다.

물론 이 축소형의 사람은 이런 기대를 정신분석 치료의 현장에까지 가지고 들어온다. 팽창형의 사람과는 대조적으로 도움 청하는 것을 조금도 부끄럽게 느끼지 않으며 오히려 자기의 필요와 무력한 것을 과장하면서 도와줄 것을 애원한다. 그러나 문제는 자기식으로 도와주기를 원한다. 근본적으로 애정을 통해 완치될 것을 기대한다. 분석치료를 열심히 받을 가능성은 있으나 그 깊은 이유는 자신의 구제와 만회는 자신을 치료하고 있는 정신 분석가처럼 자기 아닌 외부 사람들이 자기를 받아주고 도와줘야 한다는 기대가 있어서이다. 이 사람은 자기 분석가가 애정으로 자기를 감싸서 자신이 이상화한 자아에 미치지 못한 죄책감을 씻어 주기를 기대하는데 때로는 성관계를 의미할 수도 있으며 대부분의 경우는 분석가로부터의 특별한 배려와 관심과 친분관계를 의미한다.

노이로제 환자에서 항상 볼 수 있는 일이지만, 자신이 필요한 것들을 권리 주장으로 탈바꿈시킨다. 자기가 필요한 애정, 따뜻한 정, 이해, 동정, 도움 등을 '나는 이 모든 것을 받을 권리가 있고, 남이 나에게 필요한 모든 것을 해줘야 되고, 내가 행복을 뒤쫓아 갈 것이 아니라 행복이 나한테 오도록 해줘야 한다'고 주장한다. 이런 권리 주장과 내부 강요는 말할 나위 없이 팽창형 사람들보다 훨씬 무의식 속에 숨어 있다.

다음에 생각해볼 것은 자기축소형 사람의 이런 권리주장이 어디에 근거하고 있으며 어떻게 이런 권리주장을 할까 하는 의문이다. 가장 분명한 현실적 근거는 자기 자신이 고분고분하고 남에게 쓸모 있게 되려고 애쓴다는 사실이다. 즉 내가 남한테 잘하니까 남도 나한테 잘해야 된다는 말이다. 성격과 노이로제의 종류와 입장에 따라서 차이가 있지만 자기가 남에게 잘하는 것을 아주 자연스럽게 과장한다. 그러나 남이 자기의 배려와 너그러움을 감사히 느끼지 않을 수 있다는 사실과 또한 자신의 배려에는 바라는 것이 있다는 사실 그리고 자기의 모든 불쾌한 성향은 간과하고 자기 행동은 순수하며 따라서 거기에 합당한 보답을 받아야 할 가치가 있다고 주장한다. 반드시 물질적인 보답이 아니라 위에 설명한 것과 같은 축소형 사람이 필요로 하는 애정, 따뜻한 정, 이해, 동정, 도움 등이 자기에게 돌아올 것을 기대하는 것이다.

이 권리주장의 또 하나의 근거를 보면 이것은 자신에게는 해롭고 남에게는 아주 강제적이다. 즉 자신이 고통스러우니 이 고통을 덜라고 권리 주장을 하는 것이다. 예를 들면, 혼자 집에 있는 것이 두려우니 누군가 자기와 같이 집에 있어야 하고, 소음이 괴로우니 남들이 자기 주위에서는 모두 사뿐사뿐 걸어 다녀야 한다고 요구하는 것이다. 자기한테 괴로운 것은 어느 틈에 무의식적으로 자기 권리주장하는 데에 쓰이게 되는데 이런 태도는 그 고통을 이겨야겠다는 의욕을 억제하고 고통을 더 과장하는 결과를 가져온다. 이것은 단순히 보여 주기 위한 것이 아니고 자기의 요구가 채워져야 할 권한이 있다는 것을 자기 자신에게 증명할 필요가 있기 때문에 오는 것이다. 자기의 고통은 예외적이고 심하기 때문에 다른 사람으로부터 도움을 받을 권한이 있다고 느끼는 것이다. 이런 무의식적 과정 때문에 이 사람은 자기의 고통을 남보다 더 심하게 느끼는 것이 사실이다.

세 번째 근거도 역시 무의식적이고 파괴적인데, 자기가 사람들한테 학대당했다고 느끼는 것인데 남들이 자기가 상처받은 것을 보상하고 필요한 것을 모두 충족해줘야 한다고 권리주장을 하는 것이다. 이 보복적 요소를 이해하기 위해서는 다른 사람으로부터 학대당했다고 하는 느낌이 어디에서 오는지 살펴보는 것이 중요하다.

전형적 자아축소형 사람에게 다른 사람이 자기를 학대한다는 느낌은 이 사람이 자기 인생을 대하는 태도 밑에 항상 깔려 있다. 애정을 갈구하고 남한테 남용만 당하면서 살아간다고 느끼는 것이 이 사람들의 특성이다. 이 사람이 무르고 남돕기에 발 벗고 나서며 남을 위해 희생적인 것을 사람들이 악용하는 것은 사실이나 자기 자신이 별로 가치 없는 사람이라 느끼고 사람들한테 대들지 못하는 성격 때문에 남들이 자기를 이용한다는 사실을 잘 느끼지도 못한다. 이 사람의 이런 축소적 경향 때문에 다른 사람이 일부러 이 사람을 해치려는 의도가 없어도 일이 저절로 이 사람에게 불리하게 되는 것은 가끔 있는 일이다. 그러나 때로 일이 이 사람 자신에게 유리해도 자기 정신 내부의 타부 때문에 그것을 파악하지 못하고 남보다 자기가 못하다는 느낌을 가지지 않을 수 없게 한다.

한걸음 더 나아가서 이 축소형 사람은 자기의 무의식적 권리 주장이 이뤄지지 않으면 남에게 푸대접을 받았다고 느낀다. 자기가 강박적으로 남의 비위를 맞추고 도와주고 희생적으로 대하는 것을 상대방이 고마워하지 않으면 푸대접 받았다고 느끼는 것이다. 자기의 권리주장이 관철되지 않은 데에서 오는 좌절감을 느낄 때 이 사람이 보이는 전형적 반응은 분개 하는 것이 아니라 푸대접 받았다고 자기 자신을 불쌍히 느끼는 것이다.

무엇보다도 안타까운 것은 축소형 사람들이 자신을 깎아내리고 책망하며 경멸하고 고문하는 등 실제로 자기 자신을 학대하는 것이다. 그런데 문제는 자기가 자기한테 하는 이 모든 것들을 남의 탓으로 돌리는 것이다. 자신을 학대하면 할수록 외부사정은 더 나빠지고 자신을 비난할 때마다 자기가 학대당한 느낌이 곧 뒤따른다. 사실 알고 보면 이 사람이 그리 불공평하게 대접받은 것은 아닌데 그러한 느낌의 뒤에는 자기학대의 감정이 숨어있는 것이다. 자기비난과 자기가 남용 당했다는 느낌의 연결성은 쉽게 볼 수 있다. 정신 분석치료 중에 자신의 문제점을 보게 되어 자기 자신을 비난하게 되면 곧바로 지난 과거에 다른 사람이 실제로 자기를 학대한 기억으로 돌아가서 학대당한 것을 극적으로 과장하여 얘기를 이끌어 간다. 물론 이런 태도는 정신분석을 떠난 대인관계에서도 나타난다.

자기가 무엇인가 잘못할까봐 두려워하는 마음은 자기가 남한테 섭섭하게 하거나 은근히 남한테 압력을 넣어서 괴롭혔음에도 불구하고 자기가 희생자라고 느끼지 않을 수 없게 만든다. 이 느낌은 자아 증오심에 대한 보호책이므로 열심히 매달리며 자기 비난하는 느낌이 강하면 강할수록 남이 자기에게 잘못한 것을 과장하여 내세우게 되고 자기 자신도 그것을 더 강하게 느낀다. 이 필요성은 하도 간절하기 때문에 당분간은 분석가도 접근할 수가 없다. 만일 자기의 이런 성향을 인정하고 도움을 받기로 하면 자기가 희생자라고 자처함으로써 자기를 비난하는 마음을 못 느끼게 하려는 방어기전이 붕괴되고 말기 때문이다. 그러나 분석치료를 통해서 자기가 공헌한 몫을 보게 되고 자기 자신을 비난할 필요 없이 사실을 있는 그대로 볼 수 있게 되면 남이 자기한테 잘못했다는 느낌이 적당하게 감소하거나 아예 없어지기도 한다.

이상과 같은 자아 증오심의 수동적 외향화는 남이 나를 푸대접 한다고 비난하는 정도를 넘어서, 남이 나를 남용하도록 이끌 수도 있다. 이런 방법으로도 자기는 비천하고 잔인한 세상에서 고통 받는 희생자라고 군림할 수도 있는 것이다.

이 모든 힘찬 요소들이 합쳐서 자기가 학대당했다는 느낌을 일으킨다. 더 자세히 살펴보면 이 축소형 사람은 자기가 이런저런 이유로 학대받았다고 느끼는 한편 무엇인가 속마음은 이런 느낌을 환영하고 붙잡기도 한다. 그렇다면 누구에겐가 학대받았다는 느낌이 이 축소형사람에게 중요한 역할 또는 작용을 한다고 볼 수 있는데, 그 기능은 이 사람 속에 억압되어 있는 팽창성을 발산할 수 있는 분출구가 될 수 있고 동시에 팽창성을 덮는 역할을 할 수도 있는 것이다.

또 이 학대당했다는 느낌은 속으로 자기가 남보다 우월하다는 느낌을 준다. 즉 마치 자기가 순교자가 되어 남보다 잘났다는 느낌을 주기도 하고, 남에 대한 적개심 공격심을 정당화하게 해주나, 대부분 자신의 적개심은 억제되어 고통으로 표현되고 있기 때문에 이 적개심을 위장하는 결과가 된다. 때문에 남에게 학대당하고 있다는 이 느낌은 자기 축소하는 방법으로 해결하려는 자기 정신내부의 원래 갈등을 보고 체험하는데에 가장 큰 장애물이 되고 있다. 그 갈등을 보고 정면으로 다뤄야 근본적 갈등을 해결할 수 있는데 분석을 통해 이 갈등을 직면할 때까지 학대당하고 있다는 느낌은 쉽게 버려지지 않는다.

축소형 사람의 자신이 남에게 남용되고 있다는 느낌이 계속되는 한 남에 대한 보복적 분개심이 점점 증가한다. 그것은 깊은 무의식속에 머무르는데 그 이유는 이 사람이 살아가고 있는 모든 주관적 가치를 위협하기 때문이다. 다시 말하자면 이런 분개심은 절대적으로 착하고 아량 있는 사람이라는 이상화한 자아의 체면에 먹칠을 할 것이라 우려하게 하고, 자기는 사랑스러운 사람이 못되어 남이 자기한테 잘 해주기를 바라는 기대에 어긋날 것이라 걱정하고, 이해성 있고 관대해야 된다는 자기내부강요에 어긋나는 느낌이기 때문이다. 결국 이 사람이 분개심을 느낄 때는 남들에게 등을 돌릴 뿐 아니라 동시에 자기 자신도 거역하는 이중의 고통이 되며 이때 분개심은 이 사람에게 방해 요소가 된다.

축소형 사람이 분개심을 이렇게 지속적으로 잘 억제해도 가끔 자책감을 가볍게 표현하기도 한다. 심하게 절망감을 느낄 때만 그동안 억제되었던 보복적 비난과 분개심을 터트리지만 역시 말을 얼버무리고 말게 되며 이 축소형 사람의 특징인 고통을 통해서 표현한다. 결국 이 사람의 분노는 자신이 이미 갖고 있는 정신 신체적 증상의 악화나 항복했다는 느낌 또는 우울증 등에 의해 흡수되어 버린다. 만일 분석치료 중에 보복심을 느끼게 되면 겉으로 화난 감정을 직접 표현하지 못하고 자기상태가 나빠지는 것으로 표현한다. 즉 이것저것 호소하는 것이 늘어나거나 분석 치료가 자기 상태를 오히려 악화시키는 것 같다고 불평한다.

이때 정신 분석 치료자는 이 환자가 지난 분석시간에 무엇이 이사람 마음에 찔렸는지를 알아차려 그 사실을 환자에게 일러주는 것이 필요하다. 그러나 환자는 그것을 다룸으로써 자기의 고통이 가라앉을 수 있다는 사실을 깨닫지 못하고 계속 자기 고통이나 우울증이 얼마나 큰가를 분석가에게 알리려고 애쓰면서 무의식적으로 분석가로 하여금 죄책감을 느끼게 하려 노력한다. 이 사람은 가정불화가 있을 때도 비슷하게 행동한다. 결국 이 사람은 자기가 고통 받는다는 것으로 앞에 말한 자기의 분노심을 흡수하는데 사용하지만 여기에서 보다시피 또 하나의 역할로 사용한다. 즉 남으로 하여금 자기한테 죄책감을 느끼고 미안하게 만드는데 이것이 이 축소형 사람한테는 남에게 보복하는 가장 효과적인 방법이기 때문이다.

이런 여러 가지 요소들이 축소형 사람의 대인관계에서 모호한 태도를 보이게 하여 겉으로는 순진하고 낙관적 신뢰를 보이고 속으로는 분별없는 의심과 분개심을 보인다.

축소형 사람의 보복심이 강해지면 내부적 긴장도 대단히 커지며 이 사람이 이런저런 감정적 동요가 있느냐 없느냐가 문제가 되는 것이 아니라 적절한 균형을 어떻게 유지할 수 있느냐가 문제가 된다. 이때 균형유지를 할 수 있느냐, 얼마동안이나 할 수 있느냐 하는 것은 이 내부 긴장 정도와 일의 사정에 달려있다. 이런 자기 축소형 사람은 무력하고 의존심이 강한데 다른 형의 노이로제보다 남에게 더 의존하려 한다. 축소형 사람에게 좋은 사정은 자기가 할 수 있는 것 이상으로 강요당하지 않고, 자기가 필요한 만큼의 만족을 허용하는 환경을 말한다. 이 사람의 노이로제가 심하지 않는 한 남이나 어떤 명분을 위해 바치는 데서 만족을 느끼는 인생을 살 수 있다. 축소형 사람 자신이 남에게 쓸모 있고 도움이 되고 남이 찾아 주고 좋아하는 그런 인생을 말한다.

그러나 이 사람이 아무리 좋은 내적 외적 조건 아래에서 산다 해도 이 사람의 인생은 흔들리기 쉬운 바탕 위에 서있어 사정이 달라짐에 따라 삶의 균형은 위협을 받는다. 외부적 사정을 예로 들어보면, 이 사람이 돌봐주는 사람들이 죽거나 아니면 이 사람의 도움이 더 이상 필요 없게 되거나, 자기가 일해 온 명분이 소멸되거나 사업에 실패하거나 의미를 잃는 경우를 들 수 있다. 건전한 보통사람이면 이런 손실에 대해 별 문제없이 해결한다. 이 축소형 사람의 경우는 심한 불안감과 다 쓸데없다는 느낌이 앞서 심한 좌절상태까지 이른다.

다음에는 자기 정신내부에서 오는 변화로 균형이 깨질 위협을 생각해보겠는데 많은 요소들이 있다. 즉 자신과 남에 대한 적개심이 감당하기 힘들만큼 커서 심한 내부긴장이 올 수 있는데 자기가 학대 받고 있다고 느낄 수 있는 기회가 무수히 많기 때문에 어떤 환경도 이 사람에게는 안전하지 않다.

만일 이 사람에게 강한 내부 긴장이 생기고 환경적 조건들이 너무 힘들면 비참하게 느낄 뿐 만 아니라 겨우 유지하고 있던 균형이 무너질 수도 있다. 그리되면 불안공황장애(panic attack), 불면증 등이 나타나고 적개심이 걷잡을 수 없이 커져서 여태껏 쌓여졌던 남에 대한 심한 비난이 표면화되고, 권리주장이 노골적이고 보복적으로 나타나고 자아 증오심이 의식화되어 무서운 지경에 이른다. 이 사람은 심한 절망상태에 빠져 불안공황장애가 오기도 하고 자살기도의 가능성도 커진다. 이제 축소형 사람은 남의 비위를 맞추려고 애쓰던 부드러운 모습과 아주 다른 모습이 된다. 이런 현상의 시작과 끝은 노이로제적 발전에서 없어서는 안 되는 필요조건이지만 이 마지막 단계에서 오는 파괴성 정도가 이 사람의 내부에 늘 감춰져 있었다고 생각해서는 안 된다. 내부적 긴장이 겉에서 보기보다 더 많이 있는 것은 사실이지만 이런 절망적 결과를 가져오기까지는 좌절감과 적개심이 상당히 많이 증가하기 때문이다.

카렌 호나이는 *'노이로제적 또는 기능적인 고통'(neurotic or functional suffering)*이라는 개념을 제시하고 모든 노이로제는 본인이 의식하고 있는 것보다 더한 고통을 내포하고 있다고 했다. 자아 축소형은 자기 팽창적 발전을 방해하는 요소들과 자기 자신의 학대와 남을 대할 때의 애매한(ambivalent) 요소 등에 의해 고통을 받는다. 이 고통들은 모두 자기 자신에게만 제한된 고통들이며 어떤 비밀스러운 목적을 내포하고 있지 않고, 남에게 큰 인상을 주기 위한 것도 아니나 기능 측면으로 보았을 때 이 사람의 고통은 몇 가지 기능을 차지한다. 카렌 호나이는 이런 기능을 '노이로제적 혹은 기능적 고통(neurotic or functional suffering)'이라 이름 하였다. 이미 앞에서 이런 기능의 몇 가지를 설명했다. 그 하나로 축소형 사람은 자신이 받는 고통을 근거로 자기 권리주장을 하는 기능을 갖고 있는데 이것은 남이 자기에게 신경 써주고, 돌봐주고, 동정해 달라고 호소하는 것이며 자신이 이런 대우를 받을 자격이 있음을 주장하는 것이다. 이것은 이 사람이 선택한 자기 내부 갈등의 해결방법으로서 자기 축소적 해결법을 유지시키고 공고히 하는 기능이다.

다음에 볼 수 있는 기능은 이 고통들이 독특한 방법으로 나타내는 보복행위이다. 예를 들면 부부 중에 한 사람이 이런 노이로제를 갖고 있으면 상대방을 뒤흔드는 무기로 자기 고통을 이용하거나 자기 고통을 이용해 아이들이 죄책감을 느껴 독립하지 못하도록 방해하는 것 등을 들 수 있다.

남의 감정을 상하지 않으려고 애쓰는 축소형 사람이 남을 이렇게 비참하게 하는 것을 어떻게 정당화할 수 있는지 궁금할 것이다. 이 축소형 사람은 자기가 남에게 장해물이 되고 있다는 사실을 희미하게 느끼기는 하나 자기가 받고 있는 고통이 자신을 결백하게 해준다는 느낌에서 이 문제를 심각하게 다루지 않는다. 말하자면 이 사람은 자기가 받는 고통으로 남을 비난하고 자기 자신을 용서한다는 말이다. 즉 마음속으로 자기가 남한테 강요하는 것과 자신의 짜증스러움과 남의 기분을 상하게 하는 것 등 모든 것을 용서하는 것이다. 자기 자신을 비난하는 것을 완화시킬 뿐 아니라 남이 자기를 비난하는 것도 막는 작용을 한다. 자기가 받고 있는 고통으로 볼 때 남들은 자기의 모든 것을 이해하고 용서해야 된다고 주장하는 것이다. 자기를 비난하는 사람은 무감각한 사람이며 자기가 어떤 짓을 하던지 동정심과 도와주고 싶은 느낌을 자아내야 한다고 느끼고 있다.

자기 축소형 사람이 겪고 있는 고통은 또 다른 방법으로 자신을 용서하여 본인이 인생을 좀 더 풍요롭게 만들지 못한 것과 야심적 인생의 목적을 달성하지 못한 것에 대한 핑계를 만들어 준다. 이 사람은 자기의 야심이나 승리를 달성하는 것을 피하기는 하지만 성공과 목적 달성의 요구는 계속 작용하고 있다. 자기가 이런 고통을 주는 병에 걸리지 않았더라면 크게 성공할 가능성이 있는데 하는 의식적, 무의식적 생각으로 자기 체면을 세우게 해준다.

이런 유형의 노이로제적 고통은 자기가 정신적으로 산산조각이 나지 않을까 두려워하는 느낌이나 무의식적으로 그렇게 되려고 결심할 수 있는 가능성을 포함하고 있다. 이런 느낌은 괴로움이 대단히 강할 때 자연적으로 올 수 있는데 이때는 무의식이 아니라 의식적이 되며 거의 반사적이고 정신적 육체적으로 황폐되지 않을까하는 두려움, 생산적이 못될까 봐 하는 두려움, 너무 늙어서 못할까 봐 하는 두려움 등이다. 이런 두려움들은 이 사람의 건전한 인격 부분이 보람 있는 삶을 살기 원하고, 산산조각이 되려고 하는 노이로제적 인격부분에 반사적으로 두려움을 보인다는 증거라고 볼 수 있다. 이런 현상은 의식적 또 무의식적으로 일어날 수 있다. 어느 날 갑자기 자기의 정신내부의 어떤 것들이 자기를 악화시키고 있다는 것을 깨달을 때까지 자기 인생이 악화되고 있다는 사실을 느끼지 못할 가능성도 있다.

축소형 노이로제 환자가 괴로울 때는 체념해 버리고 싶은 느낌이 매우 강한 호소를 하며 체념하는 것이 자기의 모든 어려움으로부터 빠져나올 수 있는 길처럼 보인다. 사랑받고 싶어서 애쓰는 희망 없는 노력과 도저히 성취할 수 없는 모순적 내부강요를 단념하고, 싸움에 진 것을 인정함으로써 자아 비난으로부터 자신을 해방시키려는 한 방법인 것이다. 더구나 이것은 이 사람의 특징인 수동적 태도에 잘 어울리는 방법이지만 이럴 때 가끔 일어나는 자살 충동만큼 강하지는 않고 단순히 노력을 포기하고 자기 파괴적인 힘이 가는 데까지 가도록 두려는 것이다.

축소형의 이 사람에게는 몰인정한 이 세상의 공격에 산산조각으로 부서져 버리는 것이 오히려 최종적 승리인 것처럼 느낀다. 마치 원수의 집 문 앞에서 죽는 것 같은 인상을 준다. 그러나 이것은 마치 다른 사람을 부끄럽게 하여 자기 권리주장을 하려는 의도를 가진 고통의 시위는 아니다. 그 의도는 훨씬 깊은데 있기 때문에 더 위험한데, 이것은 이 사람 마음속에서 느끼는 무의식적 승리이다. 정신분석을 통해 발견하고 보면 혼동스러운 사실에 입각해서 자기의 약한 것과 고통을 영광스럽게 만들고 있는 것을 알게 된다. 자신이 고통을 받아들이는 것 자체가 고상한 증거라고 느끼며, 모든 것을 용서하고 영광스런 순교자로 이 세상에서 사라지는 수밖에 없다고 느낀다.

이 모든 노이로제적 고통의 기능은 끈질기고 깊은데 이것은 이 축소형 사람의 전체 인격의 간절한 필요로 생기며 이 사람의 배경을 알아야 이 사람의 고통 기능을 이해할 수 있다. 카렌 호나이가 강조하기를 이 축소형 사람의 전인격 구조에 근본적 변화가 오지 않는 한 이런 노이로제는 치료되지 않는다고 했다.

자아 축소형 노이로제를 이해하기 위해서는 그 모습 전체를 생각하는 것이 필수적이고, 그 노이로제 발전의 역사적 전체 배경과 어느 주어진 시간에 진행되고 있는 과정을 파악하는 것이 중요하다. 정신 내부적 측면이나 대인관계적 측면 한쪽에만 초점을 맞춰서 이해하려 해서는 안 되고 양쪽을 다 종합해서 봐야 한다. 그 역동적(dynamic) 흐름을 이해하기 위해서는 어느 한 가지만으로는 안 되고 대인관계에서 오는 갈등이 어떤 특수한 정신내부적 현상을 유도했고 또한 이 정신내부적 현상이 어떤 대인관계에서 비롯되었고 또 대인관계를 어떻게 변화시키고 있는지를 보여주는 역동적 과정이라는 사실을 파악해야하기 때문이다.

카렌 호나이는 프로이드나 카알 메닌거(Karl Meninger)같은 분석가들이 호나이가 말하는 자아축소형의 사람들을 자기학대적 변태성(masochistic perversion)이나 죄의식에 빠진 또는 자기 스스로 만든 순교성 등의 병적 현상에만 초점을 맞춤으로써 이 사람들의 건전한 상태에 가까운 경향을 보지 못하고 있다고 강조했다. 다른 사람을 자기편으로 만들려 하고, 남과 가까워지려 하고, 마음 편하게 살고 싶어 하는 요구는 연약하고 두려움에서 생기기 때문에 무차별적이기는 하나 건전한 인간의 태도의 씨앗도 그 속에 포함되고 있는 사실을 간과해서는 안 된다고 했다. 자기 축소형의 겸손함과 내심 굴복적 경향은 보라는 듯이 거만떠는 공격적 보복형보다 훨씬 정상에 가까운 것이라 하였다. 말하자면 이런 성향들이 자아 축소형의 사람들을 다른 노이로제형 사람들보다 훨씬 인간적으로 만든다고 했다. 호나이가 자아축소형을 두둔해서 말하는 것은 아니고 이런 것들이 전반적 해결을 위해 필요불가결의 내적 요소라는 것을 이해하지 못하면 전체과정을 잘못 해석할 수도 있다는 사실을 지적하는 것이다. 카렌 호나이는 병적인 면을 볼 때도 항상 건전한 측면을 그 속에서 찾아야 한다고 강조해왔으며 그것이 이 사람의 뚜렷한 강점 중의 하나라는 사실을 독자들도 명심하기 바란다.

노이로제적 고통에 대해 카렌 호나이가 마지막으로 하는 말은, 몇 사람의 정신 분석가들이 이것을 다루었지만 전체적 구조와 잘 연결하지 않고 있기 때문에 일반적으로 알려진 바와 같이 자아축소형의 노이로제는 단순히 고통받기를 원하거나 비참하면 행복하다는 정도로 묘사되고 있을 뿐이다.

전체적 그림을 본다는 것은 이론적 이해를 위해서만 중요할 뿐 아니라 이런 환자를 대하는 정신분석가의 태도에도 중요하다. 앞에서 누누히 설명했지만 이 축소형 환자의 숨겨있는 권리주장과 특수한 노이로제적 비정직성 때문에 남들이 쉽게 분개심을 일으킬 수 있지만 이럴 때 전체 모습을 볼 수 있으면 다른 형의 노이로제 환자보다 동정적 이해가 필요하다는 것을 알고 잘 다룰 수 있을 것이다.

다음은 자아축소형을 이루고 있는 요소들 중에서 병적 의존성에 대해서 살펴보기로 한다.

14

병적 의존성(Morbid dependency)

자존심체계(pride system)의 정신 내부적 갈등을 해결하기 위한 세 가지 방법은, 첫째 팽창성 해결방법(The Expansive Solutions): 정복의 매력(The Appeal of Mastery), 둘째 자기 축소형의 해결방법(The Self-Effacing Solution): 애정에의 호소(The Appeal of Love), 셋째 체념형(Resignation type)이다. 이 세 가지 중에서 축소형의 해결방법이 본인에게 가장 만족스럽지 못한 것으로 보인다.

자기 축소형이 갈등을 만족스럽게 해결하지 못하는 이유는 노이로제적(신경증적) 해결법이 내포하고 있는 문제 외에 축소형 사람 자신이 다른 노이로제형보다 스스로 불행하다는 느낌을 강조하기 때문이다. 앞장에서 살펴본 것처럼 축소형 사람이 느끼는 고통이 다른 형의 노이로제적 사람보다 더 크지 않아도, '고통'이 만들어 주는 다른 기능으로 인해 더욱 스스로를 비참하게 느낀다.

게다가 이 축소형 사람은 항상 다른 사람들을 필요로 하고 기대함으로써 지나칠 정도로 남에게 의존적이 된다. 남에게 의존하지 않을 수 없는 것만도 괴로운 일인데 이 축소형 사람이 더 불행한 것은 남과 자신의 관계가 결국은 분열되지 않을 수 없게 되기 때문이다. 그럼에도 불구하고 이 사람은 오직 애정을 받는 것에 인생의 긍정적 의미를 둔다. 카렌 호나이는 특히 성적 애정(erotic love)이 이 축소형 사람의 인생에 아주 독특하고 의미심장한 역할을 한다고 전제하고 축소형의 특성 이해와 전체적 구조 파악을 위해 이 '병적 의존성'이라는 한 장(Chapter)을 따로 할애하였다.

성적 애정은 자아 축소형(self-effacing type) 사람에게 최고의 성취감을 준다. 애정이야 말로 이 사람에게 낙원으로 가는 것을 보장한다고 느낀다. 즉 애정을 받음으로써 이 사람의 모든 근심이 사라지고, 고독하지 않게 되며, 더 이상 어찌할 바를 모르거나, 죄지은 것 같거나, 쓸모없다는 느낌이 들지 않게 하고, 자기 자신에 대해 책임지지 않아도 되며, 거친 세상과 씨름할 필요가 없다고 느끼게 한다는 것이다. 그렇기 때문에 축소형 사람은 애정을 통해 자신이 쓸모있다는 느낌을 받으며, 인생에 의미를 부여하고 구원과 회복에 대한 믿음을 갖는다. 다른 사람들을 바라볼 때도 사회적 지위나 경제적 지위보다는 결혼을 했는지, 애인이 있는지와 같은 자기와의 애정을 맺을 가능성의 유무가 중요한 요소가 된다.

축소형(self-effacing type) 사람은 애정을 받는 것만을 중요하게 여긴다고 생각되기 쉬우나 전형적 자아 축소형의 사람들은 애정을 주는 것도 받는 것만큼 중요하다고 생각한다. 정신과적 이론을 적용하는 작가들이 남에게 의지하기 좋아하는 사람들, 즉 자아축소형의 사람들의, 애정을 받는 면만을 강조하여 이것을 '기생충적이다', '스폰지처럼 흡수한다' 등으로 묘사해왔다. 받는 면이 표면에 잘 보이기는 하나 전형적 자아 축소형 사람들에게 사랑한다는 것은 자신을 잃어버리고, 황홀경에 빠지게 하며, 다른 사람과 합치게 되고, 이 합치된 상태에서 하나의 통합체를 발견하게 되는 것을 의미한다. 따라서 이 축소형 사람이 애정을 갈구하는 마음은 깊은 곳에 있다는 것을 알아야 한다. 즉 굴복하고 싶은 마음과 하나의 융합체를 이루고 싶어 하는 마음이 그 원천이며 이 원천을 고려해야 이 사람이 얼마나 감정적으로 개입되어 있는지를 이해할 수 있다.

정신 내부적 융합을 이루려는 갈망은 인간한테 가장 강한 하나의 정신적 동기를 부여하는 힘인데, 신경증적 사람에게는 그 정신 내부적 분열 때문에 더욱 중요한 요소이다. 모든 사람들에게 있어서, 자신보다 위대한 존재에게 굴복하려는 갈망은 모든 종교의 필수적 요소로 보인다. 그것에 비하여 자아 축소형의 굴복은 미흡하지만, 같은 힘으로 작용하며, 이 사람이 애정을 갈구하는데서 그 힘이 시작되어 여러 가지 모습으로 나타난다. 엄밀히 보면 자기 자신을 여러 가지 감정 속에 파묻어 망각하고 싶은 욕구의 한 표현인 것이다. 즉 자연의 아름다움, 오르가즘, 슬픔이나 죄의식에 파묻히는 감정이나 때로는 자신을 완전히 소멸하기 위해 죽음을 갈망하는 감정을 들 수 있다.

애정이 축소형 사람에게 주는 호소는 만족과 평화와 융합을 바라는데만 국한하는 것이 아니라, 애정만이 이상화시킨 자아를 실현시킬 수 있는 유일한 방법으로 믿는 데에도 있다. 애정을 주면서 이상화된 자아의 사랑스러운 모습을 최대한으로 발전시킬 수 있고, 사랑을 받으면서 바로 자신이 얼마나 사랑스러운 사람인가 하는 것을 확인하게 된다.

애정은 이 사람에게 독특한 가치로서, '얼마나 사랑스러운가' 하는 것이, 자기평가를 결정하는 요소 중 첫째로 손꼽힌다. 이 사람이 사랑스러운 자질을 기르기 시작하는 것은 아주 어려서부터 애정의 필요에서 비롯되며 자신의 마음의 평화를 위해 다른 사람이 필요할수록 사랑스럽기 위해 노력한다. 이 사랑스러운 성격 속에는 억제된 자존심이 내포되어 있어서, 남이 자기를 사랑스럽지 못하다고 비난하거나 사랑의 유무를 의심하면 대단히 민감한 반응을 보인다.

이 사람은, 다른 사람에게 너그러움을 보이고 어떤 배려를 했을 때 그 상대가 고마워하지 않으면 대단히 속상해 한다. 사랑스러움을 자신의 가장 중요한 가치로 생각하기 때문에 상대가 충분히 받아들이지 않으면, 자기 전체를 배척한 것으로 간주한다. 이 사람은 배척당하는 것에 대한 두려움이 아주 날카로워서 만일 배척을 당하면 다른 사람에게 기대하고 있던 모든 희망을 잃어버리는 것으로 느끼며, 자신이 아무 쓸모없는 인간이라는 느낌을 갖게 된다.

정신 분석치료를 통해 축소형 사람의 '사랑스럽다'는 것이 어떻게 내부강요(should)에 의해서 강조되고 있는지를 볼 수 있다. 이 사람은 다른 사람에게 동정적이어야 할 뿐 아니라 절대적 이해심을 가져야 한다고 강조한다. 이 사람은 이해심으로 모든 것을 처리하면 마음이 아파질 필요가 없다고 믿고 있으며, 마음에 상처를 입으면 자신이 너무 편협하고 이기적이라는 자기 비판적 생각을 한다. 이 사람은 배척당하는 것에 예민한 유형으로, 다른 사람에게 특히 질투심을 가지면 안 된다고 스스로 강요하며, 최악의 경우에도, 그저 마음이 넓은 체 하는 정도로 끝내야 된다고 강조한다. 다른 사람과의 사이에서 갈등이 생기는 것을 늘 자기 잘못이라고 여긴다.

자신의 내부강요를 자기가 만들고 있는 것이라고 인정하는 정도에는 차이가 많다. 부부 관계에 있어서 이 내부 강요의 일부는 외향화할 때가 있는데, 스스로에게 기대하고 있는 것을 자기 배우자가 기대하고 있는 것이라고 외향화해서 그 기대에 미치지 못할까봐 걱정해서 불안해하는 것이 그것이다. 여기에서 볼 수 있는 가장 뚜렷한 두 가지 내부강요는, 첫째로 애정 관계는 다투는 일이 없는 절대적 화합을 이루어야 된다고 강요하는 것과, 둘째로 자기 배우자로 하여금 자기를 사랑하게 만들어야 된다고 강요하는 것이다. 만일 부부 간의 건전한 관계를 도저히 유지할 수 없어 헤어지는 것이 자신을 위해 가장 현명한 길이라는 것을 알게 되어도 이것을 불명예스러운 실패로 느껴, 이 관계를 잘 유지해야 된다고 강요한다. 한편 자기의 사랑스러움 속에는 숨은 자존심도 들어 있기 때문에 축소형 사람의 숨은 권리주장의 근거가 된다. 이 사람은 자신이 너무나 사랑스럽기 때문에 남들은 자기에게 헌신하고 자기가 필요로 하는 것들을 충족시켜 줘야 한다고 주장하는 것이다. 사랑스럽고 남에게 신경 쓰는 것 뿐 아니라, 자기가 연약하고 무력하고 고통받고 희생적이기 때문에 당연히 다른 사람으로부터 사랑을 받아야 된다고 느낀다.

축소형 사람은 자신의 내부적 강요와 권리 주장사이에서 상반되는 갈등이 생겨 헤어날 수 없게 되기도 한다. 예를 들면, 죄없는 자기를 학대했다고 여겨 자기배우자를 야단치겠다고 결심하지만 자기 자신을 위해서 배우자에게 무엇인가를 강요하려했다는 사실과 다른 사람을 비난하려한다는 자신의 용기에 경악하게 되고, 상대방을 놓칠까봐 깜짝 놀라 걱정하게 된다. 이어서 자기의 내부강요와 자책감이 자리를 잡고 태도가 반대 방향으로 바뀌게 된다. 다시 말하면 자신이 누구를 원망해서는 안되고, 화를 내서 도 안 되고, 좀 더 사랑스러워야 되고, 이해성 있어야 된다고 느끼며 모든 것은 자기 잘못이라고 책망한다. 자기 배우자에 대한 태도도 마찬가지로 갈팡질팡하여 하루는 아주 귀여운 사람으로 느끼고, 다음날은 아주 몰인정한, 잔인한 사람으로 느낀다. 따라서 모든 것들에 혼동이 오고 어떤 결심을 내리거나 일관성을 보이는 것이 불가능하다.

축소형(self-effacing type)사람이 애정 관계에 들어가는 정신적 상태는 항상 불안정하지만, 반드시 좋지 않은 결과를 초래하는 것은 아니다. 스스로 너무 파괴적이 않으며, 배우자가 정신적으로 건전하거나, 혹은 배우자의 신경증적 성향면이 이 축소형 사람의 연약함과 의지함을 좋아하는 성향이라면 행복해 질 수도 있다. 아마 신경증적 궁합이 잘 맞는다고 할 수 있을까 싶다. 이런 경우에 이 사람의 신경증적 해결방법, 즉 자기 축소의 방법이 성공적이라 할 수 있겠다. 자기가 귀염 받고 보호받는다는 느낌은 이 축소형 사람의 좋은 점을 최대한 발휘하게 하겠지만 이 사람의 의 신경증적 어려움을 극복하는 것을 방지하는 것이 문제이다.

이런 다행스러운 관계가 얼마나 있을 수 있느냐 하는 것은 정신 분석자가 결정할 수 있는 영역이 아니다. 정신 분석자가 보게 되는 것은 주로 불행한 관계들인데, 배우자들이 서로 괴롭히지만, 두 사람 중에 종속적 배우자가 서서히 고통스럽게 망가질 위험이 있는 관계이다. 이런 경우를 병적인 의존(morbid dependency) 관계라고 부른다.

명심할 것은 이런 병적 의존관계가 성적(sexual) 관계에서만 일어나는 것이 아니라, 친구 사이, 부모자식 사이, 선생과 제자 사이, 의사와 환자 사이, 지도자와 추종자 사이 등에서도 일어날 수 있다는 사실이다. 그러나 이런 관계는 애정 관계에서 가장 두드러지게 나타나는데, 일단 이것이 애정 관계에서 보면 같은 사람이 다른 관계에서도 충성이니 의무니 하는 말로 합리화 시키면서 이런 병적 의존관계를 맺고 있는 것을 쉽게 볼 수 있다.

병적 의존(morbid dependency) 관계는 배우자를 잘못 선택하는 것에서부터 시작된다. 자기 축소형 사람은 누구를 선택하는 것이 아니고, 어떤 형의 사람에게 쉽게 빠져 버리는 것인데, 자기보다 강하거나, 우수하다고 느낀 사람들에게 끌리는 것이다. 돈이 많거나, 높은 자리에 있거나, 특별한 재능이 있거나, 명성이 있는 등 매력이 있는 무관심형(detached type)

의 사람, 혹은, 쾌활하고 자신감이 넘치는 자기도취형(narcissistic type)의 사람, 혹은, 거만하고 보복형인 사람이 공개적으로 권리주장도 하고 자기의 공격적 태도에 대해 신경 쓰지 않는 사람들에게 쉽게 빠진다. 병적 의존형 사람이 이런 성격의 소유자들에게 쉽게 빠지는 이유는 여러 가지가 있겠지만, 주된 이유는, 이런 사람들이 자신이 갖고 있지 않아 부러워하는 성품을 갖고 있고, 또 자신에게 없기 때문에 자신을 멸시하게 하는 성품들을 갖고 있기 때문인 것이다. 병적인 의존형 사람은 이렇게 강하게 보이는 사람들만이 자신이 필요로 하는 것들을 충족해 주고 맡아 줄 수 있다고 믿는 것이다. 여기에서 제기되는 과제는 독립성, 자족성, 우월성, 대담성의 유무이다.

병적 의존형 사람들이 이런 사람들에게 쉽게 빠지고 매료 되는 강박적 원인을 살펴보면, 그것은 축소형 사람 자신의 팽창적 힘을 무의식적으로 억제하려는데 있다. 앞장에서 설명 했듯이 축소형 사람은 자기 속에 있는 팽창적 요소들이 겉에 나타나지 않도록 하기 위해 무척 애를 쓴다. 그러면서 속에 숨어 있는 자존심과 정복하려는 욕구는 낯선 것으로 남아 있는 반면, 자존심 체계(pride system)의 억제되고 무력한 부분만이 자신의 본질이라고 느끼고 있다. 한편 자신을 축소하는 과정의 결과로 고통을 받고 있기 때문에, 인생을 공격적이고 거만하게 정복하는 능력이 대단히 바람직하다고 느끼는 것이다. 그러나 이런 능력은 자기에게는 도저히 있을 수 없다고 느끼기 때문에 이런 경향을 가진 사람에게 매료되는 것이다.

이 현상은 하나의 외향화로 축소형 사람 자신 속에 숨어있는 팽창적 경향을 다른 사람들에게 투사하고 찬양하는 것이다. 이 사람은 자신의 내부 정신적 갈등 문제는 자기 자신만이 해결할 수 있다는 것을 깨닫지 못하고 이것을 다른 사람과의 애정으로 해결하려 시도한다. 즉 병적 의존형 사람은 자신이 자랑스러운 사람을 사랑하여 그 사람과 하나가 되며, 그 사람을 통해 마치 자기가 그 사람이 된 것처럼 사는 것을 추구한다. 이런 병적 의존형 사람이 이런 관계를 계속하다가 그 사람의 오점을 발견하게 되면 자기 자존심을 그 사람을 통해 느낄 수 없게 되기 때문에 그 사람에 대한 흥미를 잃어버린다.

이때 상대방이 자기 자신처럼 자아 축소형 사람이면 자기의 성적(sexual) 상대로서의 매력을 잊어버리지만, 다른 사람들보다 그 사람에게서 동정심과 이해심과 헌신적 면을 보기 때문에 친구는 될 수 있다. 그러나 좀 더 사이가 깊어지면 반감을 느끼는데, 왜냐하면 그 상대방에게서 자기 자신이 갖고 있는 같은 약점들을 보기 때문에 경멸감을 느끼기 때문이다. 또한 그 사람이 자기에게 매달리는 태도도 두려워하는데, 그 이유는 물론 자기가 강자가 된다는 것을 도저히 받아들일 수 없어서이다. 이런 부정적인 감정적 반응은 상대방이 갖고 있는 장점들을 좋게 보는 것을 불가능하게 만든다.

내부축소형 사람들이 좋아하며 매력을 느끼는 사람은, 사실은 가장 두려워해야 함에도 불구하고, 자존심이 강한 사람들 중 거만하고 보복적 유형의 사람들이다. 왜냐하면 이런 자존심이 강한 사람들의 자존심이 가장 눈에 띄기도 하지만, 더 중요한 것은 순종형, 축소형인 자기 자신의 자존심을 완전히 억누룰 수 있게 해주기 때문이다. 처음엔 이 거만한 사람의 모욕 하는 태도와 축소형 사람의 상대에 대한 치미는 울화로 관계가 시작된다. 그러나 거의 동시에 신경증적 요구 때문에 서로 대단한 매력을 느껴, 끈끈한 관계가 성립된다. 즉 한사람은 정복하려는 욕구, 또한 사람은 복종하려는 욕구를 채우려 하는 것이다. 모욕적인 행동은 흔히 복종적인 관계를 성립시킨다. 거만하고 보복적 사람은 축소형 사람을 배척한다. 배척을 당하는 것은 누구한테나 모욕감을 준다. 특히 모든 사람이 자기를 좋아한다는 자존심으로 살고 있는 축소형 사람에게는 말할 것도 없다. 이렇게 모욕을 되풀이해 당하다 보면 왜 축소형, 순종형 사람이 무관심형(detached) 사람에게 매력을 느끼게 되는지도 이해할 수 있다. 이런 사람들의 초연하고 가까이 할 수 없는 면을 모욕적으로 느끼게 되고 축소형 사람은 바로 그런 점들을 매력으로 느끼는 것이다.

이런 일들을 자주 보게 되면, 자아 축소형 사람들은 단순히 고통을 목말라하고, 모욕을 받으면 고통이 생길 기회가 올 가능성이 있기 때문에 그 기회를 놓치지 않고 잡는 듯하다는 견해가 나올 수도 있지만 이 생각은 축소형 사람의 병적 의존성의 이해를 방해한다. 그 오류는 이 순종형 축소형 사람이 고통의 가능성을 찾아서만 자기를 모욕하는 사람에게 빠진다고 간단히 생각하는데 있다. 이 오류를 뒷받침해주는 두 가지 이유는 앞에서 설명했듯이 거만하고 공격적 행동이 다른 사람에 의해 이 사람에게 가해진다는 것과 이 사람한테 다른 사람에게 순종할 욕구가 있다는 사실이다. 이 사람이 강한 사람에게 몸과 마음을 바쳐 순종하고 싶어 하나, 자기 자존심이 꺾여야만 이것이 가능한 것이다.

이렇게 자기 자존심을 버려야만, 특히 모욕을 당해야만 애정과 복종의 조건이 성립될 수 있다는 사실은 말할 것도 없이 병적이다. 건강한 상태의 사람에게도 애정과 겸손함이 같이 나타나는 것을 보면 이것이 그리 독특한 것으로 보이지 않는다. 팽창형 사람도 그리 대단히 다른 것은 아니다. 다만 이 팽창형의 사람들이 애정을 두려워하는 이유는, 애정을 위해서 자신의 신경증적 자존심을 단념해야 된다는 무의식적 깨달음에 근거를 둔 것이다. 즉 이 사람한테는 자존심이 애정보다 더 중요한 것이며, 애정은 신경증적 자존심(neurotic pride)의 적인 것이다. 팽창형 사람도 자기 자존심이 꺾이면 복종적이 될 수 있다.

물론 병적 의존성의 특징은 어떤 인간관계에 있어서나 연구될 수 있겠으나 축소형의 사람과 거만하고 보복적 사람의 성적(sexual) 관계에서 가장 분명하게 드러난다. 애정 관계에 있어서 팽창형과 축소형의 차이는 팽창형 사람에게 애정은 그리 중요하지 않으며, 오히려 피하는데 반해서, 축소형 사람에게는 애정과 복종이 자기 모든 문제의 해결책이라 믿기 때문에 아주 긴요한 것이다. 여기에서 발생되는 심한 갈등은 각자가 가지고 있는 내적 이유 때문에 더 심하게 나타나며, 그 갈등이 오래 계속될 수 있다. 자기도취형이나 무관심형 배우자는 축소형인 사람의 강요에 못 견뎌서 쉽게 관계를 단념할 수 있겠고, 가학적(sadistic) 사람일 경우에는 자기의 희생물이라 할 수 있는 이 축소형의 사람과 더 단단히 맺어질 것이다. 한편 복종적 사람은 이런 거만하고 보복적 사람과의 관계에서 쉽게 벗어나지 못한다. 이런 관계에서 이 복종적 사람의 성격구조 중에서 강하지 못한 점과 모든 결점들을 돋보이게 만든다. 다시 말하자면 이 축소형의 사람이 그런대로 잘 살아왔을지라도 이런 인간관계에 빠지게 되면 이 사람 속에 있는 모든 신경증적 요소들이 극성을 부리게 되는 것이다.

카렌 호나이는 이런 인간관계의 과정을 설명이 용이하도록 복종적 사람은 여자, 지배적 사람은 남자로 하고, 복종적 사람의 입장에서 묘사하고 있는데, 이는 물론 성별의 차이를 떠나서, 어디까지나 신경증적 현상일 뿐이다.

첫째 특징은 복종형 여자가 이 관계에 완전히 몰두된다는 점이다. 배우자가 자기 생존의 유일한 중심이 된다. 모든 것은 지배형 남편을 중심으로 이뤄진다. 복종형 아내인 자기 기분은 완전히 지배형 남편이 자기를 대하는 태도에 따라 결정된다. 아내의 생각은 모두 남편을 이해하고 도와주는 것을 중심으로 결정되어 있고, 남편이 무엇을 기대하는지 알고 거기에 맞추려 한다. 혹시 남편한테서 오는 전화를 받지 못할까봐, 혹시 남편이 어디를 같이 가자고 하지 않을까 해서 이 여인은 스스로 혼자만의 무슨 계획을 세우지 못한다. 이런 아내의 유일한 공포심은 남편을 거역하고 잃어버리지 않을까 하는 것이다. 이 아내에게는 자기 자신에 대한 다른 관심은 줄어들고 남편과 관련되지 않는 일은 별의미가 없다. 스스로 자기 자신을 잃어감으로써 적응을 하고 살지만 결국은 고통을 받게 된다.

둘째로, 자식들 돌봐 주는 것, 집안일 돌보는 것, 그리고 다른 사람들과의 관계 등을 등한히 하게 된다. 사회 생활이나 직장 생활, 친구 관계까지도 남편 없을 때 시간을 메꾸는 의미 정도이다. 복종형 아내는 자신이 하고 있던 일도 남편이 나타나자 말자 중단한다. 이렇게 타인과의 관계에 지장이 오는 것은 지배형 남편이 자기에게 더 복종하고 더 의존하게 만들려고 조장할 수도 있다. 그러나 대부분의 경우 아내 자신이 스스로 단념을 하고 자기 친척이나 친정과의 관계도 남편 입장에 서서 보아 적응을 해 가며 살게 되며, 남편은 남을 너무 쉽게 믿는다고 여자를 비웃으며 필요 없이 남을 의심하게 만든다. 따라서 이 아내의 자기 줏대는 사라지고 정신은 내부적으로 황폐해간다. 그렇지 않아도 보잘것없는 자기 이익에 대한 생각도 사라져 버린다. 그리하여 자신의 체면이 깎이는 경우, 빚지는 경우, 건강을 해치게 되는 경우, 등이 나타난다. 만일 이런 아내가 정신분석을 받게 되면 자기 자신을 생각하는 관심은 남편을 이해하고 남편이 원하는 것을 알고 도와주겠다는 관심으로 바뀌어 있다는 것을 보게 된다.

복종형 아내와 팽창형 남편의 문제는 처음부터 크게 시작된다. 처음 한 동안은 두 신경증의 일부가 잘 맞아서 사이가 달콤할 수 있다. 즉 남편은 지배자가 되고 여자는 순종할 필요가 있어서, 남편은 명령조로 말하고 아내는 고분고분 들어주게 된다. 아내의 자존심을 완전히 꺾어 복종시키는 것에 남편은 성공하지만, 조만간 이 두 반대형의 신경증적 성격 사이에 갈등이 일어난다. 이 갈등의 주된 문제는 감정문제, 즉 애정의 문제이다. 아내는 애정과 따뜻한 정과 친밀하기를 보채고, 남편은 이런 따뜻한 정을 지독하게 두려워하여 아내에게 애정을 보이는 행위를 추하게 느낀다. 뿐만 아니라 자기 아내가 남편인 자신에게 보여주는 애정 표시가 위선적이라 느낀다. 사실 앞에서 복종형 아내에 대해 설명했듯이 아내가 이렇게 행동하는 것은 남편에 대한 사랑보다, 이런 강한 남자에게 빠져 자아를 잃어버리려 하는 신경증적 현상이다.

이런 때 남편이 아내의 이런 감정 표현을 역용하여 자기 아내에게 화를 내고, 함부로 대하게 되는데, 상대인 복종형 아내는 남편의 무시와 학대에 불안감을 일으켜 더욱더 남편에게 매달리게 된다. 이런 악순환이 형성되어 남편은 아내가 순종하도록 애를 쓰지만 자기에게 매달리는 행위에는 공포를 느끼고 아내를 배척한다. 왜냐하면 이 지배형 남편은 자기 속에 있는 약점을 두려워하기 때문에 자기 아내에게 있는 이런 약한 점을 경멸하지 않을 수 없다. 아내의 이런 요구를 남편은 강요로 느끼기 때문에, 자기가 확실한 지배자라는 것을 분명히 하려고 아내를 향해 더 공격적으로 나가게 된다.

복종형 아내가 지배형 남편을 강박적으로 편하게 해주려는 행위는 독립적 자존심을 가지고 있는 이 지배형 남편에게 반감을 느끼게 한다. 또 아내가 남편을 잘 이해하고 싶다고 고집 부리는 것이 이 남자의 자존심을 상하게 한다. 사실 이 여자가 아무리 애를 써도 이 남자를 진실로 이해한다는 것은 기대할 수 없는 일이다. 이런 갈등이 심해져서 둘이서 대화를 한다는 것은 거의 불가능하다. 왜냐하면 각자 마음속에 자기만이 옳기 때문에 결국 아내는 남편을 잔인하다고 하고 남편은 아내를 정신적으로 막힌 사람이라고 보게 된다. 아내의 이런 요구를 긍정적이고 건설적이라고 처리하려면 대화가 도움이 되겠지만 대부분 경우 이 남자의 신경증적 표현인 비꼰다거나 멸시하는 방법으로 대하기 때문에 아내 마음을 더 상하게 하고 불안하게 해서 더 매달리게 만든다.

이렇게 마찰이 심한데도 서로 무슨 도움이 될 수 있을까 한번 생각해보지 않을 수 없겠다. 남편은 좀 부드러워지는 것을 배울 수 있겠고 아내는 좀 딱딱해지는 것을 본받을 수는 있겠으나 각자는 자기의 신경증적 필요와 기피하는 것에 너무 몰두해 있어서 그런 효과를 바라기는 힘들다. 이렇게 형성된 악순환은 각자로부터 최악의 버릇을 드러내게 하기 때문에 결국 서로를 끈질기게 괴롭히는 연속이 된다.

이 복종형 아내가 겪는 실망과 제약은 '어떤 종류인가' 하는 것보다는 '얼마나 문화인다운 것'이냐 또한 '그 정도가 얼마나 강한가'에 있다. 즉 당겼다가 밀쳤다가, 묶었다가 물러났다가 하는 식의 숨바꼭질이 계속될 것이며 만족스러운 성관계가 거친 충돌 후에 올 수 있고, 즐거운 저녁 시간이 아내와의 저녁약속을 잊어버린 뒤에 올 수도 있고, 아무것도 제대로 못한다고 핀잔을 준 뒤에 믿을만 하다고 말할 수 도 있다. 이런 복종형 아내도 오기가 나서 남편과 똑같은 행동을 흉내 내보겠다고 해보지만 신경증적인 성격 때문에 제한되어 있어, 제대로 해보지를 못한다. 이 아내는 이 지배형 남편에게 놀기 좋은 장난감과 같아서 남편이 화를 내면 낙담하고, 남편 기분이 좋으면 모든 것이 잘 될것 같다는 희망을 갖는다. 이 지배형 남편은 아내에게 물어볼 필요도 없이 무엇이든 할 권한이 있다고 믿는다. 예를 들면 자기에게 돈을 대주거나 선물을 사줘야 되고, 자기 집안일을 모두 해줘야 하고, 자기 이력을 높이도록 도아 줘야 되고, 등등 자기에게 필요한 것에는 불평없이 특별히 신경을 써야한다고 권리 주장을 하는 것이다.

지배형 남편은 자신이 강요하는 것은 분명히 자기한테 주어진 당연한 권리라 믿기 때문에 고마워 할 줄 모를 뿐 아니라, 자기가 원하는 것이 충족되지 않으면 짜증내고 잔소리를 계속한다. 아내가 소견이 좁고, 털털하며, 고마워할 줄 모르고, 남의 사정을 몰라 준다 비난하며 아내의 욕구를 참고 살려니 힘들다고 불평하며, 아내의 요구는 빈틈없고 모든 것이 신경증적이라고 빈정댄다. 아내가 원하는 따뜻한 애정과, 함께하기를 원하는 것은 아내가 소유욕이 많아서이고, 섹스를 원하고 좋은 음식을 사달라고 하는 것을 주책없다고 비난한다.

이 남편은 좌절시키는 기술이 상당히 발달되어 있어 자기 아내가 필요한 것을 충족 시켜주지 않으면서도 자기 자신은 전혀 안타까운 것을 느끼지 못하고, 즐거움을 없애버리고, 아내를 반가워하지 않으며, 정신적, 신체적으로 멀어지는 등의 방법을 쓴다. 이런 남편의 태도 중 아내가 잘 파악 못하는 것은 남편의 태도에서 넓게 깔려있는 무시하고 비웃는 태도인데, 이는 대단히 해로운 것이다. 자기가 속으로 느끼고 있는 아내의 실제 능력과 훌륭한 자격에 대한 것은 거의 표현을 하지 않고, 여린 성격과 자기를 가두려고 하는 성격을 원망한다. 뿐만 아니라 자신의 자아 증오심을 외향화할 필요 때문에 쓸데없이 아내의 트집을 잡고 체면을 깎아 내린다. 만일 아내가 감히 대들면, 그것을 완전히 깔아 뭉개고, 보복하려든다고 비난한다.

이런 유형 부부의 성적(sexual)인 면은 아마 유일하게 가장 만족스러운 관계로 나타날 수도 있다. 그러나 다른 여러가지 모습으로 나타날 때도 있는데, 남편이 성적으로 억제되어 있으면, 아내는 매정한 남편과의 섹스만이 이 남자의 유일한 애정 표현이라 느낄 수 있으며, 남편은 아내를 애타게 하거나, 섹스가 남편으로부터 모욕을 당하는 도구가 될 수도 있다. 남편은 자기 아내가 성적 도구 이외에 아무것도 아니라는 태도를 분명히 보일 수도 있고, 자기가 바람을 피워서 다른 여자들과 섹스한 것을 자랑하면서, 아내가 매력이 없고 이불 속에서 제구실을 못 한다 핀잔을 줄 수도 있다. 어떤 경우에는 이런 남편은 의도적으로 다정하지 않거나, 가학적(sadistic) 접근을 하기 때문에 상대인 아내에게 섹스는 모욕적이 된다.

이러한 푸대접에 대한 아내의 반응은 갈등으로 가득차 있지만, 공격적인 사람들에게 원래 무력하고, 대적하지 못하는 유형의 신경증적 사람이기 때문에 그저 어쩔 줄 몰라 하며 기가 죽어 버린다. 복종형인 신경증적 사람에게는 그저 고분고분 따라가는 것이 쉽고 편하기 때문에, 가끔 자기의 옳은 의견이 있어도 그냥 남편의 의견대로 따라 가버리고, 또 쉽게 죄책감을 느끼는 경향 때문에 남편의 사나운 말도 일리가 있다고 쉽게 받아준다.

이렇게 진행 되면서 복종형 아내는 점점 더 고분고분해지다가 질적 변화까지 일어나, 결국 매소키스틱(masochistic) 하게까지 된다. 단순히 고분고분 협조하는 것은 남에게 잘 보이려는 표현이지만 점점 완전히 항복하고 싶어 하는 욕망이 지배적이 된다. 앞에서 설명되었듯이 이 복종형 아내는 자기의 자존심을 완전히 죽여 버리게 된다. 이 아내의 내부 정신의 한구석에는 남편의 이 폭악한 행동을 환영하고, 적극 협조한다. 남편은 무의식적으로 아내의 자존심을 말살하려고 작심하며, 아내는 내심, 비밀리에 자신을 천하게 만들어 완전히 복종하고 싶은 욕구로 차게 된다는 사실이 무엇보다도 피가학적 음란 (masochism)을 가장 잘 설명하고 있다.

특히 성교를 할 때, 이런 충동이 잘 나타나게 되는데, 쾌감을 만끽하기 위해 이 여인은 남편이 하라는 대로 따르며, 얻어 맞기도 하고, 물어뜯기기도 하는 등 모욕을 받아들인다. 그러나 이 여인한테는 이런 방법만이 만족스러운 '오르가즘'에 이르는 유일한 길이 되기 때문에 자아 멸시의 방법으로 완전히 항복하겠다는 충동이 매소키스틱한 성적도착(perversion)을 일으키는 것이다. 이런 표현은 공상 속에서도 일어나서 자위행위를 하며, 꿈속에서도 잔인하고 굴복적 장면을 본다.

자아멸시를 향한 이런 움직임은 아주 잘 위장되어서, 겉으로 나타나지 않으나 경험 있는 분석가에게는 여러 가지 간접적 양상으로 나타나 보이게 된다. 즉 자기 남편은 완전히 결백하다고 두둔하기 바쁘고, 남편의 잘못된 행동의 책임은 모두 자신에게 있다고 기꺼이 뒤집어쓰며 남편에게 지나치게 복종하려는 비굴한 행동 등을 통해 볼 수 있다. 본인은 이것을 깨닫지 못하는데, 그 이유는 남편에게 복종하는 것을 겸손과 애정으로 간주하고, 섹스하는 것을 빼고서는 엎드려 항복하려는 충동이 마음속 깊숙이 눌려 숨어있기 때문이다. 그러나 항복하려는 충동은 그대로 있어서 자신을 멸시하는 행동이 무의식적으로 일어날 수 있게 된다. 이것이 왜 주변 사람들은 남편의 공격적 행동을 바로 알아보는데, 아내는 오랫동안 이런 행동을 알아보지 못하는 이유이며, 친구들이 이것을 지적해주면 오히려 짜증을 내는데, 그 이유는 이 여자가 희미하게 의식하고 있는 이 문제에 대한 정신 내부적 갈등을 건드리는 것이기 때문이다. 더욱이 이런 사실들을 더 분명히 보여주는 것은 이 아내 자신이 그동안 남편한테 당한 모욕적 행동을 마음에 되새기면서 이런 부부관계에서 벗어나 보려고 안간힘을 써서 남편의 버릇을 바로 잡을까 하는 마음으로 여러 번 시도하려 해보지만, 그런 것들이 자기에게 별 의미가 없다는 것을 깨닫고 놀란다는 사실이다.

이 여인의 완전한 항복과 절대적 복종의 필요성이 자기 배우자를 이상화 하는 것도 필요하게 한다. 왜냐하면 이 여인은 자기의 자존심을 아예 맡긴 사람하고만 융화를 이룰 수 있기 때문에 당연히 남편은 자랑스러운 사람이 되고, 자기는 받드는 사람이 되어야 되는 것이다. 이 남자의 거만한 태도에 첫눈에 반했지만, 남편 성격의 자세한 모습은 오랫동안 살면서 깨닫기는 하나 이 남자의 진정한 성격을 헤어지기 전까지는 제대로 보지 못한다. 어쩌면 헤어진 후에도 한동안은 이 남자가 까다롭기는 했어도, 그 사람 말이 다 옳았고, 누구보다도 아는 것이 많은 사람이었다고 이상화 한다. 이 여자가 이 남자를 이상화할 필요성과 절대복종할 필요성은 항상 같이 다닌다. 이 여자는 이 남자와 자신을 포함해 모든 사람을 이 남자의 눈을 통해 볼 정도로 자기 자아를 말살해 버린 것이다. 이 또한 이 여인이 이 남편에게서 떠나기가 힘든 이유 중의 하나이다.

지금까지는 남편에게 접근하는 것을 말해왔으나, 아내 자신이 도박하다시피 기대한 것들이 이루어 지지 않으면 변화가 생기기 마련이다. 이 복종형 신경증적 아내가 자신을 천대하는 것은, 자신을 죽임으로써 이 남자와 하나가되어, 자기 정신내부의 융화를 이루려는 목적을 위한 수단이다. 이 목적을 달성하기 위해 남편이 아내의 애정과 복종의 필요성을 받아 주고, 아내를 사랑해주는 것이다. 그러나 이 남편은 자신의 신경증 때문에 이 아내를 만족시켜줄 수가 없다. 그러나 이 아내는 남편의 거만한 태도는 용납하나, 자기를 배척하는 것과 애정면에서 애태우는 것을 두려워하고 원망하게 된다. 물론 여기에는 구원을 받고 싶다는 욕망과 남편으로부터 사랑받으면서 관계를 유지하고 싶은 욕망이 작용하고 있다. 또 다른 사람들과 마찬가지로, 욕망을 위한 자신의 정성어린 노력을 쉽게 버릴 수 없다. 그래서 이 아내는 남편의 푸대접에 불안과 실망과 낙담을 하면서도 언젠가는 남편이 자기를 사랑할 것이라는 희망에 열심히 매달리게 된다.

바로 이 시점에서 점점 깊어지는 갈등이 시작되는데, 이 여인은 관계를 개선하려 안간힘을 써서 노력하며, 칭찬받을 만큼 노력을 한다고 생각하나 남편은 아내가 더 매달린다고 느낀다. 아내와 남편 양쪽 다 어느 정도 맞는 생각이지만 두 사람 모두 아주 중요한 사실을 놓치고 있는데, 그것은 아내가 자기 생각에 두 사람 모두에게 궁극적으로 좋다고 생각하는 것을 위해 애쓰고 있다는 사실이다. 어느 때 보다도 남편을 기분 좋게 해주고, 남편의 기대대로 노력하고, 자기 잘못을 뉘우치고, 남편의 거친 것을 눈감아 주고, 원망하지 않고, 이해해 주고, 달래주고 최선을 다한다. 이 모든 것이 근본적으로 잘못된 목적을 향한 것이라는 사실을 깨닫지 못하고, 이것이 향상된 노력이라고 느끼며 남편도 좋아지고 있다는 그릇된 믿음에 매달린다.

한편 이 여인은 남편을 미워하기 시작한다. 이 감정은 자기 희망을 말소해 버리는 것이 되기 때문에 처음에는 억제 되지만 순식간에 의식화 되어 남편의 거친 대우를 원망하기 시작하면서, 그동안 억제 되었던 보복적 경향이 표면화 된다. 가끔 화를 내면서 원망을 하고, 잔소리를 하고, 남편이 자기에게 함부로 대하는 것을 받아주지 않거나, 보복적 행동을 하지만 주로 불평하거나 괴로워하거나, 더 매달리는 간접적 방법으로 나타나기 시작한다. 사실 보복적 요소는 늘 무의식속에 숨어있었지만, 이제는 걷잡을 수 없이 퍼져나가, 남편이 자기를 사랑하게, 한다는 목적은 지속된다고 해도 보복적 승리를 하고 싶은 욕망이 더 강 하게 된다.

이런 현상의 발전은 이 여인에게 모든 면으로 불행한 일이다. 이렇게 중대한 일로 마음 속에 분열이 생기면 무의식적 과정이 행복한 결과를 맺도록 하기 위한 마음을 더욱더 굳혀 남편한테 더 매달리고 가까워지려한다. 간혹 이것이 성공해서 남편이 아내를 사랑하는 마음에 빠진다 해도 이것은 별 보람이 없다. 왜냐하면 이 여인의 이기고 싶던 욕심은 채워지고, 자기 자존심도 만족되겠지만, 차츰 이런 욕구는 사라지고 남편에게 흥미를 잃게 된다. 남편이 자기에게 주는 애정에 고마워할지는 모르지만 너무 늦었다고 느낀다. 신경증적 사람은 자기 자존심이 만족되면, 누구를 사랑할 수 없으니 이 또한 불행한 일이라 하지 않을 수 없다.

이런 과정을 거치고 자기의 배가한 노력이 현실을 별로 변화시키지 못하면, 이제 아내는 자기 자신에게 화살을 돌리게 된다. 즉 절대 복종한다는 생각이 가치를 잃어버리고, 심한 학대를 지나치게 견디고 받아 주고 있다는 것을 깨닫게 되며, 남편에게 이용당해 왔다는 것을 느끼고, 이런 푸대접을 그동안 감수해왔다는 것 때문에 자기 자신을 미워하게 된다. 아내는 드디어 자기가 원하는 애정이라는 것이 다름 아닌 병적 의존을 의미하는 것이라는 것을 깨닫기 시작한다. 이것은 건전한 깨달음인데, 처음에는 자기를 경멸하는 마음으로 나타난다. 거기에다 자신 속에 있는 보복적 요소를 비난하며, 그런 요소를 갖고 있는 자신을 미워하며, 남편에게서 애정을 받아내지 못한 자신을 사정없이 학대하게 된다. 물론 이런 과정은 무의식적으로 진행되며, 자신도 이런 자기 증오심을 결국 약간 의식하게 되지만, 대부분은 자아 축소형의 특성으로 인해 수동적 외향화를 한다. 그래서 이제는 자기 남편한테 지독하게 학대받았다는 느낌으로 팽만하여, 남편을 대하는 태도에 새로운 갈등을 갖게 된다. 한편으로는 남편으로부터 멀어지게 하고, 다른 한편으로는 자기증오심에 심하게 겁이 나서 이것을 무마시키기 위한 따뜻한 정이 필요해지거나, 아니면 이런 학대를 더 용납하고 받아들이는 자기파괴적 행동을 반복하게 만든다. 결국 자기 배우자는 이 사람의 자기 파괴적 행동을 집행해주는 사람이 되고 만다는 결론에 이른다. 즉 자신을 미워하고 멸시하기 때문에 스스로 고통 받고 모욕당하게 만든다는 말이다.

이상과 같이 설명한 모든 요소들로 인해 내부 정신의 요동이 점차적으로 커지게 되는데, 자기 정신적 욕구를 충족시킬 수 있다는 희망이 점점 사라져, 몇 배의 노력을 기울이게 되고, 증오심과 보복심이 떠오르게 되며, 결국 자기 자신을 미워하고 학대하게 된다. 내부 정신상태는 점점 감당하기 힘들게 되어 결국 한번 부딪쳐보느냐, 아니면 포기 하느냐 하는 극단에 이른다. 이에 두 가지 움직임이 시작 되는데 모든 것은 이제 어느 쪽이 이기느냐에 좌우된다.

첫째 선택으로, 굴복 포기하는 것이 이 축소형 노이로제적 사람에게는 자기의 모든 갈등을 해결해줄 수 있는 최종 수단으로 호소력을 갖는다. 그래서 이 여인은 자살을 생각하기도 하고, 자살하겠다고 협박하기도 하고, 자살 기도도 하고, 정말 자살해 버릴 수도 있다. 또 신체적 병에 걸려 자리에 누워버릴 수도 있다. 도덕적으로 해이해져 쉽게 바람을 피울 수도 있고, 자기 배우자에게 보복하겠다고 날뛰다가 자기가 다치게 될 수도 있다. 간혹 본인도 의식하지 못한 채 삶의 의욕을 상실하여 일상 생활에 태만해지고, 화장도 몸치장도 안하거나 비만해지기도 하고, 자기 직장 일도 등한히 하게 된다.

둘째 선택은, 건전한 방향으로 가는 것으로, 지금 있는 환경에서 빠져 나오도록 노력하는 것이다. 때로는 자신이 산산조각이 나기 직전에 와있다는 깨달음이 용기를 준다. 애써서 빠져 나오려는 괴로운 과정의 동기와 힘은 건전한 요소와 노이로제적 요소의 양쪽에서 온다. 드디어 건설적 자기 이익에 눈을 뜨기 시작하여 자기를 학대한 것 뿐 아니라 속은 것을 느끼고 남편에 대한 원망이 점점 커진다. 다른 한편으로 이 여인은 대단히 난처함에 부딪친다. 자신이 이 남편과 살면서 많은 것을 잃어버린 일과, 많은 사람들과 인연을 끊은 것과, 스스로 갈등으로 인해 지리멸렬해진 상태라 이제는 외톨이가 될 수 있다는 생각을 하며 공포에 떤다. 또한 이 축소형, 복종형 여자에게는 남편과 헤어진다는 것이 자기가 패배했다고 선언하는 것으로 믿기 때문에 이 여인의 또 다른 자존심이 헤어지는 것을 반대하여 갈등이 계속 된다. 남편을 떠날 수 있다고 느끼다가 다른 순간에는 헤어지기보다 어떤 모욕도 감수하는 편이 낫겠다고 느낀다. 말하자면 이 사람 속에 있는 두 다른 자존심끼리 다투는 것이고, 이 여인은 그 가운데에 떨면서 끼여 있는 셈이 된다. 그 결과는 여러 가지 요소에 좌우 되는데, 대부분의 요소들은 이사람 마음속에 있고, 또 이 사람의 전 인생과 연관되어 있으므로, 정신분석가의 도움이 필요하다.

만일 이 여인이 자기 남편과 관계를 정리하고 겨우 헤어져, 남편으로부터 빠져나왔다고 가정했을 때, 이 여인이 자기 행동에 대해 느끼는 보람은 다음과 같은 질문에 대한 대답 여하에 달려있다. 이 남자와의 관계에서 기어이 빠져 나온 뒤, 얼마 있다가 또 다른 남자품에 뛰어 들어 갔는지? 아니면 헤어진 뒤 두려운 느낌 때문에 아예 자기 모든 감정을 죽여 버리지 않았는지? 이 경우, 겉으로는 정상으로 보이지만 평생 가는 상처를 입은 것이 된다. 아니면 정말로 근본적 변화가 와서 진실로 강한 사람이 되었는지? 이 세 가지 중 어떤 것이던 가능성이 있으나 정신분석치료의 도움으로 이 사람을 애초에 고통과 위험으로 몰아넣은 신경증적 어려움으로부터 건전하게 성장할 수 있는 기회를 부여해야 한다. 여러가지로 노력하는 동안에 충분한 건설적 힘을 발동시킬 수 있고, 겪고 있는 참된 고통을 통해서 성숙할 수 있고, 자기 자신에게 솔직할수 있고, 독립해보겠다는 참된 노력을 기울인다면, 내부정신적 자유를 성취할 수 있는 가능성이 높아지는 것이다.

카렌 호나이는 자아축소형 노이로제의 특성 중에서 병적 의존성(morbid dependency)을 따로 분리하여 설명함으로써 기존에 제시된 프로이드 학파의 이런 성격을 설명하는 이론들을 신랄하게 반박하고 있다. 카렌 호나이는 다음과 같이 역설하고 있다. 병적인 의존성은 분석치료가들이 다뤄야 하는 것들 중에서 가장 복잡한 것 중의 하나이며 이것을 복잡한 인간심리의 이해없이 어떤 간단한 틀에 맞춰 설명하려 한다면, 그 이해는 불가능할 것이다. 이의 전반적 모습을 성적 매소키슴(sexual masochism) 에서 파생된 잡다한 모습이라고만 설명할 수 없다. 만일 매소키슴이 존재한다면, 그것은 여러 가지 다른 요소들에 의한 결과이지, 그것이 여러가지 현상의 원인이 될 수는 없는 것이다. 또한 이것을 약하고 무력한 사람의 가학성(sadism)이 전도된 것이라고 할 수도 없으며, 또 기생충적이거나 공동서식적(symbiotic)인 면만 보거나 신경증적 사람의 자기 자신을 잃어버리고 싶은 충동에만 초점을 맞춰서 그 핵심을 파악할 수 없다.

또 자기 자신을 괴롭히고 싶은 충동이 있다 해서 자기 파괴적이라고 하는 것만으로도 충분히 설명할 수 없으며 또 총체적 모습을 자존심과 자아증오심을 외향화한 것이라고만 할 수도 없는 것이다. 어느 한 두가지만이 깊이 뿌리박힌 원인이라고 본다면, 전체 모습의 일면만을 보는 결과가 된다. 더구나 이런 설명들은 모두 정적(static) 모습만을 보여주지만 병적 의존성이라는 것은 여기에 열거한 모든 요소들이 상호작용하여 만들어 내는 동적인 과정인 것임을 알아야 한다.

카렌 호나이는 결론적으로 이렇게 말하고 있다. 여태까지 설명한 모든 요소들이 이 병적 의존성의 열정적인 성격을 이해하는 데에는 너무나 부정적으로 보인다. 그러나 어떤 긴요한 성취를 목적으로 하지 않는 열정이란 생각할 수 없다. 이러한 기대가 여기에서처럼 신경증적 전제에서 온다 해도 마찬가지다. 다만 자아축소적 구조만을 통해서 파악할 수 있는, 그 열정적으로 성취하려는 목적이란, 완전한 복종으로 배우자와 한 몸이 됨으로써 내부갈등을 해소하는 내부 융합을 향한 추진력을 확보하려는 것이다.

15

체념하는(Resignation)형

자유의 매력(The Appeal of Freedom)

카렌 호나이가 제시한 내부정신의 갈등을 해결하기 위한 세 번째 방법은 신경증적 사람이 마음 속 소용돌이로부터 물러나 '나는 흥미없다고 선언하는 것이다. '난 아무래도 좋아', '내가 알게 뭐야' 하는 생각과 태도가 자신의 내부 갈등으로 인한 괴로움을 덜고 마음의 평화를 유지할 수 있게 하는 것이다. 신경증적 사람이 활동적 삶에서 물러남으로써 이것을 성취할 수 있기 때문에 카렌 호나이는 이 해결방법을 '체념(resignation)' 이라고 보았다. 이 방법이 모든 신경증적 해결방법 중 가장 철저한 방법으로 무난하게 일상 생활을 하도록 한다. 보통 사람들은 어떤 성격과 상태가 정상인가 하는 기준 감각이 둔해서 이 체념형의 사람들은 정상으로 통한다.

대부분의 종교와 철학에서 쓸데없는 욕심을 버리는 것이 내면의 성장과 만족을 위한 길이라고 말하듯이, 체념이 건설적일 수도 있다. 야심과 성공을 쓸데없는 것으로 여기며 이에 대한 기대와 욕구를 줄임으로써 성숙하고, 꼭 필요하지 않은 것을 버림으로써 지혜로워진 노인들의 경우를 생각할 수 있다. 그러나 여기에서 말하는 신경증적 해결방법인 체념은 단순히 갈등이 없는 상태, 즉 마음의 평화를 위해 안정하는 것을 의미하며, 종교적 의미의 체념에 의한 평화를 추구할 때는 노력하는 것을 버리는 것이 아니라 더 높은 차원을 향해서 노력하는 것을 말한다. 신경증에서 체념은 노력하는 것 자체를 단념하고 더 낮은 것으로 낙착하는 것을 말하며, 축소하고 제한하고 포기하여 자신의 삶과 성장을 방해하게 한다.

그러나 건전한 체념과 신경증적 체념의 구분이 항상 이렇게 명백한 것은 아니다. 신경증적 체념이라 해도 가끔 긍정적 가치가 수반될 수도 있으나 대부분 부정적인 것들이 더 눈에 띈다. 앞장에서 설명된 팽창형과 축소형의 두 해결방법을 다시 살펴보면 이해가 분명해진다. 이 해결방법들을 들여다 보면 소용돌이 치면서 무엇인가 잡으려 하고, 뒤쫓아 가며 정열적으로 추구한다. 그것이 정복이든 사랑이든 관계없이 두 유형의 사람들에게서 희망과 분노와 절망을 본다. 팽창형의 한 형태인, 거만하고 보복적인 성격형은 감정을 죽이고 있기 때문에 냉정하기는 하지만 성공과 힘과 승리를 갈망하나, 체념형에서는 삶이 항상 쇠퇴 상태에 있어 괴로움과 마찰은 없지만 정열도 없다.

체념형의 기본적 특징은 제한과 기피, 원하지 않고 시도하지 않는 태도로 잘 구별이 된다. 모든 신경증적 사람에게 약간의 체념은 포함되어 있지만, 체념이 주된 해결방법인 사람의 특징을 살펴보기로 한다.

1. 체념형 사람은 자신의 내부정신의 갈등으로부터 자기 자신을 제거했기 때문에 자신과 자신의 삶에 대한 관망자가 된다. 누구나 내부 긴장을 풀기 위해 이런 방법을 쓸 수 있으나, 체념형 사람의 경우 자신을 분리시키는 것이 두드러진 방법이기 때문에 다른 사람을 볼 때도 관망하는 자세로 대한다. 마치 극장에 앉아 자신이 직접 참여하지 않고 다른 사람에 의해 연출되고 있는 연극을 보듯이 세상을 살아간다. 빈틈 없는 관찰자는 아니지만 예리할 수 있어서, 정신분석자와의 첫 번째 진료 시간부터 있는 그대로 관찰해 온 많은 것들을 가진 사람이라는 인상을 준다. 그러나 체념형 사람이 관찰해 온 많은 것들이, 정작 자신에게는 별로 도움되는 것이 없다는 점이 중요하다. 이는 관찰해 온 것들을 눈으로 보았을 뿐 자신의 감정으로 체험하지 않았기 때문이다. 관망자라는 것은 바로 그런 것이다. 자발적 삶을 사는 것이 아니고 무의식적으로 삶에 관여하는 것을 피하고 있는 것이다. 정신분석 치료에서도 같은 태도를 유지하려 한다. 정신분석 치료에 대단한 흥미를 보일 수도 있으나, 그 흥미라는 것이 재미있는 얘깃거리로 오랫동안 계속되기는 하나 체념형 사람의 삶이나 내부 정신상태에 아무런 변화도 가져오지 않는다. 즉, 정신분석 치료에 임하는 자세도 '나는 흥미 없다'고 선언했던 대로 '난 아무래도 좋아', '내가 알게 뭐야' 하는 생각과 관망자로서의 입장에서 자신을 다루기 때문이다.

체념형 신경증적 사람이 이지적, 반의식적, 무의식적으로 피하고 있는 것은 자신의 내부 정신적 갈등을 알게 되는 것이다. 이러한 사람은 어떤 정신적 갈등에 부딪치면 심한 불안감과 공황에 빠질 수도 있으나, 항상 조심하고 있기 때문에 아무것도 이 사람을 건드리지 못한다. 이 사람이 갈등을 의식하기 시작하면 그것과 관련된 모든 것으로부터 관심을 차츰차츰 사라지게 하거나, 그 갈등이 자신에게 연관된 것이 아니라고 스스로 확신시킴으로써 그 갈등에서 빠져나온다. 정신분석가가 이것을 파악하여 본인의 삶에 이런 도피 성향이 문제가 된다고 지적해도, 체념형 신경증적 환자는 이를 잘 알아듣지 못하거나 지적된 사항 역시 자신의 삶이 아닌 다른 관망하는 삶 중의 하나로 여기기 때문에 이를 자각하지도, 인식하지도, 인정하지도 못한다.

2. 체념형 사람의 두 번째 특징은 앞에서 설명한 관여하지 않으려는 것과 밀접하게 연결되는데, 성취하려는 진지한 노력이 결핍되어 있고, 애쓰는 것을 기피하는 태도이다. 많은 신경증적 사람들이 무엇인가 성취해 보겠다고 마음을 정하지만 억제심 때문에 방해되어 그것을 이루지 못하고 만다. 그러나 체념형 사람은 그렇지가 않다. 즉, 무의식적으로 성취와 노력 그 양쪽을 모두 배척한다. 또, 이런 사람은 자신의 능력과 자질을 스스로 깎아내리거나 아예 부정하고, 자신의 분수보다 적은 것으로 자리 잡는다. 아무리 이 사람한테 훌륭한 능력과 자질이 있다는 증거를 제시해줘도 여전히 자신의 생각을 고집하며, 그 정도가 심하면 오히려 기분 나빠한다. 특히, 분석가가 이것을 지적해주면, 자신을 야심있는 사람으로 만들려고 한다며 비난한다. 그러다 자신이 어떤 능력과 재주가 있는지 발견하고 알게 되면, 기겁하며 놀라기도 한다.

체념형 신경증적 사람은 상상 속에서만 자신의 재주를 발휘하는 것이 문제이다. 멋진 책을 쓰고 아름다운 그림을 그리고 음악 작곡을 하지만 이를 상상 속에서 한다는 것은, 자기 열망과 노력을 실제 생활 속에서 하는 것을 피하기 위한 또 하나의 방법인 것이다. 이런 사람은 어떤 주제에 관해 훌륭하고 참신한 생각을 가지고 있어도, 이런 아이디어를 쓰기 위한 강한 의욕과 노력을 체념하는 신경증적 문제 때문에 상상 속에서만 그친다.

어쩌다가 드물게 영감이 올 때를 기다려 소설을 쓰는 경우도 있지만 대개의 체념형 신경증적 사람은 어떤 일이든지 하지 않을 적당한 이유를 찾아내는 비상한 재주가 있다. 책 쓰는 것을 예로 들어보면, '세상에는 쓰레기 같은 책들이 너무나 많다', '죽어라 하고 책 한 권 쓸 시간에 더 보람있는 일을 할 수 있지', '책이 안 팔리는 것이 현실 아닌가' 등의 핑계를 찾아 결국 책 쓰는 것을 피하고 만다. 정치, 스포츠, 예술, 사업 등에서도 마찬가지로, 그럴 듯하게 기피를 계속 하면서 산다.

체념형 사람이 노력하는 것을 기피하는 현상은 모든 활동에 확산되어 완전히 무기력한 상태를 초래하기도 한다. 어떻게 됐든 하기는 하되 아주 간단한 일도 뒤로 미루는 버릇을 보인다. 고지서를 정리 한다던가, 간단한 편지를 쓰는 일, 쇼핑가는 일 등 아주 간단한 일까지도 자꾸 뒤로 미뤄버린다. 미루다가 하는 수 없이 하기는 하되, 하기 싫은 것을 억지로 하기 때문에 맥없이 느리고 적당하게 해버린다. 어쩔 수 없이 해야되는 큰 일들은 해야한다는 생각이 이미 이 사람을 피곤하게 만들어 버린다. 이사가는 날 아침까지 짐을 싸지 않은 채로 미루어 두거나, 직장에서도 밀린 서류정리로 문제가 발생할 때까지 지체하거나,

제때 발송해야 할 우편과 지불해야 할 것들을 하지 않아서 벌금을 물고 신용이 떨어지게 되는 등 부작용이 따라온다.

3. 체념형 신경증적 사람은 모든 일에 확실한 목적과 계획성이 없다. 일이 크고 작은 것과는 관계없이 이 사람은 되는대로 살아가므로 자신의 인생을 어떻게 살 것이냐 하는 질문 자체가 생기지 않는다. 혹시 그런 질문이 생긴다 해도 자신이 알 바 아니라고 쉽게 지워버린다. 이런 점에서 세밀하게 장기적 계획을 짜는 거만하고 보복적인 신경증적 사람과 매우 대조적이다.

정신분석을 하다 보면 체념형 사람에게는 어떤 일이나 목적이 제한되어 있고 부정적이다. 이런 사람이 분석 치료에서 기대하는 것은 자신이 갖고 있는 난처한 증상들, 예를 들면 낯선 사람을 거북해 하거나, 얼굴이 붉어지거나, 기절할까봐 두려워 거리에 나가기를 무서워하는 것 등의 증상과, 책을 읽기도 힘든 무기력함 같은 것만을 없애주기를 기대한다. 궁극적 목표와 신념 체계는 보이지 않는다.

물론 이런 체념형 신경증적 사람이 어떤 목적에 대한 좀 더 넓은 시각이 있을 수도 있으나, '차분한 마음'을 얻는 것이 그 목적이라는 식으로 아주 애매모호하다. 이렇게 애매한 것이 이런 사람의 특징이다. 이 사람이 말하는 차분한 마음이라는 것은 문제나 갈등, 당황하는 일이 생길 수 없는 상태를 말하며, 자신이 원하는 것은 무엇이든지 애쓰지 않아도 쉽게 이뤄져야 한다는 생각을 갖고 있다. 정신분석가도 내과 의사나 치과 의사처럼 자기는 가만히 있어도 모든 문제를 다 알아서 치료해줘야 한다고 기대한다. 자기가 말을 많이 하지 않아도 분석가가 자기 마음 속을 다 들여다 보고 자신의 모든 생각과 문제를 찾아 알아서 치료해줘야 한다고 생각한다. 마치 자신에게 최면을 걸어서 자기는 가만히 있어도 모든 것이 단숨에 해결되는 것과 같은 일을 기대한다. 만일 이 사람에게서 확실한 새로운 문제가 발견되면 자기 자신이 노력해서 해야 할 일이 많아질 것을 예상해 아주 기분 나쁜 반응을 보인다. 이 사람은 자신의 내부 마음을 관찰하기를 꺼려하기보다는 문제가 발견 되었을 때 그것을 고치기 위한 노력하기를 싫어하는 것이 문제이다.

4. 더 들어가보면, 이 체념형의 본질은 '기대하고 소망하는 것을 제한하는 것'이다. 다른 신경증형에서도 같은 현상이 있는데, 그것은 어떤 특수한 종류의 소망, 즉 다른 사람과의 관계가 가까워지기를 바라거나 어떤 일에 승리를 거두기를 바라는 것으로 제한되어 있거나, 애매하고, 자발적 소망이 아니라 어느 신경증에서나 마찬가지로 내부 정신의 강요에 의해 어떤 것을 소망하도록 결정된다.

체념형 사람은 의식적 혹은 무의식적으로 아무것도 기대하지 않는 것이 더 좋다고 믿으며, 이런 믿음이 인생을 비극적으로 보게 하여 인생이 다 허무하고 이 세상에는 얻으려고 노력할 만한 가치가 있는 것이 아무것도 없다고 본다. 가끔 어떤 것들이 애매하게 바람직스럽다고 보여도 실제로는 쓸모 없다 느껴서 확실한 소망을 갖지 못하며, 혹시 무슨 소망이나 관심이 이 사람의 무관심의 벽을 뚫는다 해도 곧 희미해져 다 쓸데없다는 태도로 돌아가 버린다. 이런 '무소망'의 경향은 전문적 생활이나 개인적 생활의 양면 모두에서 나타나며 새로운 직장이나 진급, 결혼, 집장만, 자가용차를 사는 것 등에도 영향을 미친다. 이러한 것들을 성취하려고 노력하는 것 자체를 무거운 짐이라 느끼며, 또 이것은 체념형 사람의 유일한 소망인 '귀찮게 하지 마라'를 방해하기 때문에 소망 갖기를 피하는 것이다. 이처럼 체념형 신경증적 사람은 소망이 없어야 앞에서 설명한 인생의 관망자가 될 수 있고, 소망할 의욕이 없으니 정열과 인생의 목표도 없으며, 어떠한 소망도 정성껏 노력을 기울일 만큼 강하지 못한 것이다. 결국 이런 사람의 가장 두드러진 신경증적 주장은 첫째, 자기 인생은 편하고 고통이 없어야 되며 노력할 필요가 없어야 하고 둘째, 아무도 자기를 귀찮게 해서는 안 된다는 것이다.

이런 사람은 '이것 없이는 못 살겠다'고 느낄 정도의 애착이 가는 일이 없도록 각별히 신경을 쓰며, 이 세상에 아무것도 중요한 것이 있어서는 안 된다고 느낀다. 물론 이 사람도 여인을 좋아할 수도 있고, 시골의 어느 마을을 좋아할 수도 있고, 무슨 음식을 좋아할 수도 있으나 그런 것들에 의존하면 안 된다고 느낀다. 혹시 어떤 사람, 장소나 모임 같은 것에 애착을 느껴, 그것들을 놓치면 자기한테 심한 고통이 올 것이라 느끼면 이런 것들에게서 미리 정을 떼기 시작할 뿐만 아니라, 어떤 사람이 자신에게 너무 애착을 느끼는 것 같다는 생각이 들어도 마찬가지로 정을 떼기 시작한다.

5. 체념형 신경증적 사람의 다섯 번째 특징은 애착하지 않는 것(detachment) 즉 감정적으로 거리를 두는 것이다. 앞에서 설명한 인생의 관망자이면서 소망을 버리는 성향은 대인관계에서도 나타난다. 다른 사람들로부터 감정적으로 거리를 두기 때문에 애착이 없다. 거리를 두거나 일시적인 대인관계를 즐길 수는 있으나 감정적으로 가까워져서는 안 된다. 이런 사람은 누구하고도 어울리고 싶거나 도움을 받고 싶거나 성적인 관계를 맺고 싶을 정도로 애착을 느껴서는 안 된다. 다른 형의 신경증과 달리, 좋든지 나쁘든지 간에 남한테 기대하는 것이 많지 않기 때문에 이러한 '무애착'이 유지되며 응급 시에도 남한테 도움을 청할 생각을 못 할 수도 있다. 다른 한편으로는, 이런 사람은 감정적으로 너무 가까워지지 않는 한, 다른 사람을 열심히 도와주기도 하는데, 감사 받기를 원하지도 바라지도 않는다.

체념형 신경증적 사람에게 성관계의 역할이 다양한데, 성생활이 삶과 어울리는 유일한 길이 되는 경우 많은 이성과 성적 관계를 가지나 얼마 지나지 않아 관계를 끊는다. 그 이유는 소위 '사랑' 관계로 타락해서는 안 된다고 느끼고 있기 때문이다. 체념형 사람은 다른 사람과 깊은 관계를 맺으면 안 된다는 내적 강요에 의해 지배되고 있는데, 이런 사람에게 대인관계를 끊는 이유를 물으면 자신의 호기심이 만족되었기 때문이라 내세우기도 한다. 자기가 이 여자 저 여자, 또는 이 남자 저 남자에게 끌렸던 것은 새로운 경험을 위한 호기심이며 이제 그것이 채워져 더이상 매력이 없다고 말한다. 이렇게 체념형 사람이 인생의 관망자 역할을 다른 사람보다 의식적으로 꾸준하게 해오고 있는 것이, 주변 사람들에게는 인생에 대해 열정이 많은 사람 같은 잘못된 인상을 주기도 한다.

반면에 섹스에 대한 갈망을 전부 없애버려 자기 인생에서 성적인 면을 전부 지워버리는 경우도 있다. 따라서 성적인 상상을 전혀 하지 않거나, 아니면 공상 속에서 재미 없는 환상을 가끔 그리는 것이 고작일 수 있다. 혹시 어떤 이성과 오랫동안 관계를 지속하더라도, 상대와 정이 들지 않도록 거리를 두며 별로 친하지 않은 친구와 같은 관계를 갖는다. 앞에서 설명한 배우자와 아예 하나가 될 정도로 합치기를 원하는 자기 축소형 사람과는 정반대이다.

거리를 두는 방법도 여러 가지가 있는데 오랫동안 관계를 유지하기 위해 성적 관계는 너무나 친밀하다고 느껴 아예 성관계를 빼버린다던가 아니면 매번 낯선 여자와 성관계를 맺는다. 어떤 이성과의 관계를 성적인 것으로만 제한하고 다른 것들은 일체 피할 수도 있다. 결혼한 부부일 경우 배우자의 욕구에 신경을 쓰겠지만 정답게 자신에 대한 이야기나 마음 속에 있는 말은 절대 하지 않는다. 혼자 있는 시간을 많이 갖거나 혼자 여행가기를 좋아한다. 그래서 관계는 주말로 제한하거나 같이 여행가는 정도로 제한한다.

위에서 설명한 것과 같이 체념형 신경증적 사람이 다른 사람과의 감정적 유대를 피한다는 것이, 긍정적 감정이 없다는 말은 아니다. 나름대로 깊은 감정과 정을 느낄 수도 있지만 이런 감정은 자신의 마음 속에만 머물러 있어야 된다고 믿는다. 왜냐하면 이것은 자신의 사적 느낌이고 남들이 알 필요가 없다고 생각하기 때문이다. 이런 점에서 체념형은 거리를 두고 무의식적으로 긍정적 느낌을 갖지 않도록 훈련하는 거만-보복형과는 다르다. 또한 체념형 신경증적 사람은 다른 사람과 마찰을 일으키거나 화내는 것을 피하지만 거만-보복형은 화를 빨리 낸다는 것도 다르다.

6. 체념형 신경증적 사람의 또 하나의 특징은, 다른 사람이 자신에게 무슨 영향을 주려 하거나, 압박을 가하거나, 강요 하거나, 혹은 어떤 유대관계를 맺으려는 것에 대해 대단

히 민감하다. 대인관계나 단체 행동에 들어가기 전부터 그 관계가 오래 지속될까봐 두려워하고 처음부터 어떻게 하면 빨리 빠져나올 수 있을지 생각하기도 한다. 결혼 전, 단체 가입 전, 직장 입사 전 등에 이러한 공포심이 점점 커져서 공황증상을 일으키기도 한다.

체념형 신경증적 사람이 '강요'라고 느끼고 꺼리는 것은 여러 가지를 들 수 있는데, 임대 계약과 같은 계약서 서명이나 장기 계약하는 것을 들 수 있다. 심지어 신체에 주는 압박감, 즉 와이셔츠의 칼라, 허리띠, 신발 등이 주는 조이는 느낌, 또는 눈 앞의 경치를 가리는 것까지도 강요라고 느끼기도 한다. 또 명절 때 선물 보내는 일, 편지 쓰는 일, 청구서를 기한 안에 보내는 일과 같이 다른 사람이 자신에게 바라거나 기대하는 것에 분개하며 이런 느낌이 어떤 제도, 관습, 관례, 전통, 교통법규, 어떤대회(大會), 정부의 간섭 등으로까지 확대될 수 있다. (또, 명절 때 선물 보내는 일, 편지 쓰는 일, 청구서를 기한 안에 보내는 일과 같이 다른 사람이 자신에게 바라거나 기대하는 것에 분개하며, 이런 느낌이 어떤 제도, 관습, 관례, 전통, 교통 법규, 어떤 거대한 모임, 정부의 간섭 등으로까지 확대될 수 있다. 한마디로 말하자면 모든 정신적 신체적 압박감을 망라하는 것이다. 그런데 이 체념형 사람은 다른 사람과 마찰을 피하면서 그 대상과 직접 싸우지는 않지만 내부에는 반항심이 있어 의식적, 무의식적으로 반항하게 되는데, 자기 나름대로의 수동적 방법, 즉 반응을 안 하거나 잊어버리는 행위로 상대방을 골탕먹인다.

이 체념형 신경증적 사람이 이렇게 강요당하는 느낌에 예민한 것은 이 사람의 무기력한 것과 소망을 버리는 것에 연관되어 있다. 양보하기를 전혀 원치 않기 때문에 자신에게 이익이 된다 할지라도 남이 자기한테 무엇인가 하기를 기대하는 것 같으면 강요하는 것으로 간주한다. 또한 자신의 소망을 버리는 한편, 아주 강한 소망을 가진 사람이 그 힘으로 자신을 밀어붙여 무엇인가를 하게 만들까봐 두려워하기도 한다.

여기에는 체념형 사람의 외향화하는 현상도 볼 수 있다. 즉, 자신이 원하고 좋아하는 것이 무엇인지를 의식하고 있지는 않지만, 자기가 좋아하는 것을 무의식적으로 좇으면서도 남이 원하는 것을 따라하고 있다고 느낄 수 있다. 카렌 호나이는 이것을 설명하기 위해 예를 들고 있다. 어느 남자가 한 저녁 파티에 초대 받았는데, 같은 날 저녁 자기 여자친구와 데이트 하기로 약속이 되어 있었다. 결국 자기가 하고 싶은 대로 여자친구한테 가면서 속으로는 그 여자친구의 강요에 못 이겨 그리로 가는 것이라고 그 여자를 원망하는 것이다.

체념형 신경증적 사람은 강요에 과민하여 정신 분석 치료를 매우 힘들게 하며, 과민하면 할수록 분석 치료에 더 부정적이 된다. 이러한 사람은 분석 치료자가 자신을 분석가가 원하는 것처럼 미리 정해 놓은 모습으로 자기를 만들려고 한다는 의심을 오랫동안 지속한다. 무기력이 심할수록 분석자가 제시한 것을 실행하기 힘들어하며, 정신분석자가 타당치 않은 영향력을 자신에게 행사하려 한다고 느낀다. 이러한 사람은 어떤 질문에 대답을 하거나 해석(interpretation)을 받아들이는 것을 거부한다. 체념형 사람의 치료의 진전을 더 어렵게 하는 것은, 마찰을 싫어하기 때문에 자신의 이러한 의심을 오랫동안 고백하지 않는 것에 있다. 이런 것들을 분석자의 편견이라고 느껴 대수롭지 않게 취급할 수도 있지만, 만일 분석자가 이 사람의 사회 생활에 문제가 많은 것을 지적하고 대인관계를 검토해 보자고 제시하면 즉시 경계하고 분석자가 자기를 사교적 사람으로 만들려 한다고 속으로 느끼며 협조하지 않는다.

7. 이런 신경증적 사람이 변화와 새로운 것을 피하는 것은 체념성향 때문이다. 이것은 이런 형의 신경증의 근본적 특징으로써 그 강도에 따라 무기력한 느낌이 심할수록 모험이 두려워지고 변화를 위한 노력도 싫어진다. 직장, 사는 곳, 배우자 등이 아무리 마음에 들지 않아도 바꾸는 것보다 차라리 현상유지 하는 것을 선호한다. 바꾸면 더 나아질 것이라는 생각조차 하지 못하고 분석가가 일상 생활 중에서 뭔가 바꿔보라고 제안해도 흥미 없다는 태도를 보이는데, 이러한 태도는 무기력한 느낌 외에 두 가지 요소를 포함하고 있다. 그 중 하나는 원래 체념형 신경증적 사람은 아무것도 기대하는 것이 없기 때문에 바꿀 의욕이 없는 것이고, 다른 하나는 아무것도 바꿀 수 있는 것이 없다고 생각하는 경향이다. '바꿔봤자 별 수 없다'는 한국 선거 때 흔히 듣는 말이 이러한 생각을 잘 표현하고 있다. '사람이란 그런거야. 타고난 천성인데 어떻게 바뀌겠어', '인생이란 그런거야. 타고난 운명인데 무엇을 바꿀 수 있겠어'하는 것이 정해진 태도이다. 그래서 체념형 신경증적 사람은 보통 사람이 견디기 힘든 상황에서도 불평하지 않고 잘 참아내는데 가끔 자기 축소형 사람에서 보는 순교자 같은 모습을 보이기도 하지만 물론 비슷하게만 보일 뿐 그 뿌리는 다르다.

위에 열거한 체념형 신경증적 사람이 변화를 기피하는 예들은 모두 외부적인 것들이며 더 큰 문제는 내부정신에 변화를 가져오는 것을 기피하는 데에 있다. 물론 이런 태도는 모든 형의 신경증에서 볼 수 있는데 기피하는 것은 주로 변화를 위해 어떤 특정된 문제와 씨름하고 노력하는 것이다. 체념형에서도 이런 태도가 있지만, 사람은 바뀔 수 없다는 정적(static) 생각이 뿌리박고 있기 때문에 '변화'라는 생각 자체를 기피하는 것이 크게 다른 점이다. 체념형의 골자는 활발하게 사는 것으로부터 뒷걸음질하고, 소망하는 것, 무엇을 계획하는 것 등을 피하고, 어떤 노력하는 것이나 실제 행동하는 것으로부터 물러나는 데에 있다. 체념형이 느끼는 '사람은 변할 수 없다'는 것은 자기 자신에 대한 생각을 반영하는 것이다. 체념형 신경증적 사람의 생각에 정신 분석 치료라는 것은 일시적 새로운 사실의 발견으로, 한 번 받으면 모든 문제가 영구히 해결되어야 한다고 믿고 있다. 분석치료 초기에 정신분석이란 것이 하나의 과정이며 문제를 새로운 각도에서 보고 새로운 의미를 발견하고 그 뿌리에 도달해서 문제를 해결하여 내부정신에 변화를 일으키는 과정이라는 것을 깨닫게 해주면 이 사람은 이것을 무척 생소하게 느낀다.

체념형 신경증적 사람의 모든 체념하는 태도가 무의식이 아니고 의식적일 수도 있다. 이 때 이 체념형 신경증적 사람은 자신의 체념적 태도가 아주 지혜로운 것이라 자처한다. 대부분 무의식적인 것 이외에, 무관심한 것과 강요 당하는 것에 예민하다는 정도는 의식적으로 느끼고 있다. 이러한 체념형 사람의 모습은 이 사람이 분개했을 때, 지쳤을 때, 심한 불안을 느낄 때, 원망스러울 때에 어떻게 반응하는지를 보면 확실히 알 수 있다.

정신분석가는 체념형 신경증적 사람의 기본적 특성을 알아두면 이 사람의 전체 모습을 빨리 파악하는 데에 도움이 되고 나머지 특성도 거의 확실히 찾을 수 있다. 이 사람에게서 나타나는 현상들이 각자 독립된 것이 아니고, 서로서로 얽혀있는 구조물이라는 것도 기억해야 한다.

카렌 호나이는 체념형 신경증의 형성 과정과 의미, 역동에 대해 고찰하면서, 체념하는 것이 내부정신 속에 있는 갈등을 해결하는 한 방법으로, 그 갈등으로부터 물러나는 것이라 했다. 체념형 신경증적 사람은 야심을 포기한 것처럼 보이고 본인 자신도 이러한 면을 강조하며, 분석가는 이것이 전체 체념형 신경증 발달의 단서인 것으로 보는 경향이 있다. 사실 이 사람의 성장 과정을 보더라도, 야심적인, 의욕적인 면에서 이것을 뒷받침하는 것처럼 보인다. 청소년기에는 놀라운 열정과 재주를 나타내고, 학교에서 야심 많고 반에서 일등을 하며, 정치적 토론에서 우수한 것을 보여주기도 한다. 이렇게 인생에서 많은 청년들과 같이, 비교적 활발하고 많은 관심을 가지며 미래에 성취할 꿈을 꾸는 청소년기가 이 체념형에서 어떻게 변화해 가는지를 살펴보기로 한다.

대부분의 사람들은 청소년기 이후로 차츰 인생에서 실패하는 일이 생기고 불행한 일도 겪게 되며, 고통스럽고 불안하고 절망하는 시기를 겪게 된다. 이런 과정을 거친 후 인생에 기복이 사라지게 되는데, 사람들은 이것을 적응한 것, 안정된 것이라고 말하며 일반적인 견해로는 이것이 정상적 과정이라고 말한다. 그러나 정신분석 측면에서는 우려를 표하게 된다. 왜냐하면 기복이 사라진 동시에 이 청년은 삶에 대한 열정과 많은 것들에 대한 흥미를 잃고, 자신의 능력과 좋은 기회가 보장하는 것보다 훨씬 낮은 곳에서 절충해버리기 때문이다.

사람이 살아가는 여정 중에 재난과 가난이 사람의 의지를 꺾을 수 있으나, 여기에서 살펴보고 있는 환경적 요소가 기를 꺾을 만큼 나쁜 것은 아니기 때문에 어떤 내부정신적 요소가 결정적 요소라고 보아야 될 것이다. 그러나 이 해명도 만족스럽지 못한데, 왜냐하면 같은 정신적 경험을 한 다른 청년들은 이 청년처럼 기가 꺾이지 않고 또 다른 모습으로 나타나는 것을 볼 수 있기 때문이다. 사실상 이런 변화는 갈등 유무나 그 강도에 달린 것이 아니라 마음의 평온을 유지하기 위해 자기 자신과 어떻게 타협했느냐에 좌우된다. 이 청년은 마음의 갈등을 느끼고 그것으로부터 물러남으로써 그 갈등을 해결한 것이다. 청년이 왜 체념이라는 방법을 택했을까 하는 것은 다음에 살펴보기로 하고, 지금은 체념형이 어떻게 발달하게 되었는지를 이해하는 것이 중요하다.

우선 앞에서 이미 설명한 팽창형과 축소형의 주된 내부갈등을 비교해보자. 두 유형은 아주 대조적이나 팽창성과 축소성의 추진력은 양쪽 모두에 있으며 이중 하나가 겉에 두드러지게 보이고 다른 하나가 그 밑에 억제된다. 그러나 체념성향이 두드러진 유형에서 그 전형적 모습은 두 유형의 경우와는 달라서 팽창성향이나 축소성향의 어느 것도 억제되지 않는다. 만일 이 두 성향을 잘 알고 있으면 이것을 명확히 보기가 힘들지 않다. 만일 모든 신경증을 팽창성이냐 축소성이냐의 두 가지만으로 분류하자고 고집하면 이 체념형을 어디에 포함시킬지 난감해진다.

체념형 내부에 있는 팽창성 경향은 자기가 할 수 있다고 믿는 일이나 자신의 성품을 상상 속에서나 그려보는 특성을 보이며, 때로 의식적으로 자신은 다른 사람보다 잘났다고 느끼는데 이것은 지나치게 위엄을 보이는 행동에서 엿볼 수 있다. 자기 자신에 대한 느낌은 자랑스럽게 느끼는 경향이 있는데, 체념형 사람의 이러한 특성은 팽창형 사람과는 달리 체념하는 것과 연결되고, 자신의 무관심과 금욕, 자급자족하는 능력과, 독립성, 강요당함을 싫어하는 것과 경쟁을 초월한 것 등이다. 또, 자신의 내부강요, 압력을 잘 알고 있어 그것을 효과적으로 주장하는데, 이 내용은 다른 두 신경증형인 팽창형과 축소형과는 당연히 다르다. 왜냐하면, 체념형의 내부강요, 압력은 자신의 상아탑을 보호할 필요에서 오기 때문에 남이 자신의 사사로운 일에 침범하지 않아야 하며, 자신에게서 아무것도 기대하거나 건드리지 않아야 하고, 벌어 먹고 살아야 하는 것에서 제외되어야 하며, 어떤 책임지는 것에서나 제외될 권리가 있다는 것이다. 체념형 신경증적 사람의 팽창적 성향은 기본적으로 체념하는 데에서 이차적으로 발생한 것들, 즉 특전을 아끼는 것이라든지 노골적으로 반항적인 것 등과 같은 것들에서 볼 수 있다.

그러나 이 단계를 지나면 체념형 신경증적 사람의 팽창적 성향의 힘이 없어지는데, 야심찬 목적들을 활발하게 추구하는 것을 포기해 버리기 때문이다. 즉 야심을 갖거나, 야심을 이루기 위해 노력하지도 않겠다는 신경증적 결정이 되어 있기 때문이다. 어떤 쓸모있는 일을 할 수 있더라도 세상이 원하고 고마워하는 것을 지독하게 경멸하고 반항하면서 이를 해낼 때도 있는데, 체념형 중에서 반항심이 있는 부류의 경우이다. 아예 반항심이 없는 사람들은 무엇인가를 한 번 해내겠다는 마음을 다 버렸기 때문에 보복하려는 뜻에서 어떠한 활발하고 공격적 행동도 원하지 않는다. 이 사람의 특징인 물러나거나 무관심한 태도와 걸맞게 지도자가 되어 남을 조정한다는 생각은 극히 비위에 거슬린다.

다른 한편으로, 만일 이 체념형 사람의 자기 축소적 성향이 더 두드러질 경우에는 자기 자신을 낮게 평가하고 자신을 겁 많고 별 볼일 없는 사람이라고 느낀다. 이런 사람은 흔히 다른 사람들이 무엇을 필요로 할지에 대단히 예민해서 자기 인생의 많은 부분을 그들을 도와주는데 소비하거나 대의명분을 위해 보내기도 한다. 또 남이 떼쓰거나 공격하는데 무방비하고 남을 비난하느니 차라리 자기 자신이 모든 비난을 뒤집어 쓴다. 다른 사람들의 감정을 건드리지 않으려 무척 신경을 쓰며 고분고분하는 경향을 보이지만 이것은 자아축소형 사람처럼 애정의 필요에서 오는 것은 아니고 마찰을 피하기 위한 것이다. 체념형 사람은 자기가 무관심하지 않으면 사람들이 짓밟을 것이라는 두려움을 갖고 있다.

자아축소 성향은 팽창 성향에서처럼 활발하고 힘찬 추진력이 아니고 주로 태도를 통해서 보여지는데, 애정에 대한 호소는 팽창형과 축소형의 두 성향에 열정적 성격을 부여하나 이 체념형에는 이것이 결여되어 있다. 그 이유는 체념형이 남에게서 아무것도 기대하지 말고 또 남과 감정적으로 맺어져서 안된다는 근거에서 결정되기 때문이다.

카렌 호나이가 설명한 체념형의 발전 과정에서 팽창형과 축소형에서 볼 수 있는 정신내부의 갈등으로부터 물러서는 의미를 이해할 수 있을 것이다. 이 두 유형의 활발한 요소들을 제거하면, 이 두 유형은 더 이상 서로 반대되는 힘이 아니고 갈등을 이루지 않는다. 이제 이 세 가지 형을 비교해 보면, 어떤 사람은 이 두 갈등 즉 팽창성향과 축소성향 중의 하나를 제거해서 마음의 화합과 평화를 얻으려고 하고, 체념형은 이 두 성향을 활동 못하게 고정시킴으로써 같은 결과를 얻으려고 한다. 이 체념형 사람이 이상화한 자아(idealized self)를 보존해야 된다고 느끼는 것에는 변함이 없다. 즉, 자존심 체계는 내부강요와 상호작용 하지만, 이상화한 자아를 실현하기 위한 활발한 추진력, 실제 행동하는 것을 포기했기 때문에 팽창성향과 축소성향 모두를 고정시킬 수 있는 것이다.

이와 비슷한 방법으로 참된 자아(real self)를 활동하지 못하도록 묶어 놓기도 한다. 체념형 사람도 '자기 자신'이 되기를 원하나, 자발성, 노력, 생생한 소망과 무엇을 얻기 위해 다투는 의지 등에 제동을 거는 것과 동시에 자아 실현을 위한 자연적 추진력에도 제동을 건다. 그래서 이상화한 자아를 실현하려 하거나 참된 자아로 성숙하려는 것이 아니라 그저 '존재하고 살아가는 것(being)'을 더 강조한다. 그래도 '자기 자신'이기를 원한다는 사실은 이 사람의 감정에 약간의 자발성을 허락하기 때문에 다른 두 신경증형 보다는 자신으로부터 덜 소외되고 있다고 할 수도 있다.

체념형 신경증적 사람은 종교나 예술, 자연과 같이 비인격적인 것에는 강한 사적인 감정을 가질 수도 있으며, 다른 사람과 감정적으로 연결되는 것은 허락하지 않아도 다른 어떤 사람이 필요로 하는 것을 감정적으로 느껴 파악할 수는 있다. 이런 사실은 자기 축소형의 사람과 비교 하였을 때 분명히 다름을 볼 수 있다. 자기 축소 성향의 사람도 긍정적인 감정을 지워버리지 않고 오히려 더 북돋우려 하나, 이러한 감정들은 애정, 즉 굴복을 위해서 사용되기 때문에 왜곡된다. 자기 감정 속에 파묻혀서 완전히 자신을 잊어버리기 원하며 궁극적으로 다른 사람과 융합함으로써 조화를 이루려 한다. 이에 반해 체념형 사람은 자신의 감정을 엄격하게 자기 가슴 속에 비밀로 간직하고, 다른 사람과 일체가 된다는 생각을 불쾌하게 느낀다. 자기 자신이 된다는 것이 무엇을 의미하는지 애매하고 혼동되어 있지만 체념형 사람은 '자기 자신'이기를 원한다.

바로 이런 감정을 움직이지 않게 고정화 하는것이 체념성향에 부정적 또는 정적(static) 성격을 부여하며 이런 면이 새로운 관찰에 의해 계속 더해진다. 아무도 부정적인 것만 갖고 살아갈 수 없다는 것에서 카렌 호나이는 의문을 던진다. 그렇다면 체념형 신경증적 사람도 무엇인가 긍정적인 것을 추구하고 있는 것이 아닐까 하는 의문이다. 다른 두 신경증형 팽창형과 축소형에서는 마음의 화합을 이루겠다는 염원 외에 인생에 의미를 부여하는 강력하고 긍정적 호소, 욕구가 있다. 그 중 하나는 정복하겠다는 욕구이고, 다른 하나는 애정을 받겠다는 호소, 갈망이다. 체념형에도 이와 같은 긍정적인 것을 노리는 호소, 갈망이 있지 않겠는가 하는 것이다.

정신 분석치료 과정에서 이런 질문이 발생하면 환자가 이런 의문에 대해 어떻게 말하는지를 경청하는 것이 크게 도움이 된다. 대개 환자가 이와 관련된 내용의 말을 이미 했는데도 분석가가 흘려 버렸을 가능성이 있다. 여기에서 환자가 자기 자신을 어떻게 보는지를 한 번 살펴보자. 다른 보통 사람들과 마찬가지로 자기가 필요로 하는 것들이 좋게 보이도록 하기 위해 이것들을 합리화하고 장식한다. 여기에서 구별을 잘 해야 하는데, 때로 체념형 사람은 자신의 필요에 의해 분투하지 않는 것을 경쟁을 초월한 것으로, 무기력한 것을 땀 흘리고 일하는 것을 비웃는 것으로 합리화 시켜 미덕으로 보이게 한다. 분석치료가 진전이 되면서 차츰 이런 것을 영광화하는 행동이 점점 없어지게 되지만, 정말 이 사람에게 큰 의미가 있어 쉽게 버리지 못하는 것들이 있는데 그것은 모두 자신의 독립과 자유에 관한 것이다. 사실 체념한다는 관점에서 본 기본적인 특징들을, 자유라는 관점에서 본다면 적절하다. 왜냐하면 다른 사람한테나 자기에게 필요한 것들에 강하게 집착하면 자신의 자유를 제한하기 때문이다.

사람이 한 가지를 추구하는데 자기 에너지를 쏟으면 흥미있는 다른 것들을 추구할 자유를 잃게 된다. 특히 남의 강요에 대단히 예민한 이유가 분명해지는데, 자유롭기를 원하기 때문에 어떤 압박도 견디지 못한다는 것이다. 이 이슈가 정신 분석치료 중에 거두되면 이 체념형 신경증적 사람은 자신을 강력하게 방어한다. 누구나 자유를 원하는 것이 자연스럽지 않은가, 압박 밑에서 일을 하면 누구나 무기력하게 되지 않는가, 남이 기대하는 것만 한다면 의미가 있는가, 분석가가 자신을 어중이떠중이와 구별 안 되게 길들이려 하는 것이 아닌가 등을 언급하며 자신을 방어한다. 이 체념형 신경증적 사람은 통제하는 것을 싫어하고 자기가 하고 싶은 일을 자기가 하고 싶을 때 하기를 원한다.

이 체념형 신경증적 사람의 일부 주장과 이슈를 살펴보기로 한다. 여기에서 체념형 신경증적 사람이 자유라 하는 것은 자기가 원하는 것을 하는 것이다. 그러나 앞장에서 설명한대로, 이러한 사람은 자신의 소망을 최대한으로 정지시키고 있기 때문에 자신이 원하는 것이 무엇인지 알 수 없으므로, 정신 분석가는 여기서 잘못된 점이 있음을 알 수 있다. 이 사람은 아무것도 안 하던가 아니면 해봤자 별볼일 없는 결과가 되더라도 이것이 이 사람을 괴롭히지 않는다. 그 이유는 남이나 어떤 단체가 자신한테 간섭하지 않는 데에서 자유, 또는 해방감을 느끼기 때문이다. 체념형 사람이 말하는 자유라는 것이 '무엇을 위한 자유'가 아니고 '무엇으로부터의 자유'이기 때문에 부정적으로 보이기는 하나, 팽창형과 축소형 성향에는 없는 호소력이 있다.

축소성향의 사람은 다른 사람한테 애착을 느끼고 의존할 필요가 있기 때문에 자유를 오히려 두려워하고, 팽창성향의 사람은 이것저것 정복하고 싶은 욕구 때문에 자유라는 생각을 비웃는 경향이 있다.

카렌 호나이는 또 다른 질문을 한다. 체념형 신경증적 사람의 '자유'에 대한 이런 호소, 갈망을 어떻게 설명 하겠는가? 어떤 정신내부의 필요 때문에 이 자유에 대한 호소, 갈망이 시작되는가? 이 호소, 갈망이 의미하는 것이 무엇일까 등의 의문을 던진다. 이것들의 대답과 이해를 위해 호나이는 후에 체념(resignation)의 방법으로 자기 내부문제를 해결하게 되는 사람의 어린 시절의 발육 과정으로 돌아가 봐야 된다고 설명한다. 이런 사람의 어린 시절의 발육 과정을 보면, 너무 강하거나 너무 모호해서 어린아이가 마음 놓고 반항할 수 없는 강압적인 환경이 많은 것으로 본다. 너무나 꽉 막힌 가정 환경이나 감정 소통이 닫혀 버린 분위기는, 어린아이 개인의 개성이 다듬어지지 않거나, 어린아이가 부서질 위험이 있는 분위기라 볼 수 있다.

반면, 이 체념형 신경증적 사람이 애정을 받았을 가능성도 있으나 아마도 따뜻한 정을 느끼게 하는것이 아니라 징그럽게 느끼게 했을 가능성이 있다. 예를 들면 자기 아이가 필요로 하는 것이 무엇인지를 이해할 수 없을 만큼 자기 중심적 어머니가 자기 아이에게 자기를 이해하고 애정을 줄 것을 강요하는 경우이거나, 예측할 수 없이 감정기복이 심한 어머니가 한 번은 넘치는 애정을 주고 다음에는 이유없이 화를 내고 아이를 때리고 야단치는 경우를 생각할 수 있다. 간단히 말하면, 어린아이의 성숙을 고무하고 뒷받침 해주기는 커녕, 개성을 완전히 무시하고 이리저리 자신을 끼워 맞추라고 강요하는 환경 속에서 자란 아이가 체념성향이 됨을 강조한다.

이렇게 자란 아이는 한동안 애정과 관심을 얻으려는 시도와, 자신에게 둘러진 속박/구속을 원망하는 마음 양쪽에서 갈팡질팡하게 되며, 어려서 겪은 이런 갈등을 사람들로부터 물러나는 것으로 해결하게 된다. 말하자면 자기와 남 사이에 감정적 거리를 둠으로써 자신의 갈등이 더 이상 계속하지 않게 방지하는 것이다. 남의 애정을 더 이상 원치 않으며 애정을 받기 위해 애쓰지도 않게 된다. 따라서 이 체념형 사람은 더 이상 상반되는 감정으로 갈리지 않고 남들과 제법 평탄스럽게 지낼 수 있게 된다. 더구나 자신만의 세계로 후퇴함으로써 자신의 개성이 완전히 파괴되고 없어지는 것을 피할 수 있게 된다. 이렇게 어려서부터 감정적으로 물러나는 것은 고통스러운 마음의 갈등을 없애고 자신의 내부적 통합을 도와줄 뿐 아니라 하나의 중요한 긍정적 의미를 주는데, 그것은 주변 사람들, 주로 부모의 강압적인 강요로부터 해방되고 마음의 독립을 가져올 가능성을 주는 것이다. 내부 속박에서 해방되면 자기 내부의 독립 가능성을 얻지만, 남을 좋아하거나 싫어하는 감정만을 제지하는 것 이상의 것을 해야 하게 된다.

이 체념형 신경증적 사람은 다른 사람이 자신의 감정에 관여해야 충족되는 모든 소망과 욕구, 이해하고 경험하고 나누는 애정, 동정, 보호와 같은 자연스런 욕구 등을 없애야 된다. 이런 현상은 이 사람에게 여러 가지 영향을 미치는데 모든 의미, 즐거움, 고통스러움, 슬픔, 두려움과 같은 감정들을 밖에 나타내지 못하고 자기 마음 속에만 간직해야 된다. 또 어떤 공포증을 갖고 있다면 그것을 극복하기 위해 남몰래 결사적으로 노력하면서도, 자기가 고통 받고 있는 것을 겉에 나타나지 않게 훈련하고 나아가서는 아예 고통을 느끼지 않게 훈련한다. 또 남의 동정과 도움을 원치 않고, 다른 사람의 동정과 애정이 진정인지 의심도 하지만, 그 동정과 애정에 혹시 감정적으로 묶일까봐 걱정을 한다. 이러한 사람은 욕구를 덮어버릴 뿐 아니라 남들이 자기가 원하는 것이 무엇인지 알면 그것을 방해하거나 자기를 이용하는 도구로 쓰지 않을까 염려하여, 자신이 어떤 것에 관심이 있는 것을 남에게 알리지 않는 것이 안전하다고 느낀다. 이렇게 하여 체념 과정의 특징인 모든 소망으로부터 물러나는 현상이 시작된다. 그래도 자기가 갖고 싶은 것이 있어도 그것을 말하지 않으며, 점차적으로 아무것도 바라지 않는 것이 안전하다고 느끼게 된다. 말하자면 적게 원할수록 더 안전하게 물러날 수 있고 남들이 자기를 묶어놓기가 힘들 것이라 느끼는 것이다.

이렇게 발달된 모습은 아직 체념은 아니나 그 싹을 보여주며, 이 이상 진전되지 않아도 앞으로 인격의 성장에 지대한 위험을 내포한다. 사람은 다른 사람과의 친밀한 관계나 마찰없이 성장할 수 없다. 이 사람은 이에 좋은 환경을 만나거나 정신 분석치료를 받아서 바꾸지 않는 한 다른 신경증에서 본 것처럼 악순환을 계속한다. 체념형 신경증적 사람이 무관심한 상태를 유지하려면 소망과 노력하는 것을 중단해야 하지만 소망을 취소하는 것은 양날의 칼 같은 결과를 가져온다. 즉, 다른 사람으로부터 독립적이 되기는 하나, 자기 자신을 약화시키거나 생기를 빼앗고 방향감각을 혼란시킨다. 어떤 영향이나 간섭에 흔들리지 않도록 보다 더 경계하지 않으면 안 되게 된다.

체념형 신경증의 형성 과정에서 이렇게 조기에 시작된 것들을 보강하는 것은 내부정신적 과정에서 오며 사람들로 하여금 영광을 찾게 하는 동력이 여기에서도 작용한다. 체념형 신경증적 사람은 어려서부터 감정적으로 거리를 두는 것으로 갈등을 제거하나, 이 해결법에 얼마나 의존할 수 있느냐 하는 것은 소망을 취소하는 것에 달려있고 어린 나이에는 이 과정이 갈팡질팡하여 아직 확고한 태도가 되고 있지는 못하다. 그래서 마음의 평화를 갖기 위한 것보다는 인생에서 바라는 것이 아직은 더 많아서 마음이 크게 내키면 아주 친밀한 대인관계에 끌려들어갈 수도 있다. 이렇게 이 어린 아이의 갈등은 쉽게 흔들리기 때문에 더 단단한 통합이 필요하게된다. 어려서의 이러한 상황은 아이의 마음을 분열된 채로 둘 뿐 아니라, 자아로부터 소외시키며 자신감이 결여되고 실제 생활에 대한 무장이 부족하다고 느끼게 한다. 따라서 아이는 감정적으로 안전한 거리를 두고서만 다른 사람들을 대할 수 있는데, 만일 남과 가까운 접촉이 불가피하게 되면 이미 싸움에서 움츠렸기 때문에 제한되고 불리하게 된다. 결국 이 아이도 다른 신경증에서 처럼 모든 문제에 대한 대답을 자아 이상화(self-idealization)에서 찾게 되고, 이 이상화된 자아는 그 동안 발전된 소원을 영광화한 것으로써 자기 충족, 독립, 평온함, 욕망과 열정으로부터의 해방, 금욕, 공평함 등의 복합체가 된다.

이러한 모습에 적합한 내부압력(should)은 이 아이를 새로운 위험에 노출시킨다. 원래는 외부세계로부터 내부자아를 보호하는 것이었는데 이제는 그보다 훨씬 무서운 내부 독재로부터 이것을 보호해야 된다. 그 결과는 여태까지 내부 자아의 생동성을 얼마나 안전하게 보호했는가의 정도에 좌우된다. 내부 자아의 생동성이 강하고 이것을 보존하겠다는 결심이 확고하면 이 생동성을 약간 유지할 수 있겠지만 앞에서 언급한 여러 가지 제약을 강화하는 것과 활발하게 사는 것으로부터 물러나고 자아 실현의 시도를 저지시켜야 하는 값을 치뤄야 한다.

체념형 신경증적 사람의 내부압력이 다른 신경증에서보다 더 엄격하다는 임상적 증거는 없으며, 그 차이는 체념형은 자유 해방의 욕구 때문에 더 괴로움을 느낀다는 데에 있다. 이 내부강요를 이 아이는 외향화(externalization) 시킴으로써 일부 해결하려고 한다. 그런데 공격성에 대한 금기 때문에 이 외향화를 수동적으로 하는 수 밖에 없다. 즉 다른 사람들이 이 아이에게 기대하는 것은, 묻지 말고 복종하라는 명령의 성격을 띄게 되는 것을 의미하며 체념형 신경증적 사람은 남들의 기대에 복종하지 않으면 그 사람들이 냉정하게 등을 돌릴 것이라 확신하는 것이다. 요점은 이 아이가 자기 내부강요를 외향화 시켰을 뿐 아니라 자기에 대한 증오심도 외향화했다는 사실이다. 이 사람은 자신의 내부강요에 미치지 못하면 남들이 자기를 미워할 것이라고 느낀다는 말이다. 여기에서 말하는 남들의 적개심은 외향화된 것이기 때문에 그 반대를 경험해도 고쳐지지 않는다.

정신 분석치료에서 볼 수 있는 예를 들면, 체념형 신경증적 사람은 자신의 분석가가 꾸준히 참을성 있고 이해심이 많은 것을 오랫동안 경험했어도 만일 어떤 일이 생겨 분석가에게 반대 의사를 보이면 당장에 자기를 분석치료에서 추방해 버릴 것이라고 느끼는 것이다.

이렇게 체념형 신경증적 사람은 외부 압력에 대한 민감성이 크고 강화되므로, 외부 환경의 압력이 미미할 때도 왜 외부로부터 강요당하고 있다고 느끼는지 이해할 수 있다. 한편, 자신의 내부강요의 외향화는 내부적 긴장을 풀어주겠지만 생활에 새로운 갈등을 불러온다. 다른 사람들 기대에 잘 따라야 한다, 남의 감정을 상하게 하면 안 된다, 자기에게 돌아올 남의 적개심을 풀어줘야 한다 등의 강요와, 자기 독립을 유지해야 되는 필요 사이에 일어나는 갈등이다. 이 갈등이, 다른 사람들에게 애매한 태도를 보이는 것을 보면 순응과 반항이 여러 가지로 섞인 모습으로 나타남을 알 수 있다. 예를 들면, 남이 무엇을 부탁하면 공손하게 대답해 놓고 하는 것을 잊어버리거나 질질 끌면서 자꾸 뒤로 미루는 것이나, 정신 분석치료를 받을 때 예약 시간에 대한 규정은 잘 지키나 분석가의 방에서 나가면 자신의 치료 시간에 무엇을 다루었는지 잊어버려 치료 효과가 없는 경우를 들 수 있다.

체념형 신경증적 사람의 이런 갈등들이 다른 사람들을 대하는 데 있어서 긴장의 바탕이 되는 것은 불가피하며, 이런 긴장감은 의식하든 못하든 다른 사람들로부터 물러나는 경향을 더 강화한다.

다른 사람들이 기대하는 것에 수동적이면서 저항적으로 행동하는 경향은 외향화되지 않은 내부강요를 다루는 데도 나타난다. 무엇인가 하지 않으면 안 된다는 느낌만으로도 이 사람은 피곤하게 느끼기에 충분하다. 이 무의식적 저항이 체념형 신경증적 사람 본인이 진정 싫어하는 것들, 예를 들면 파티 같은 사교적 장소에 가는 것, 쓰기 싫은 편지를 쓰는 것과 같은 것에 한정된다면 크게 문제가 되지 않을 수도 있다. 그러나 심각한 문제는, 자신의 소망을 지워버려, 좋거나 나쁘거나 무관심한 거의 모든 것들, 예를 들면 간단한 칫솔질하는 것, 산책하는 것, 배우자와의 성교 등 하지 않으면 안 되는 모든 것을 무의식적 저항으로 받아들여 피곤해하고 거부하고 미루는 데 있다. 이 체념형 신경증적 사람은 모든 것을 침묵 저항으로 대하며 무기력은 확산되고 모든 활동은 최소한으로 제한되거나 긴장 아래 행해져 당연히 생산성이 줄어들고 쉽게 피곤해지며 만성 피곤증에 시달리게 된다.

체념형 신경증적 사람이 정신 분석을 받는 과정에서 이런 내부적 과정이 분명해지면 두 가지 요소가 내부 과정을 계속되게 만든다는 것을 보게 된다. 첫째, 무기력증인데 자기가 갖고 있는 에너지를 자발적으로 쓸 수 있는 수단이 없으면 이렇게 사는 것이 아쉽고 만족스럽지 못하다는 것을 충분히 깨닫게 되나, 자신을 신경증적으로 몰고 가는 일이 아니면 아무 노력도 하지 않기 때문에 변화의 가능성을 전혀 기대할 수 없다. 둘째, 이 체념형 신경증적 사람이 만들어 놓은 무기력증의 중요 기능 중 하나로 자신의 정신적 마비 상태이다. 자기 마음을, 변경할 수 없는 병에 걸린 것처럼 만들어 자기 비난과 자기 비하를 피하기 위해 사용하기 때문에 다른 변화를 기대할 수 없다.

체념형 신경증적 사람은 자기 갈등을 해결하는 방법이 그 갈등을 동결시키는 것처럼 자기의 내부강요(shoulds)도 활동하지 못 하게 만든다. 그 방법이란 내부강요가 이 사람 자신을 괴롭히기 시작하는 것을 피해 그것이 고개를 들지 못하게 하는 것이다. 체념형 신경증적 사람이 다른 사람들과 접촉을 피하고 무엇인가를 심각하게 추적하는 것을 피하는 이유를 알 수 있다. 이 체념형 신경증적 사람은 '아무것도 하지 않으면 아무런 내부강요와 금기(taboo)를 범하게 되지 않는다'는 무의식적 좌우명을 잘 따르고 있는 것이며 가끔 자기가 무엇인가 하려 하면 남의 권리를 침범하게 되기 때문에 무엇인가 하는 것을 피하는 것이라 합리화 하기도 한다.

이런 여러 가지 방법으로 체념형 신경증적 사람의 내부 정신적 과정은 최초 해결 방법인 거리를 두고 물러나는 방법을 계속 보강시키고 점차 체념의 모습을 보여주기 시작한다. 이 사람은 자신을 바꿔보겠다는 의욕이 희박하나, 자유 해방을 추구하는 속에 그나마 긍정적 요소가 있기 때문에 이런 과정이 정신 분석치료에서 접근이 가능한 것이다. 이런 긍정적 요소가 많으면 그렇지 않은 사람보다 정신 내부강요의 해로운 효과를 보다 직접적으로 이해하여 이 내부강요에 굳건하게 반대 입장을 취하며 점차적으로 이런 신경증적 내부강요를 극복할 수 있도록 돕는다.

카렌 호나이는 체념형의 전체 구조를 뒤돌아 보면서 말한다. 내부 정신의 분열 없는 통합을 보존하는 관점에서 보면, 눈에 띄는 중요한 것들이 있다. 우선, 정말 물러나서 무관심한 태도를 가지고 자기 마음의 통일된 상태를 유지하려는 사람은 예민하게 관찰하는 사람의 시선을 끈다. 호나이 자신도 늘 이것에 착안하고 있었으나 한 가지 깨닫지 못했던 것은 바로 이 물러나고 무관심한 것이 이 체념형 구조의 고유한 핵심부라는 사실이었다. 물러나 있고 체념한 사람들은 현실적이 못 되고 비활동적이며 하는 일이 효과적이지 못하고 다루기가 힘들다. 그 이유는 이미 설명한 대로, 남이 자신에게 어떤 영향을 줘서 내키지 않는 일을 하게 되거나 남들과 친밀한 관계를 맺는 것을 단연코 꺼려 하는 데 있다. 그러나 이 체념형 신경증적 사람들은 권력이나 명예나 아첨, 혹은 애정에 흔들리지 않는 진정성이 있으며 깊은 속마음과 감정은 순진무구하다.

내부정신의 통일을 유지하려는 욕구 속에는 이 체념형 사람들의 기본적 특징을 결정하는 또 하나의 요소가 들어있다. 체념형 신경증적 사람의 체념 발달 과정을 살펴봤을 때, 기피하고 제한하는 행동들은 현실적이지 않지만 내부정신의 통합을 위해 사용되며 자유 해방을 얻으려는 욕구에 의해 결정된다. 때묻지 않고 변색되지 않은 내부 정신 생활을 유지하기 위해서는 개입, 영향, 압력, 야심 및 경쟁의 굴레에서 해방되고 자유로워질 필요가 있다고 느끼는 원인이 여기에 있다.

정신분석가들은 이 환자가 이러한 핵심적인 내용을 말하지 않는 것에 대해 의아하게 생각할 것이다. 그러나 직접 말하지 않았을지 몰라도 간접적으로는 자신이 생각하는 '자기'에 머물고 싶다는 의사를 표했을 것이다. 정신분석을 받음으로 해서 '자기의 개성을 잊어버리지 않을까' 겁난다고 하거나, 정신분석을 받으면 다른 사람들과 똑같은 사람이 되지 않을까 두렵다고 하거나, 분석가가 원하는 사람으로 자기를 만들지 않을까 겁난다는 등의 표현을 했을 수 있다. 때로 정신분석가가 체념형 신경증적 사람의 이런 말이 함축하고 있는 진정한 의미를 놓칠 수도 있다. 그 숨은 뜻이 자기는 실제로 노이로제적 자아 또는 이상화한 잘난 자아로 남고 싶음을 암시하는 것이며 현상 유지할 것을 원하는 것이다.

여기에서 명심할 것은, 아직 체념형 신경증적 사람이 잘 의식하고 있지는 못하지만 자기 자신이기를 고집할 때는 참된 자아의 온전한 상태를 보존해야겠다는 관심도 나타낸다는 점이다. 오직 정신분석을 통해서만 '자기 자신을 찾기 위해 자기 자신을 잊어버려야만 된다'라는 진실을 배울 수 있다. 즉, 참된 자아를 찾기 위해 신경증적으로 영광화한 자아를 버려야 한다는 말이다.

체념형의 기본적 과정으로부터 세 가지 형태의 모습이 나타난다. 첫째, 지속적 체념(persistent resignation)이 시종일관하게 실행된다. 둘째, 반항적(rebellious) 형태로, 자유해방을 원하는 호소는 수동적 저항을 능동적 반항으로 전환시킨다. 셋째, 깊이 없는 생활(shallow living) 형태로 황폐해진다.

첫째 형태인 지속적 체념 형태의 사람들한테서 개인적 차이는, 팽창성향과 자아 축소성향이 얼마나 이 체념형 신경증적 사람에게 있느냐는 것과, 일상 활동에서 얼마나 물러나느냐 하는 정도에 달려 있다. 다른 사람과 감정적 거리를 두는 것이 잘 되어 있지만 사람에 따라 자기 가족이나 친구나 직장 동료들을 위해 무엇인가를 할 수도 있다. 별로 흥미가 없으나 팽창형이나 축소형과 달라 성과를 기대하지 않기 때문에 오히려 효과적으로 다른 사람을 도와줄 수도 있다. 자아 축소형과 대조적으로 체념형 신경증적 사람은 자신이 다른 사람의 애정을 얻기 위해 도와주려 한다고 느끼거나, 다른 사람들이 자신이 돕는 것 이상으로 더 도와줄 것을 기대하면 감정이 악화된다.

체념형 사람들은 활동하는 것을 제한하지만 일상생활은 할 수 있으며 아무것도 하기 싫은 무기력과 나태함에도 불구하고 마지못해 하는 것이기 때문에 힘들게 느낀다. 할 일이 쌓이거나, 혼자서 해야 하거나, 다툼이 있으면 무기력이 더 두드러진다. 경제적 필요나 해야 한다는 내부강요 외에 가끔 남한테 쓸모있어야겠다는 필요를 느낄 때도 있다. 또한 일상 생활의 일이 다 쓸데없다고 느끼는 심정으로부터 벗어나는 수단이 될 수도 있다. 흔히 이 체념형 신경증적 사람들은 여가가 생기면 어찌할 바를 모르고, 다른 사람들과 접촉하는 것을 너무 힘들어하며 혼자 있기를 좋아하지만, 하는 것이 없다. 책 읽는 것에도 거부 반응이 생겨 힘 안 들고 할 수 있는 백일몽에 빠지거나 사색, 음악감상을 하거나 자연을 즐긴다.

그러나 위와 같은 이유로 다 쓸데없는 일이라는 느낌이 스며드는 것을 미처 깨닫지 못하고, 자신을 위한 시간은 거의 남기지 않고, 많은 일들을 벌려놓기도 한다. 하지만 결국은 무기력하고 나태한 느낌이 일상 생활을 피하는 결과로 확대된다. 카렌 호나이는 체념형의 극단적 예로 19세기 소련 소설가 Ivan Goncharov의 유명한 소설 Oblomov의 주인공을 들고 있다. 그 사람은 신발을 신기 위해서 신발 들어 올리는 것도 귀찮아 하는 사람이라고 묘사되고 있다.

이런 극단적 예가 아니라도 무기력이 퍼지면 사람 자체가 아주 황폐해져 쓸모없는 인간이 될 위험성이 따른다. 그 이유는 행동하기 싫어하는 정도를 지나 사고(思考)와 감정까지 도태될 가능성이 있기 때문이다. 이쯤에 이르면 생각하고 느끼는 것이 그저 반사작용이 되고 남과의 대화나 분석가의 말에 의해 어떤 생각이 시작될 수는 있지만 그 쪽으로 에너지가 가지 않아 곧 생각이 없어져 버린다. 어떤 자극에 의해 좋고 나쁜 감정이 떠오를 수 있으나 얼마 안 가서 없어져 버린다. 이런 생각의 나태성은 정신 분석에서 자주 볼 수 있으며 이것이 정신 분석치료에 큰 장애가 된다. 한 시간 동안 상담한 내용을 사무실 문을 나가면서 곧 잊어버리는데 이 사람의 경우, 어떤 저항이 있어서 그런 것이 아니라 생각의 나태현상 때문인 것이다.

이 나태하고 무기력한 것이 퍼지면 퍼질수록 이 사람의 감정도 더 영향을 받아 점점 더 강한 자극을 요하게 된다. 이렇게 감정의 무기력은 비극적 요소를 내포하고 있다. 체념형 사람은 자기 감정의 순수성을 유지하기 위해 팽창성향을 억제하는데, 만일 이것이 극단적이 되면 자기가 지키려한 감정의 생동성까지도 말살해 버리는 결과를 가져온다. 이렇게 자신의 감정이 마비되면 다른 사람들보다 자신의 죽은 감정 때문에 고통받게 되는데, 이 감정의 마비만이 체념형 사람 나름대로 고치고 싶은 유일한 것이 될 것이다. 정신 분석치료가 잘 진행되어 전반적으로 활동이 증가되면 자기 감정이 좀 더 생동하는 것을 경험하게 되는데, 이 때 죽은 감정이 자기의 나태함과 무기력에서 파생되는 많은 문제 중의 오직 하나에 불과하다는 것을 깨닫게 되면 대단히 실망하며, 무기력함을 없애야 다른 것들도 좋아진다는 것을 알게 되는 것도 매우 싫어한다.

둘째, 반항적 형태. 약간의 활동이 유지되고 생활조건이 적당하면 이런 체념성향의 모습은 현상유지를 계속할 것이다. 여기에서 체념형의 여러가지 특징들이 합쳐 있는 것을 볼 수 있는데, 노력하고 기대하는 것을 제지하고, 변화와 내부갈등을 피하고, 많은 것들을 참아내는 능력 등이 그것이다. 그러나 이 모든 것들을 제치고 자유 해방을 갖고 싶어하는 한 가지 요소만은 조용하게 있지 않는다. 체념형 사람은 부드러워진 반항아이다. 이런 자질은 내적이고 외적인 압력에 수동적으로 저항하는 것에서 볼 수 있다. 그러나 이것은 아무때나 활발한 능동적 반항으로 바뀔 수 있어서 본인 안에 있는 팽창성향이 강하면 강할수록, 생기가 있으면 있을수록, 자기 인생 즉 외부적인 것과 정신 내부적인 것이 주고 있는 제한에 대해 불만이 커지고 반항을 한다. 외부적인 것에서 오는 불만이면 거기에 대한 반항일 것이고 자기 자신에 대한 불만일 경우에는 자신을 위한 반항일 것이다.

환경적인 것들, 즉 집이나 직장에 대해 불만이 커지면 더 이상 참지 않고 공개적으로 반항한다. 집이나 직장에서 떠나고 자기가 상대하고 있는 모든 사람에게 공격적이 되며 전통과 제도에 대해 반항한다. 이 체념형 신경증적 사람의 태도는 '네가 나한테 무엇을 기대하든, 나를 어떻게 생각하든, 내가 알게 뭐냐'하는 것이다. 만일 이런 반항이 주로 외부에 대한 것이면 그것은 건설적인 것이 못되며, 자기 에너지는 발산하게 되겠지만 자기 자신으로부터 점점 더 멀어지는 결과를 가져온다.

그러나 이 반항이 주로 정신 내부적 과정일 때는 그 반항은 내부 정신적 독재에 대항하는 것이다. 그런 경우에는 제한적으로 해방하는 효과가 있는데 이 과정은 급진적 반항이 아니고 점차적 진전이 될 것이다. 그러면 이 체념형 신경증적 사람은 자기가 만든 속박 때문에 점점 고통을 받으며, 자신이 얼마나 갇혀 있고 자기 인생이 얼마나 자기가 좋아하는 것에서 멀리 있는지, 마지못해 규칙에 따르고 있으며, 얼마나 주위 사람들과 그들의 생활 및 도덕적 표준에 무관심한지를 깨닫게 된다. 그리고는 점점 항의와 잘났다는 느낌과 진지한 요소들이 섞여 있는 '자기 자신'으로 돌아가는 경향을 보이게 된다. 에너지가 발동되고 자신에게 주어진 자질을 잘 살리게 되고, 이로 인해 얻어진 성과는 체념형 신경증적 사람이 이미 갖고 있는 재능과 기술에 좌우되며, 그 동안 막혀 있던 창조적 능력이 풀려나는 좋은 방법이 되기도 한다. 물론 이것이 생산적이 되는 유일한 길은 아니고 한 가지 길이다.

그러나 이런 경우의 해방은 아주 제한된 것이다. 왜냐하면 아직도 체념을 나타내는 요소들을 많이 볼 수 있고, 세상에 대한 태도는 아직도 경계적이며 자기 개인 생활에 대해서도 무관심하다. 이 모든 것은 아직도 자기 정신 내부의 갈등을 해결하지 못하고 단지 절충된 해결을 찾았다는 것을 보여준다.

이와 비슷한 과정은 분석치료 중에도 보는데 눈에 띄게 자유로워진 모습을 보여주기 때문에 어떤 분석가는 이것이 가장 보람있는 결과라고 생각하겠지만 이것은 단지 부분적 해결이라는 사실을 명심해야 한다. 체념 성향의 전체적 구조를 다뤄 회복이 되어야 창조적 에너지가 해방될 뿐 아니라 전반적으로 이 체념형 사람이 자기 자신 및 타인과의 관계를 개선시킬 수 있다.

카렌 호나이의 이론으로 말하자면 능동적 반항의 결과는 체념형의 구조 내에 있는 자유 해방에 대한 갈망이 내포하고 있는 결정적 중요성을 보여주고 있고, 또 자동적으로 움직이는 내부 정신생활의 보존과의 연결도 보여준다. 그러나 거꾸로 말하면 사람이 자기 자신으로부터 멀어질수록 자유라는 것이 더 무의미해진다는 것을 볼 수 있다. 자신의 정신 내부갈등과 활발한 생활, 자기 성장에 대한 관심 등에서 물러남으로써 이 사람은 자기의 깊은 감정으로부터 멀어지는 위험을 불러온다.

지속적으로 체념하는 사람에게 이미 문제가 되어 온 '모든 것이 다 쓸데없다'는 느낌은 공허감에 대한 두려움을 일으킨다. 노력과 목적을 향한 활동의 제약은 인생의 방향을 잃게 하여 그저 다른 사람처럼 살아가야 하는 결과를 가져오고, 삶이 고통과 마찰 없이 쉬운 것이라야 된다는 주장은 타락을 불러오는 요소가 될 수 있는데, 이런 체념형 신경증적 사람이 돈과 성공과 명예에 대한 유혹에 빠지면 쉽게 타락할 수 있다. 지속적 체념은 제한된 삶을 의미하나, 희망이 없는 삶을 말하는 것은 아니다. 즉 아직 그럭저럭 무엇인가 살아갈 것이 있다 해도 이런 사람들이 자기 삶의 깊이와 자발성을 놓쳐버리면 체념성의 부정적 특징은 그대로 남는 한편, 긍정적 가치는 사라져 버린다. 이렇게 되었을 때 삶은 희망이 없게 되고 인생의 변두리로 물러나는 것이며 이것이 세 번째 생활 양식인 '깊이 없는 삶'의 특징을 만든다.

셋째 형태, 깊이 없는 삶(shallow living)의 모습인데, 원심적(遠心的)으로 자아로부터 멀어지는 사람은 자기 감정의 깊이와 강도를 잃게 된다. 그리하여 다른 사람들에 대한 태도는 무차별적이 된다. 모든 사람이 이들에게는 '참 좋은 사람', '아주 착한 사람', '참 예쁜 여자'가 될 수 있지만, 아주 사소한 일로 자기 감정을 조금이라도 건드리면 자초지종을 따지지 않고 이 사람들에게 순식간에 흥미를 잃어버리며 무관심으로 변해버린다.

이와 함께 본인의 즐거움도 깊이가 없어진다. 섹스, 먹는 것, 술 마시는 것, 수다 떠는 것, 연극을 보는 것 등이 자기 인생의 대부분을 차지하며, 무엇이 자신의 인생에서 중요한지 아닌지에 대한 감각이 없어진다. 자기 자신의 판단과 소신과 의견도 만들지 않고, 그 대신 남의 의견과 일반 사회적 의견에 따라간다. 말하자면 남이 어떻게 생각하는지가 대단히 중요해진다. 이런 모든 것들로 인해서 자기 자신과 다른 사람들과 모든 가치에 대한 신조를 잃어버리고 냉소적(cynical)인 사람이 된다.

이 깊이 없는 삶은 어느 면을 강조하는가에 따라 또 세 가지 모습으로 나눌 수 있다.

첫째 모습은, 즐기는 면을 강조한 경우이다. 언뜻 보기에는 체념하고 아무것도 원하지 않는 기본 특징과 대조적이고 삶에 대한 열정이 있는 것처럼 보인다. 그러나 그 동기를 살펴보면 즐거움을 찾으려는 것이 아니고 '다 쓸데없다는 괴로운 느낌'을 분산시켜 억제하려는 데에 있다. 여기에서 말하는 즐거움을 찾는 것은 반드시 돈이 많이 드는 파티에 가거나 나이트 클럽에 가는 것 같은 사교적인 것만을 의미하는 것이 아니고, 사람 나름대로 즐길 수 있는 것들, 예를 들면 탐정 소설 읽는 것에 빠지거나, 컴퓨터 게임에 빠지거나, 드라마를 보는 데 빠지거나, 하다못해 백일몽에 빠지는 것 등을 말한다. 만일 사교적인데서 즐거움을 찾는다면 혼자 있거나 심각한 화제로 얘기하는 것은 절대 금물이다. 이 사람이 갖고 있는 냉소적 태도는 참을성과 넓은 아량을 보이는 것으로 덮어 놓는다.

두 번째 모습은 그 강조하는 면이 명성이나 기회주의적 성공에 있는 경우다. 이 때 체념성향의 특징인 애쓰고 노력하는 것을 제한하는 것은 그대로 있고 그 동기는 혼합되어 있다. 부분적으로 그 동기는 돈으로 자기 인생을 편하게 하고 싶은 소원에 있고, 또 다른 부분으로는 자기의 자부심을 인위적 수단으로 높혀야 될 필요에 있다. 그러나 이 경우 자기 내부의 자발성을 잃어버렸기 때문에 스스로 무엇인가를 하지는 못하고, 오직 남이 보기에 이 사람이 자부심이 높은 것처럼 보이게 함으로써만 가능한 것이다. 예를 들면, 베스트 셀러가 되기 위해 책을 쓰고, 돈을 보고 결혼하며, 이득을 얻기 위해 정당에 가입하는 것 등이다. 사교적인 면을 보면, 즐거움 보다는 권위를 보여주기 위해 모임에도 가입하며, 이들에게 도덕심이라는 것은 똑똑해서 이리저리 잘 빠져나가고 덜미를 잡히지 않는 것뿐이다.

세 번째 모습은, 말 잘 듣는 자동 인형처럼 되는 것을 강조하고 있다. 자기의 진정한 생각과 느낌은 상실되었기 때문에 김 빠진 성격이 되며 누구하고나 잘 어울리고 남의 규정이나 관례를 자기 것으로 동화해 버린다. 다시 말하면 이런 유형은 자신의 느낌이나 생각, 행동과 신조를 다른 사람의 기대 또는 어떤 입장에 적합하다고 생각하는 대로 맞춘다. 감정이 죽은 상태라는 점은 앞의 두 가지 모습과 다를 것이 없겠으나 이 셋째 모습에서 더 두드러지게 보인다.

카렌 호나이는 깊이 없는 삶을 이끌어가는 사람들이 신경증이 아니라고 하는 분석가들에 대해 반문을 제기했다. 겉으로 보기에는 고통 받는 것 같지 않고 잘 적응하는 것처럼 보이는데, 이것이 '신경증인가 아닌가' 하는 의문과 '깊이 없는 삶이라는 것은, 정말로 깊이가 없고, 도덕심, 자발성도 없는가' 하는 의문이다.

만일 이 깊이 없는 삶이 완성되어 버리면 분석 치료를 받고 싶은 의욕도 사라져 분석을 받으러 오지도 않겠지만, 아직 완성되지 않은 상태에서는 불안이나 우울증에서 오는 신체 증상과 계속 자기 일에 실패하고 일이 잔 안 되어 '해봤자 별 수 없다'는 느낌이 자꾸 증가함으로 인해 내리막 길을 걷고 있는 불안감 때문에 결국 정신 분석 치료자를 찾게 된다. 이런 사람들의 정신 분석치료 초기에 받는 인상은 아주 피상적이고 심리적 호기심도 없고 매끈한 말로 그럴 듯하게 설명할 준비가 항상 되어 있고 겉으로 보이는 돈과 위신에 관계되는 것에만 관심을 나타낸다.

정신 분석 치료가 진행됨에 따라 이 체념형 신경증적 사람들의 깨어있을 때의 삶과 잠 잘 때의 꿈 사이에 이해하기 힘든 차이가 나타나기 시작한다. 체념형 신경증적 사람이 꾸는 꿈은 분명한 감정의 깊이와 동요를 보이며, 깊이 파묻혀 있는 슬픔과, 자신과 남을 미워하는 감정, 자신을 가련하게 느끼는 감정과 실망, 불안감 등을 보여준다. 체념형 신경증적 사람의 매끄러운 겉모습 밑에 갈등의 세계와 정열적인 감정이 있다는 것을 보여주는데, 정신 분석치료자가 이 환자 자신으로 하여금 자기 꿈에 흥미를 갖도록 해주어도 이 체념형 신경증적 사람들은 그것을 무시해버린다.

이 체념형 신경증적 사람들은 마치 완전히 연결이 끊어진 두 다른 세계에서 살고 있는 것 같다. 체념형 사람들에게 피상적인 것은 정해져 있는 것이 아니고 자신의 깊은 감정으로부터 멀어지려 안간힘을 쓰고 있다는 것을 보여주는 과정임을 깨닫게 된다. 체념형 신경증적 사람들도 가끔 순간적으로 이런 사실을 보지만 아무일 없는 듯이 마음을 닫아버리거나, 버려진 감정의 깊은 곳에서 느낌이 갑자기 표면화 되어 울거나 향수에 빠지기도 하며 가끔 종교적 느낌도 들지만 바로 없어져 버린다. 이런 사실들은 이 체념형 신경증적 사람이 자신의 정신 내부적 개인 생활로부터 도피하기로 결심하고 있다는 사실을 말해준다.

카렌 호나이는 이 '깊이 없는 삶'이 신경증적 과정의 불행한 산물이라고 보며 그 예방과 치료에 있어 덜 비관적이다. 이 깊이 없는 삶이 드물지 않게 보이는 것을 '장애'라 보고 이런 장애가 생기지 않도록 예방하는 것이 바람직스럽다고 말한다. 이것의 예방은 전반적으로 신경증을 예방하는 방법과 일치하며 연구를 해왔으나 아직도 노력이 필요하다고 했다.

이 체념형의 신경증적 환자를 치료하는 데 있어 그 첫 번째 요구 조건은, 이런 모습을 신경증적 장애라고 보아야 하며, 타고난 천성이나 무슨 독특한 문화적 현상이라 보아서는 안 된다는 사실이다. 이렇게 천성이나 무슨 독특한 문화적 현상이라 본다는 것은 이 장애가 치료할 수 없는 것이라는 것을 의미하는 것이며 정신과나 정신분석에서 치료할 대상에 들어가지 않는다고 보는 것과 같다. 아직까지는 이 체념형은 다른 신경증 만큼 잘 알려지지 않았는데 그 이유는 두 가지를 들 수 있다. 첫째, 이 장애가 이 사람의 삶을 여러 가지로 속박하지만, 이 신경증의 발달 과정이 눈에 띄게 두드러지지 않아 급히 치료를 받아야 한다는 절실한 느낌을 일으키지 않는다는 사실, 둘째로는 이 체념형의 배경에서 오는 두드러진 문제들은 신경증을 일으키는 기본적 과정과 연결이 되어 있지 않다는 사실 때문이다. 이 문제들 중에서 정신분석가들이 충분히 익숙하게 알고 있는 것은 무관심, 즉 감정적으로 거리를 둔다는 것뿐이다. 그러나 체념한다는 것(resignation)이 더 포괄적 과정으로 정신분석치료에서 독특한 문제를 제공한다. 이런 문제들은 이 체념형 노이로제의 역동성과 그 의미를 충분히 파악하고 있어야 성공적으로 다룰 수 있다.

이제 카렌 호나이가 제시한 성격 노이로제의 세가지 큰 모습을 다 살펴보았다. 다음에는 성격 노이로제가 대인관계에서 보이는 문제들을 살펴보기로 한다.

16
노이로제적 장애가 대인관계에 미치는 영향

신경증적 사람들은 일상에서 정상이라 인정되는 범위안에 살아가기 때문에 고통을 느껴도 얼른 정신과나 정신분석가를 찾지 않는다. 이 사람들이 정신과나 정신분석가를 찾는 경우는 흔히 대인 관계에 문제가 생겨 고통을 받을 때이다. 카렌 호나이는 이런 면에 초점을 맞춰 따로 살펴보고 있다.

카렌 호나이의 신경증에 관한 주된 이론은 내부 정신적 현상에 초점을 맞추고 있으나 대인 관계와 완전히 분리해서 생각할 수는 없다고 강조하고 있다. 이 두 가지, 즉 내부 정신적인 것과 대인 관계는 항상 상호작용하고 있기 때문이다. 이 책의 전반의 '승리에의 추구'(search for glory) 부분에서 노이로제적 사람이 남들보다 뛰어나고 싶은 욕구나 남들에게 승리하려는 욕구가 있는 것을 보았는데, 이런 것들은 직접적으로 대인 관계에 연결되어 있다. 신경증적 주장(neurotic claims)은 내부 정신의 필요에 의해 생기지만 그 주장은 대부분 다른 사람들을 상대로 한다. 뉴로틱한 자존심 또한 대인 관계에 있어 상처입기 쉽게끔 만들고 이러한 상황 속에서 내부 정신의 요소 하나하나를 외향화하기 때문에 다른 사람들에 대한 태도가 근본적으로 바뀌는 것을 살펴보았다.

또 내부정신적 갈등의 주된 세 가지 해결 방법으로 팽창형, 축소형, 그리고 체념형으로 분류할 때, 각각 대인관계에서 나타나는 독특한 모습을 앞에서 살펴 보았다. 카렌 호나이는 이런 대인 관계의 모습을 세가지 해결방법의 독특한 것으로부터 노이로제 전반에서 볼 수 있는 일반적 모습들을 분석하였다. 먼저 자존심 체계(pride system, 자신에 대한 자부심과 자기증오심이 합쳐있는 요소)가 원칙적으로 대인 관계에 미치는 영향을 체계적으로 생각해보기로 한다.

자존심 체계(pride system)가 대인관계에 미치는 영향.

1. 이 자존심 체계(pride system)는 신경증적 사람을 자기 중심적(egocentric)으로 만들어 남으로 부터 멀어지게 한다. 여기서 자기 중심적이라는 의미는 자신의 유리한 것만을 생각하는 이기적이고 자만적(egotism)인 것과는 다른 것이다. 물론 뉴로틱한 사람도 지독하게 이기적일 수 있고, 반대로 지나치게 이기적이 아닐 수도 있다. 자기 중심적(egocentric)인 것이 모든 노이로제의 공통된 특징은 아니다. 그러나 이 뉴로틱한 사람들이 항상 자기 자신의 일에만 휩싸여 있다는 점에서 자기 중심적이라 말할 수 있다. 이 노이로제적 사람은 자신의 사적(私的) 종교라고 할 수 있는 '이상화한 자아상(idealized image)' 속에 살며, 자신이 제정한 법이라 할 수 있는 '내부강요(should)'에 따라 살고, 자기가 만든 철조망 같은 '자신의 자존심(pride)'과 그리고 자신의 내적 외적 위험으로부터 자신을 보호하기 위해 만든 스스로의 감시 아래에서 살고 있다. 이런 결과로 이 노이로제적 사람은 점점 감정적으로 고립되며 다른 사람들을 자신과 다른 개성을 지닌 개인으로 보는 것이 힘들게 된다. 즉, 타인을 바라볼 때, 노이로제적 사람 개인의 가장 중요한 관심사인 '나 자신'에 종속되어 있다고 보는 것이다.

전반적으로 타인에 대한 인상이 일그러져 있기는 하나 왜곡되어 있지는 않다. 그러나 자존심 체계(pride system) 속에 타인을 있는 그대로 보는 것을 방해하고 왜곡하는 요소들이 많이 포함되어 있다. 이 문제를 단순히 '자기 자신을 보는 것도 일그러져 있는데, 타인을 보는 것도 일그러질 것은 당연하지 않겠는가' 하고 무시할 수 없다. 왜냐하면 자신을 보는 눈과 타인을 보는 눈이 같은 기준으로 작용하는 것이 아니기 때문이다. 자존심 체계(pride system) 속에 있는 이 요소들을 검토해 보면 남을 왜곡하는 양상을 보다 정확하고 종합적으로 볼 수 있다.

2. 뉴로틱한 사람은 자존심 체계(pride system)에 의해 발생하는 자신의 필요에 맞추어 남을 보기 때문에 실제에 대한 왜곡이 부분적으로 발생한다. 이 필요 사항들은 노이로제적 사람이 타인에게 대하는 태도에 직접적, 간접적 영향을 미친다. 즉 자신이 칭찬받는 것이 필요해지면, 다른 사람들로 하여금 자기를 칭찬하는 관중으로 만들려 하고, 자기가 옳아야 될 필요가 있으면 남들을 모두 잘못된 사람으로 만들고, 승리자일 필요가 있으면 남을 자신을 추종하는 사람과 반대하는 사람의 두패로 만들고, 타인들을 불순하다고 상처를 주기 위해 타인 모두를 '노이로제 환자'로 만들어버린다.

3. 타인을 자신이 외향화(externalization)한 것에 비추어서 본다. 예를 들어보자면 자신이 '자아 이상화(self-idealization)'하는 것은 느끼지 못하는 대신 남을 이상화하며 자기의 독

재성은 자각하지 못하고 남들을 모두 독재자로 만든다. 가장 두드러진 외향화는 '자아 증오심(self-hate)'에서 오는데 이것이 활성화되면 이 사람은 타인들을 경멸받고 비난받아야 될 사람들이며 믿지 못할 사람들이라고 본다. 사람들은 모두 완벽해야 하며 모두 변해야 하고 개선되어야 한다고 말한다. 만일 수동적 외향화가 우세하게 되면 주변 사람들이 자신을 평가하기 위해 도사리고 있으며, 자신의 결점을 찾고 비난할 준비가 되어 있으며, 자기를 깎아 내리고, 학대하고, 하기 싫은 것을 억지로 하게 만드려고 한다고 본다. 그리고 겁주려 한다고 보며 그들은 자기를 싫어하고 자기를 원하지 않는다고 본다. 그리하여 자신은 남들의 비위를 맞춰야 되며 타인의 기대에 어긋나지 않게 잘해야 한다고 생각한다.

노이로제적 자존심 체계(neurotic pride system)를 가진 사람이 타인을 보는 관점을 왜곡하는 요소들 중에서 외향화하는 것이 가장 흔하며 본인은 외향화하고 있는 사실을 알아차리기 어렵다. 첫째 이유는 이미 이 사람이 외향화한 상태로 남들을 보기 때문에 그때 보이는 그대로에 따라 반응을 하는 까닭이며 이 사람이 자기 주변 사람들에게 외향화라는 과정을 통해 부여한 것들에 반응하고 있기 때문이다.

외향화라는 현상이 알아차리기 힘든 두 번째 이유는 외향화 하는 것 이외에 자기 필요에 입각해서 남들에게 반응하거나 필요한 것들이 좌절된 것에 대한 반응이 혼합되어 있기 때문이다. 예를 들어 남에게 짜증을 내는 모든 이유는 마음 속에 갖고 있는 자신에 대한 분노를 외향화한 데에 기인한다고만 할 수 없는 것으로 이 사람이 원하는 요구 조건을 좌절시켰을 때도 짜증을 낼 수도 있는 것이다. 짜증의 원인에 이 두가지 요소가 모두 포함되어 있으므로 분석치료할 때 진정으로 자신에게 분노를 느끼고 있는지, 아니면 자기의 요구와 주장이 좌절된데서 오는지 잘 구별 해서 다뤄야 된다. 물론 이 두가지 이유가 모두 원인이 될 수도 있다.

이 사람이 대인관계에서 스스로가 무엇을 잘못 보고 있다는 사실을 깨닫는다 해도, 외향화 현상이 일어나는 것을 막기는 힘들다. 왜냐하면 외향화가 자기 내부 정신속에 어떤 원인과 과정을 통해 일어나고 있는지 깨닫고, 자신이 외향화한 것들을 자기 자신속에 돌려와 그 과정을 보고 절실하게 노력하는 만큼만 외향화하는 것을 버릴 수가 있기 때문이다.

이런 노이로제적 사람이 외향화에 의해 남들을 왜곡해 보게 되는 모습을 세 가지로 구분할 수 있다.

첫째, 다른 사람이 갖고 있지 않은 특성을 부여하는 방법으로서 어떤 사람을 완벽하고 강력한 힘을 가진 가장 이상적 사람으로 보거나 반대로 경멸스런 사람으로 왜곡하는 경우이다.

둘째, 외향화에 의해 남의 장점과 단점을 보지 못해 왜곡하는 경우로서 예를 들면 자기 속에 있는 긍정적 느낌을 억제해 버림으로써 남들이 갖고 있는 긍정적인 것들, 예를 들면 친절함이나 헌신적 요소들을 보지 못하는 왜곡이다.

셋째, 외향화가 이 사람으로 하여금 남이 실제로 갖고 있는 어떤 경향을 더 분명하게 보게 하여 왜곡하는 경우이다. 예를 들어서 스스로 자신이 예수 그리스도의 덕을 독점하고 있는 것처럼 생각하나 자기 속에 있는 약탈적 성향에 눈먼 사람이 남의 위선적 성격을 즉시 파악해서 왜곡하는 경우이다. 이것은 언뜻 보기에 왜곡이 아니라 있는 것을 그대로 보는 바람직한 것이 아니냐고 하겠지만 호나이 설명은 이렇게 꼬집어 낸 특성을 너무 과장하기 때문에 결국 왜곡하는 것이라고 말한다.

지금까지 언급한 모든 요소들, 즉 뉴로틱한 사람이 필요로 하는 것, 이사람의 남들에 대한 반응, 그리고 외향화 현상등은 이 노이로제적 사람을 남들과 지내기 힘들게 만든다. 그러나 뉴로틱한 사람은 스스로는 그렇게 생각하지 않는다. 이 사람은 자신의 행동은 모두 정당하다고 믿으며, 그런 어려움이 있다는 사실을 느끼지 못할 뿐 아니라 오히려 자신이 남들과 어울려 지내기 쉬운 사람이라고 느낀다. 물론 이것은 착각이다.

가능하면 다른 사람들이 이 뉴로틱한 사람과 평화스럽게 지내려고 최대한 노력을 한다. 그러나 이 사람의 외향화가 가족들에게 장애물이 되며 외향화하는 것이 다른 가족들의 실제 행동과는 아무런 연관이 없기 때문에 가족들은 어쩔 줄 몰라 한다. 가족들은 그저 어떻게든 이 노이로제적 사람이 원하는 대로 해주려 하고 비위를 맞추려고 하나 그 방법 역시 이 노이로제적 사람에게 죄의식을 느끼게 하고, 그 죄의식을 또 외향화해서 가족들을 더 헐뜯게끔 하는 요소를 제공한다.

이런 여러 왜곡 때문에 이 뉴로틱한 사람이 대인 관계에서 느끼는 불안감이 커진다. 이 사람은 자기는 빈틈없이 사람들을 관찰하는 사람이고, 사람들을 잘 알고, 남을 보는 눈이 항상 정확하다고 확신하고 있으나, 이것은 부분적으로 옳을 뿐이다. 뉴로틱한 사람이 남을 볼 때의 예리한 관찰과 지능은, 노이로제적 성향이 없는 사람보다 정확하지 않다. 뉴로틱한 사람이 다른 사람을 정확하게 본다해도, 이 노이로제적 사람의 불안감이 앞에 설명한 여러가지 왜곡에서 오는 것이라면, 남을 대할 때 이 불안감이 영향을 미칠 것은 틀림없다.

이 노이로제적 사람의 관찰과 생각으로 도달한 타인에 대한 인상은 정확하지 않으며 너무나 많은 주관적 요소가 작용하고 있어 이 사람의 타인에 대한 태도를 쉽게 바뀌게 할 수 있다. 존경하던 사람에게 쉽게 등을 돌리고 무시할 수도 있게 되며, 반대로 다른 사람을 쉽게 높이 평가할 수도 있다.

뉴로틱한 사람은 대인관계에서 불확실한 태도를 많이 보이는데, 노이로제의 독특한 구조와는 관계없이 모든 노이로제에서 볼 수 있는 다음 두 가지 태도가 항상 나타난다.

첫째, 이 사람은 다른 사람과의 관계에 있어 자기가 어디에 서 있는지를 모르며, 상대편 사람이 자기와의 관계에 있어 어떤 위치에 서있는지도 모른다. 가령 어떤 사람을 친구라고 부른다 했을 때 이 사람에게 이 말은 깊은 뜻을 갖고 있지 않다. 그래서 사소한 일로 상대편 사람을 의심할 뿐 아니라 이 두 사람 관계의 기반까지 흔들리게 한다.

둘째, 뉴로틱한 사람이 상대편 사람을 얼마나 신뢰할 수 있는가 하는 것이다. 너무 지나치게 믿거나 너무 믿지 않는 경우도 있다. 또한 이 사람이 상대방을 얼마나 믿을 수 있는가 하는 것도 문제가 된다. 이 불확실한 느낌의 정도가 지나치면 이 뉴로틱한 사람은 아무리 가까히 지낸 사이라도 상대방의 좋고 나쁜 행동에 대해 무감각하게 될 수도 있다.

이 사람의 남에 대한 불신에 있어 본인의 '자존심 체계'(pride system)가 모든 사람에 대한 두려움을 증가시키기 때문에 의식적 무의식적으로 최악의 경우를 기대하는 경향이 있다. 이 사람의 남에 대한 불확실성은 두려운 느낌과 얽혀 있는데 그 이유는 이 사람이 이미 타인을 왜곡하고 있기 때문이다. 일반적으로 남에 대한 두려움은 남이 얼마나 자기한테 상처를 줄 힘이 있느냐 하는 것과 자기 자신이 얼마나 무력하게 느끼느냐 하는 이 두 가지 요소에 달려 있다. 그런데 이 두 요소는 '자존심 체계'에 의해서 대단히 강화된다. 겉으로 보기에 자신감이 넘쳐도 내부적으로 이 자존심 체계가 사람을 약화시키는데 이것은 주로 참된 자아로부터 자신을 소외시키는 것과 자아 경멸하는 것과 이것이 내포하는 정신내부적 갈등에서 비롯되며, 이것은 결과적으로 자기를 자신에 대항해서 분열하게끔 만든다.

여러가지 취약점으로 자존심이 상하거나 죄책감을 느끼거나 자신에 대한 경멸심을 느끼는 일이 대단히 쉽게 일어난다. 또 이 뉴로틱한 사람의 권리 주장은 그 내용으로 봐서 실망스럽기 마련이고 안정성이 없어서 평형 상태가 쉽게 무너질 수 있다. 또 외향화와 다른 사람들에 대한 증오심은 다른 사람들이 실제보다 더 무섭게 보이게 한다. 이 뉴로틱한 사람의 남들에 대한 두려움이 이 사람의 태도를 공격적이거나, 비위를 맞추거나, 방어적으로 나타나게 한다.

지금까지 설명한 요소들은 이 책 첫 부분의 기본적 불안감(basic anxiety)의 구성 요소와 아주 비슷하다. 기본적 불안감을 다시 설명하면 '잠재적으로 적의에 찬 세상 속에서 갖게 되는 무력하고 고립된 느낌'을 말한다. 이 느낌이야말로 원칙적으로 '자존심 체계'가 대인 관계에 미치는 영향을 말한다. 즉 '자존심 체계'는 '기본적 불안감'을 더 강화한다. 노이로제 사람에게서 '기본적 불안감'은 원래 형태가 아니며 많은 세월에 걸쳐 내부 정신적 과정을 통해 누적된 것들에 의해 변형된 모습이다. 이 변형된 기본적 불안감은 대인 관계에 여러 가지가 혼합된 태도로 나타나는데 이 태도는 어렸을 때보다 더 복잡한 요소들이 포함된다.

어린 아이가 '기본적 불안감' 때문에 주변 사람들을 다뤄내기 위한 방편을 찾지 않을 수 없었듯이 성인 노이로제적 사람도 마찬가지이다. 그 방법들이 앞서 설명한 세 가지의 '주된 해결방법들'(major solutions)이다. 이 또한 어렸을 때 기본적 불안감을 해결하기 위해 사용했던, '사람들을 향해서' '사람들에 맞서서' 그리고 '사람들로부터 멀리' 움직이는 것과 흡사하나 새 해결 방법인 '자아 축소성(self-effacement)' '자아 팽창성(self-expansiveness)' '자아 체념성(self-resignation)'은 어렸을 때의 세 가지 움직임과 구조적으로 매우 다르다. 물론 이 세 가지의 주된 해결 방법들이 대인 관계의 형태를 결정하나 원칙적으로 이것은 내부 정신적 갈등을 해결하는 방법이다.

자존심 체계(pride system)가 기본적 불안감을 강화하는 한편, 필연적으로 타인을 지나치게 의식하게끔 만든다. 노이로제적 사람에게 있어서 남들을 지나치게 중요하게 여기고 없어서 안되는 존재가 되는 모습을 살펴 보기로 한다.

1. 자신에게 제멋대로 붙인 거짓 가치, 예를 들어 타인으로부터 찬양, 용납, 애정을 받을 가치가 있다고 여기며 이를 직접 확인하기 위해 다른 사람들이 필요하게 된다.

2. 노이로제적 사람은 자신의 노이로제적 부족감과 자신에 대한 경멸감을 덜어내기 위해 남들이 필요하다. 이 사람은 주변 사람들에게 자기가 특별한 가치가 있다는 것을 증명해야 되며, 얼마나 좋은 사람이고, 얼마나 행운있고, 성공적이고, 능력있고, 박식하고, 권력있고, 남을 위한 무슨 일들을 할 수 있는가를 보여 주어야 한다.

3. 더 나아가서, 성공을 추구하기 위한, 부족감을 덜어내기 위한 활동을 하기 위해서 타인으로부터 격려와 자극을 받는 것이 필요하다. 이것은 자아 축소형 사람에게서 가장 뚜렷하게 볼 수 있다. 이런 유형의 사람은 아무 것도 자신을 위해 할 수 없고 또한 무슨 일이건 혼자서 행하지 못한다. 공격적이고 보복적인 노이로제 사람도 공격하고 보복할 상대

가 있어야 할 수 있음은 물론이다.

4. 뉴로틱한 사람은 자아 경멸심으로부터 자신을 보호하기 위해 타인이 필요하다. 사실 남을 통해 자기의 '이상화한 자아'를 확인하고 원한을 풀 수 있는 가능성을 본다는 것은 자아 경멸심을 덜어 주는데 도움이 된다. 자아 경멸심과 자아 증오심에서 오는 불안감을 경감시키기 위해서도 남이 필요하다. 자신을 보호하기 위해 가장 강한 무기인 외향화(externalization)를 위해서도 타인이 꼭 필요한것 은 당연하다.

이와 같이 '자존심 체계(pride system)'는 뉴로틱한 사람의 대인 관계에 있어 근본적 부조화를 가져오는데, 남으로부터 멀어진 것 같이 느끼고 남에 대해 자기가 어떤 위치에 있는지가 분명하지 않고 남을 두려워하며 남을 미워하지만 자기의 존재를 위해 남이 절대로 필요하기도 한 것이다.

카렌 호나이는 대인 관계의 문제를 다루면서 애정과 섹스가 뉴로틱한 사람에게 주는 의미를 따로 분리해서 살펴 보았다. 일반적으로 대인 관계에 장애를 일으키는 모든 요소들이 오래 지속되는 애정 관계에도 불가피하게 작용한다.

이 성적(性的) 문제를 분리해서 분석하는 이유는 결혼한 두 사람이 성적으로 만족하고 있으면 애정관계가 원만하다는 잘못된 생각을 많은 사람들이 갖고 있기 때문이다. 성적 관계가 노이로제적 관계를 기본으로 하고 있다면 긴장을 일시적으로 풀거나 아니면 관계를 계속하도록 도와줄 수도 있겠으나 두 사람의 관계를 더 건강하게는 하지는 못한다. 그러나 정신 내부적 과정이 뉴로틱한 사람이 갖고 있는 애정과 섹스에 대한 의미에 영향을 미친다는 것을 또한 간과할 수 없다.

뉴로틱한 사람에게 '애정(love)'이 주는 의미와 중요성은 이 사람이 채택한 해결 방법에 따라 다양하여 일반적으로 말하기는 힘들다. 그러나 마음을 어지럽히는 한 가지 요소는 늘 존재하는데, 그것은 자신이 '사랑받지 못할 사람'이라는 뿌리박힌 느낌이다. 이것은 어떤 특정한 사람으로부터 사랑을 못 받는다는 느낌이 아니고 무의식적 영역 안에서 아무도 자기를 사랑하지 않을 뿐더러 자신이 타인을 사랑할 수도 없는 사람이라고 믿는 것이다. 가끔 자기의 얼굴, 자기 도움, 자기와 갖는 섹스 등을 좋아하는 사람이 있을 것이라 믿겠지만 한마디로 말하자면 자기는 사랑스러운 사람이 못되며, 있는 그대로의 자기는 아무도 사랑할 수 없다고 믿는다. 누군가가 정말로 자기를 사랑하는 것 같으면 자기를 사랑하는 그 사람이 뭔가 잘못 되었다고 생각하며 일축해버리기도 한다.

노이로제적 사람은 이 문제를 서로 상반되는 두 가지 방법으로 다룬다. 언젠가 어디에서 자기를 사랑하는 사람을 만날 것이라는 착각에 매달리려고 하는가 하면, 다른 한편으로는 사랑스럽다는 것은 자신이 갖고 있는 사랑스러운 특성과 관계없이 저절로 타고나야 하는 자질로 여기기 때문에 자기는 도저히 사랑스러운 사람이 될 가능성이 없다고 믿는다. 즉 운명적 태도를 갖게 되며 자기가 사랑스럽지 못한 것은 변할 수 없는 사실이라고 생각한다. 이것은 자신감에 대한 태도와 마찬가지이다.

자기 축소형 사람이 자기가 사랑스럽다는 것을 가장 믿기 힘들어하며 사랑스러운 자질을 기르려고 가장 노력한다. 애정에 대단한 관심을 갖고 있으면서도 이 근본적 의문 즉 무엇이 자기로 하여금 사랑스럽지 못하다고 느끼게 하는가 하는 것을 자발적으로 찾으려 하지 않는다.

뉴로틱한 사람에게 자신이 사랑스럽지 않다는 신념이 세가지 이유에서 온다.

첫째, 뉴로틱한 사람은 사랑하는 능력에 지장이 있다. 이 장(章)에서 설명했듯이 이 유형의 사람은 자기 생각에 휩싸여 있고 감정적으로 상처 입기 쉽고 사람들을 두려워 한다. 자신의 사랑할 능력이 잘 발달되어 있으면 자신이 사랑스러운가 아닌가, 남이 나를 사랑하는가 안하는가 하는 것이 별로 문제가 되지 않는다.

둘째, 자기증오심(self-hate)과 이의 외향화 기전이다. 자기 자신을 자기가 용납하지 않고 미워하면서 주변 사람의 사랑을 기대할 수 없다. 이 두 요소들은 노이로제적 사람들 모두에게 있으며 정신 분석치료를 받아도 쉽게 없어지지 않는다.

세번째, 뉴로틱한 사람은 자기가 남에게 줄 수 있는 사랑보다 훨씬 더 많은 사랑받기를 기대한다. 또 사랑을 받을 때 사랑 외에 다른 것, 예를 들면 자아 증오심을 제거하는 것과 같은 것을 기대한다. 그러나 자신이 받는 어떠한 사랑도 이런 기대를 충족할 수 없기 때문에 스스로 사랑을 받았다고 느끼지 않는다.

어떤 종류의 사랑을 기대하느냐 하는데는 변화가 많다. 일반적으로 많은 노이로제적 요구를 충족 시킬 수 있는 사랑을 기대한다. 이렇게 사랑이 노이로제적 요구를 충족시키는 도구로 쓰이기 때문에 바람직 할뿐 아니라 간절하게 요구되는 것이다. 노이로제적 사람들의 애정 생활은 일반적인 대인 관계에서 본 것처럼, 같은 유형의 부조화가 있는것을 보게 되는데 즉, 애정에 대한 요구는 늘어가나 그 애정을 충족시킬 능력은 줄어든다는 말이다.

카렌 호나이는 노이로제 환자에 있어 성적(性的) 흥분이나 성적 욕망은 흔히 사랑과 애정과 분리되어 있기 때문에 성적인 것(sexuality)이 노이로제에 어떤 역할을 하는 지에 대해 특별히 설명하고 있다. 노이로제에 있어서도 섹스라는 것은 자연적 기능인 육체적 만족과 친밀한 인간 접촉을 하는 수단의 기능을 그대로 유지하고 있다. 또 성적 생활을 잘하고 있으면 자신감을 증대시키지만 노이로제의 경우에는 이런 기능들이 확대되고 변색한다.

즉 성적 행동들은 육체적 긴장을 풀어줄 뿐만 아니라, 성적 긴장 이외에도 여러가지 정신적 긴장을 푸는 역할까지 한다. 섹스가 자아 경멸심을 덜어 주는 도구가 될 수도 있고, 자기 자신에게 고통을 주고자 하는 무의식적 욕구를 성적인 모욕적 행동으로 나타낼 수도 있다. 또 섹스는 불안감을 해소하는 가장 흔한 방법의 하나로도 쓰인다. 본인 스스로는 이 둘을 연결시키지 못하며 긴장감이나 불안감을 의식하지 못한 채, 성적 흥분이나 욕망만을 의식하기도 한다. 그러나 분석 치료에서는 불안감과 성욕의 연결성을 분명하게 볼 수 있다. 자기가 자기를 미워한다는 무의식적 깨달음이 가까워지면 갑자기 어떤 여인과 섹스하고 싶다는 엉뚱한 연상이 나타나기도 한다. 혹은 자기가 싫어하는 약점에 대해 얘기하다가 자기보다 약한 사람을 고문하는 상상을 하기도 한다.

자연적 섹스의 기능중 하나인 친밀한 인간 접촉을 성립하는 것이 신경증적 사람의 일부에서는 더 많은 역할을 하기도 한다. 이런 현상은 섹스가 다른 사람과 접촉할 수 있는 거의 유일한 길이라고 할 수 있는 체념성향의(detached) 사람들에게 잘 알려진 사실이지만 이것이 다른 사람과 아주 가까워지는 것을 대신하는 것은 아니다. 또 이런 현상은 자기와 무엇인가 공통점이 있는지, 혹은 서로 좋아하고 이해할 시간적 여유를 주지 않고 섹스에 뛰어 드는 사람들에게서 볼 수 있다. 물론 섹스를 먼저한 뒤에 정이 들게 되는 경우도 있겠으나 이렇게 섹스를 서둘러서 먼저한다는 사실은 이 사람이 남과 애정 관계를 성립하기가 힘든다는 사실을 뒷받침한다.

정상적 섹스가 자신감을 높인다는 사실처럼, 뉴로틱한 사람에게는 자존심을 높이는 도구가 된다. 이 노이로제적 사람에게는 섹스 상대방이 얼마나 잘 생기고 매력있나, 얼마나 자주할 수 있고 얼마나 다양한 방법으로 할 수 있느냐 하는 것 등이, 얼마나 간절하게 정이 가고 얼마나 즐길 수 있느냐 하는 것보다 자존심을 좌우하는 일이 된다. 애정 관계에서 인품적 요소가 뒤로 물러나고 성적(性的) 요소가 두드러지게 될수록 얼마나 사랑스러우냐 하는 무의식적 관심이 얼마나 매력있느냐 하는 의식적 관심으로 바뀌게 된다.

노이로제적 사람들에게 섹스라는 것이 이렇게 많은 기능을 보여 준다고 해서 이 사람들이 정상적 사람들보다 성적으로 더 활발해지는 것은 아니다. 물론 그런 경우도 있겠지만 반대로 성적으로 억제되는 경향이 더 많다. 정상적 사람들간에도 성적 행동에는 변화가 많기 때문에 뉴로티한 사람과 정상적 사람을 비교하기는 힘들다. 그러나 정상적 사람과의 중요한 차이는 앞에서 설명한 '상상(imagination)'이 그랬던것 처럼 섹스도 노이로제적 욕구를 충족시키는 역할을 한다. 때문에 가끔 섹스가 이 뉴로틱한 사람에게 섹스 아닌 이유로 지나치게 중요한 위치를 차지해서, 성적 기능에 장애를 일으키기도 한다. 즉 섹스를 두려워하기도 하고 억제하기도 하며, 성도착 문제가 생길 수도 있고, 동성 연애적 문제가 생길 수도 있다. 또 성적 기능과 그 형태가 노이로제적 요구와 금기에 의해서 결정되기 때문에 흔히 강박적이 된다. 즉 자기가 섹스를 원하는 것이 아니라 상대방을 즐겁게 해주기 위해, 자기가 사랑받고 있다는 증거를 갖기 위해, 불안감을 해소하기 위해, 자기의 정력이 얼마나 강한가 보여 주기 위해서 등의 이유로 섹스를 하게 된다.

한마디로 뉴로틱한 사람은 섹스를 간절하게 원해서 하는 것 보다는 어떤 필요를 만족시키기 위해 행한다. 따라서 섹스 상대가 한 인간이 아니라 섹스 도구가 되어 버리기도 하는 것이다.

카렌 호나이는 역설한다. 뉴로틱한 사람들이 애정과 섹스에 대해 갖고 있는 어려움은 이 사람의 전체적인 노이로제적 어려움중의 단면에 불과하다는 사실이다. 각 개인의 노이로제 성격구조뿐 아니라 어떤 종류의 상대자가 있었는지에 따라 다양성을 주기 때문에 그 가능성을 다 생각해본다는 것은 거의 불가능한 얘기이다.

카렌 호나이는 정신 분석적 지식을 통해서 볼때 이미 우리들은 자기의 배우자 선택이 무의식적으로 이뤄진다는 것을 강조하고 있다. 이것은 반복적으로 증명된 사실이다. 사람들은 이와 반대되는 극단으로, 배우자는 각 개인이 의식적으로 선택하는 것이라고 생각하지만, 이렇게 일반적으로 말할 수 없다.

여기에서 두 가지를 고려해봐야 된다고 한다.

첫째, 누가 선택을 하느냐 하는 것이다. 여기서 선택이라는 말은 이 사람의 선택하는 능력과 선택된 사람을 잘 아는 능력이 있다는 것을 전제로 한다. 그런데 문제는 뉴로틱한 사람에게 있어 이런 능력들이 모두 제한되어 있다는 사실이다. 둘째로, 노이로제적 사람은 위에서 설명한 여러가지 요소들로 남을 왜곡되지 않게 볼 수 있는 한도에서만 제대로 선택할 수가 있다. 엄격하게 말하자면 제대로 선택한다는 말이 해당이 안 된다는것이다. 왜냐하면 뉴로틱한 사람이 배우자를 선택할 때 그 의미는 이 사람의 두드러진 노이로제적 요구를 충족시킨다는 입장에서 끌리는 느낌을 말하는 것이다. 말하자면 자기 자존심이 요구하는것, 남을 조정하고 이용할 요구, 완전히 굴복 복종할 필요성 등의 무의식적 요구들을 충족 시키려는 것을 말한다.

이와 같이 뉴로틱한 사람은 자기 배우자를 제대로 '선택'할 가능성이 많지 않다. 이런 사람들은 결혼이란 것이 그저 해야하니까 하는 것이고, 남들과 너무 거리를 두고 있기 때문에 어쩌다 다른 사람들보다 좀 더 알게 된 사람이나, 자기와 결혼하기를 원하는 사람과 결혼한다. 또 자아 경멸심 때문에 자신에 대한 평가가 너무 낮아 자기 마음에 드는 이성(異性)에게 감히 가까히 가지도 못한다. 이런 심리적 제약으로 노이로제적 사람들이 결혼할 수 있는 상대가 적으며 따라서 우연한 기회에 배우자를 만날 가능성이 많겠다는 것을 이해할 수 있는 것이다.

여러가지 요소의 볼 수 있는 애정과 섹스에 대한 다양한 경험들을 일일이 소개할 수는 없어서 호나이는 모든 뉴로틱한 사람들에게 공통적으로 볼 수 있는 일반적 세 가지 경향을 들어 고찰하고 있다.

첫째, 자기 인생에서 애정을 제외시키는 경향을 들고 있다. 애정의 중요성을 축소시키거나 부정하거나 아예 애정이나 사랑이라는 것이 자기 기만이라고 부정해 버린다. 이렇게 사랑을 배척하는 경향은 아주 조용하고 결단적 태도로 체념 및 무관심한 형의 사람들에게서 볼 수 있다. 개인적 차이는 있지만 이런 사람은 자신을 사랑의 가능성뿐 아니라 섹스의 가능성으로 부터도 멀리 떨쳐버렸기 때문에, 마치 애정이나 섹스라는 것이 존재하지 않는 것처럼 또는 자기 인생에서 아무런 의미가 없는 것처럼 살아간다. 남들의 성생활에 관해 부러워하지도 않지만 만일 타인의 성생활에 문제가 생기면 상당한 이해심을 보인다.

이런 체념형중 어떤 사람들은 젊은 시절에 약간의 섹스 경험이 있으나 무관심의 벽을 뚫지 못하고 의미를 부여하지 못한 채 잊어 버리고 산다. 또 다른 어떤 체념형 사람은 성적 경험이 중요하고 즐거움을 주며 이 경우 많은 이성과 관계를 했을 가능성이 있지만, 의식적 무의식적으로 정이 들고 애착하지 않도록 경계한다. 이러한 일시적 성관계의 성격은 여러 가지 요소에 의해 결정되며 가장 관계가 있는 것은 이 사람의 내부 정신속에 있는 팽창 성향 혹은 축소 성향이다. 자아에 대한 인식이 낮은 사람은 문화적, 사회적으로 자신보다 낮은 사람들과 관계를 갖는다. 심한 사람은 창녀들만 찾아 다니는 경우도 있다.

또 다른 체념형 사람은 배우자 역시 체념형인 경우에 제법 훌륭한 결혼생활을 오래동안 유지할 수도 있다. 만일 자신과 별로 공통점이 없는 배우자와 결혼하면 오직 아내나 남편 또는 어머니나 아버지로서의 도리를 다하면서 살려고 많은 노력을 한다. 만일 배우자가 너무 난폭하고 가학적이고 공격적일 때만 이 사람은 결혼 관계에서 빠져 나오려고 하던가 아니면 신세를 망쳐버린다.

거만하고 보복적 유형의 사람은 애정을 파괴적 방법으로 배척한다. 이 사람의 애정에 대한 태도는 멸시적이다. 섹스에 대한 태도는 주로 두 가지 가능성이 있다. 가끔 신체적 정신적 긴장을 푸는 목적으로 드물게 성생활을 하던가 아니면 자기 가학적 충동을 마음대로 발휘할 수 있는 한 성생활이 대단히 중요해진다. 이런 경우 이 사람은 아주 가학적 성행위를 하게 된다.

둘째, 또 다른 뉴로틱한 사람에게 있어 애정과 섹스를 대하는 경향은 애정과 섹스를 실제 생활에서 배제하는 방향으로 가더라도 본인의 상상속에서는 대단히 중요한 위치를 차지하게 한다. 말하자면 애정이라는 것이 상상속에서 너무나 의기양양하고 천국적 느낌을 주어 실제 현실에서의 애정의 충족은 이에 비교할 때 깊이가 없고 혐오적이 된다.

셋째로 볼 수 있는 경향은 애정과 섹스가 실제 생활에서 지나치게 강조되는 경우이다. 즉 애정과 섹스가 인생의 주된 가치를 이루고 이것들이 과장 된다. 앞에서 이미 설명한 내용으로 볼 때, 정복적 애정과 복종적 애정의 두 가지로 크게 나눠볼 수 있다. 복종적 애정은 당연히 축소 성향의 해결법을 쓰는 사람들에게서 볼 수 있다. 정복적 사랑은 정복의 추구가 애정을 추구하는 데에 집중되어 있을 경우, 팽창형의 한 형태인 자아 도취형들에게서 볼 수 있다. 이때 이 사람의 자존심은 이상적 애인이 되고 이성(異性)이 아무도 저항할 수 없는 애인이 되는 데에 있다. 쉽게 자기한테 몸을 바치는 여자에게 매력을 못 느낀다. 정복하기 힘든 여자를 정복해야 자신의 정복욕을 만족시킬 수 있다. 이때 정복은 성적(性的) 행동만일 수도 있고 감정적 순종까지 노리는 경우도 있다. 문제는 자기 욕심을 충족시키고 나면 그 상대에게 흥미를 잃어버리는 것이다.

카렌 호나이 생각에는 이렇게 짧고 농축된 설명으로 무의식적 내부정신적 과정이 인간관계에 미치는 영향을 살펴본다는 것이 불충분하지만, 이 문제를 어떻게 다뤄야 되는가에 대해 역설한다. 즉 나쁜 인간관계가 노이로제를 만들었으니 좋은 인간 관계를 만들어 주면 노이로제가 치료될 것이 아니냐하는 생각은 버려야 한다는 것이다. 가장 중요한 것은 '참자아(real self)를 발동시켜야 된다는 것이다.

우리가 이러한 내부 정신적 영향을 충분히 이해했다고 생각하여 보다 좋은 인간 관계가 노이로제에 유익한 효과를 자져오거나 넓은 의미로 한 개인의 성장에 유익한 효과를 줄 것이라는 기대를 하지만, 이 생각을 바꿔야 한다고 강조한다. 이 기대라는 것들을 살펴보면, 인간 환경을 바꾼다던가, 결혼 생활이나 성생활을 호전시킨다던가, 사회나 종교나 직업인의 단체 활동에 참여한다면 노이로제적 문제들로부터 벗어날 수 있다는 생각들이다.

정신 분석치료에서도 이런 기대를 갖는 분석가들이 있는데, 그들은 근본적 치료를 달성하기 위해 '전이현상(transference)을 이용해 환자에게 어린 시절 상처가 된 요소를 제외한 좋은 인간 관계를 분석가와 형성하는 데 있다고 생각한다. 이런 생각은 일부 정신 분석가들이 노이로제란 원칙적으로 인간관계가 잘못된 데에서 오는 것이고, 따라서 좋은 인간관계를 갖게 도와주면 완치가 된다는 잘못된 생각에 기인하고 있는 것이다. 또 하나의 다른 생각은, 그 자체만으로는 잘못된 것은 아니지만, 인간 관계가 인생 전반에 걸쳐 가장 핵심적 요소라는 막연한 생각이다.

이런 모든 기대들은 아직 성격이 완숙되지 않은 청소년에게는 어느정도 통할 수 있다. 왜냐하면 이러한 청소년에게서 자신이 잘났다는 생각, 자신에게는 어떤 특권이 있다는 주장, 사람들이 자신을 괴롭힌다고 쉽게 생각하는 경향이 있어 보여도 좋은 대인 환경에 노출하게 되면 좋은 반응을 보일 충분한 융통성이 아직은 있기 때문이다. 이런 변화는 이 어린이를 덜 불안하게 하고 덜 적대적이고 더 신뢰적이 되게끔 도와서 노이로제의 깊은 수렁으로 몰고 가는 악순환의 과정을 번복할 가능성이 아직 남아있다고 볼 수 있는 것이다. 물론 이 때도 각자 장애 정도와 장애 종류, 좋은 인간 영향의 강도 등에 따라 '어느정도'라는 전제가 따라야 한다고 말한다.

사람의 내부 정신의 성장에 미치는 이런 좋은 효과는 자존심 체계와 이의 산물이 아직 깊숙히 뿌리내리지를 않았거나, 자아실현(self-realization)이라는 것이 아직도 어떤 의미와 생기를 갖고 있다면, 어른들에게서도 일어날 수 있다. 가끔 부부 중의 한 사람이 분석 치료를 받고 있는 동안에 다른 한 사람이 자신의 성숙을 위해 발전하는 현상을 볼 수 있다.

이런 경우 몇가지 요소들이 작용하고 있다. 분석받고 있는 배우자가 자기가 얻은 통찰(洞察, insight)을 이야기해 주면 다른 배우자가 상대방의 통찰로부터 자기에게 가치있는 지식을 받아들여 그것을 사용하는 경우를 생각할 수 있다. 자기 눈으로 자기 배우자가 달라지는 것을 보고 변화가 가능하다는 사실을 깨닫고 자기 자신을 위해서도 뭔가 해야겠다는 마음을 먹고 실천하게 된다. 또한 배우자와의 관계가 호전될 수 있다는 가능성을 보고 자신의 문제도 극복해야겠다는 충동을 느껴 행동할 수 있게 되는 것이다. 비슷한 변화가 분석치료와 관계없이 일어날 수 있다. 어떤 경우인가 하면, 뉴로틱한 사람이 비교적 건전한 사람들과 오랫동안 가까히 지내는 경우이다. 이 경우에도 여러가지 요소들이 이 사람의 성숙을 자극하는데, 자신의 가치의 방향전환, 소속감과 포용되고 있다는 느낌, 외향화가 감소되어 자신의 문제를 직접 대면하고 다룰 가능성이 있게 된다는 사실, 심각하고 건설적인 비판을 받아들이고 변화로 이어질 수 있는 가능성, 등의 요소들이 작용하고 있는 것이다.

그러나 사실상 이러한 가능성들이 굉장히 제한되어있다. 정신 분석가의 경험 상 이렇게 호전되리라는 희망이 별로 실현되는 경우가 많지 않기 때문에, 카렌 호나이 생각에는 이론적으로 볼 때 맹목적으로 이런 변화에 기대를 거는 것은 옳지 않다는 것이다. 분석가들이 볼 때, 자신의 내부정신의 갈등이 세 가지(팽창형, 축소형, 체념형) 중 하나의 해결방법으로 이미 완성된 사람은 대인 관계에 들어갈 때, 자신의 강직한 주장과 요구, 자신의 특별한 정당성과 좌절감, 자신에 대한 증오심과 그 외향화, 자신의 정복, 복종, 해방의 필요성등을 갖고 들어 간다는 사실을 되풀이해서 보아온 것이다. 때문에 배우자와의 관계가 두 사람이 서로를 즐기고 서로 성숙하는 중매체가 되는 것이 아니라 이것이 자신의 뉴로틱한 요구를 만족시키는 수단이 되어버린다. 결국 이러한 관계가 뉴로틱한 사람에게 주는 결과는 자기의 요구가 얼마나 만족되느냐 또는 좌절되느냐에 따라서 정신내부의 긴장이 증가될 수도 있고 감소될 수도 있게 된다.

팽창형 사람은 어떤 일을 자신이 통솔하고 있거나, 자기를 존경하는 사람들에 둘려쌓여 있으면 기분이 좋아지고 하는 일도 더 잘하게 된다. 자아 축소형의 사람일 경우에는 자신이 외톨이가 아니고 남들이 자기를 받아 주고 필요로 한다고 느끼면 활짝 피어난다. 노이로제적 고통을 아는 사람은 이러한 호전이 주는 주관적 가치를 충분히 이해할 수 있다. 그러나 명심할 것은 이것이 반드시 이 사람의 정신 내부적 성장을 보여주는 증거가 아니라는 사실이다. 즉 이 사람의 노이로제에는 전연 변화가 없어도, 인간 환경이 이사람의 마음을 비교적 편안하게 해준 결과에 불과한 것이다.

이와 같은 견해를 사회 단체나 경제적 상태, 정치 체제와 같은 비인간적인 것들의 변화에 의한 기대에도 똑같이 적용할 수 있다. 중요한 것은 외부 조건에 최상의 변화가 온다고 해도 그것만으로는 이 뉴로틱한 사람에게 개인적 성숙을 주지는 않는다는 사실이며 그러한 성숙을 위해서 조금 나은 환경을 제공하는것에 불과한 것이다.

이런 기대에서 오는 오류는 대인 관계의 중요성을 지나치게 강조하는 데에 있는 것이 아니고 내부 정신적 요소들의 힘을 과소 평가하는 데에 있는 것이다. 대인 관계의 모습은 노이로제적 자존심 체계(neurotic pride system)의 상태를 알려주는 신호라는 점에서 중요하다고 볼 수 있겠으나 자신의 참자아와 소통이 두절된 사람에게 깊이 뿌리박고 있는 자존심 체계를 뿌리채 뽑아버릴 수는 없다. 이렇게 중요한 핵심적 문제에 있어서 자존심 체계(pride system)가 우리 인간 성장의 적이라는 것을 다시 한 번 보게 된다.

자아 실현(self-realization)이란 한 사람의 특별한 재능을 발전시키는 것을 목표로 하는 것이 아니다. 그 핵심과정은 각 사람이 갖고 있는 한 인간으로서의 잠재 능력을 발전시키는 데에 있다. 따라서 좋은 대인 관계를 이룰 수 있는 능력을 발전시키는 데에도 이 참자아 실현이 관여되고 있다는 사실을 분명히 해야 한다. 즉 대인 관계의 호전만으로는 노이로제가 치료될 수 없는 것이다.

17

노이로제적 장애가 일(work)에 미치는 영향

카렌 호나이는 노이로제가 직장생활이나 자신이 하고 있는 일에 어떤 영향을 미치는지 살펴 보았다.

노이로제적 장애가 개인의 일에 영향을 미치는 몇 가지는 경제적, 정치적, 시간적, 환경적 요소와 같은 외부적 조건에서 올 수도 있고, 문화적 조건에서 올 수도 있다. 일할 때 나타나는 노이로제적 문제는 자기 상사 또는 부하, 동료와 같은 다른 사람들을 대하는 태도와 연결되어 나타나며 일 자체가 얼마나 어려운가에 따라 나타나기도 한다. 이런 것들이 모두 연결되어 분명하게 분리하기는 힘들지만 노이로제적 장애가 일하는 데에 어떠한 영향을 미치는가를 살펴보았다. 내부 정신적 요소들이 일하는 데에 어떻게 영향을 미치는가와 개개인의 일을 대하는 태도에 중점을 두었다. 사실 노이로제적 장애는 일상적 일에 있어 비교적 작은 영향을 주지만 새로 접한 일에서, 개인적 자발성, 미래를 보는눈, 책임감, 자족(自足), 창조력등을 필요로 하는 정도가 증가됨에 따라 노이로제적 영향의 정도도 증가해서 나타난다. 이에 호나이는 개인 자원을 동원시키는 요소 즉, 창조성에 초점을 맞추고 있다. 호나이가 말하는 창조성이란 반드시 예술, 과학, 문학의 분야에만 해당되는것이 아니고 가정주부, 교사, 장사하는 사람, 아이 기르는 어머니, 변호사, 의사등 모든 직업분야를 망라해서 똑같이 말할 수 있다고 한다.

일하는 데서 볼 수 있는 노이로제적 장애는 아주 광범위하나 노이로제적 본인이 이 장애의 전부를 의식하지는 못한다. 대신, 흔히 하는 일의 진행 과정, 일의 성과 또는 일의 생산성 면에서 이 장애가 나타나며, 다 한편으로 일에 연관된 심한 스트레스, 피곤, 불안, 공포, 짜증스러움 등의 정신적 고통으로 나타난다. 모든 종류의 노이로제에 공통적 어려움은 몇 가지 되지 않으며 그 일 자체에 따르는 고통이나 문제보다 훨씬 지나치게 장애가 나타나는 것은 확실하다.

모든 노이로제에 공통적으로 나타나는 현상부터 살펴보기로 한다.

아무리 자기만족이 있어 보여도 무엇보다 창조적 일의 가장 핵심적 전제 조건인 자신감이 희박하며, 자신이 하고 있는 일에 대한 성격을 잘 파악하고 이해하는 것보다 그 일에서 오는 어려움 만을 과대 또는 과소 평가하는 경향이 크며, 일을 완성했을 때 오는 보람과 가치를 잘 파악하지 못한다. 뿐만 아니라 어떤 일을 하는데 필요한 조건이 보통사람들보다 괴팍하고 까다로우며 융통성이 부족하다. 자기중심적 요소때문에 자기 내부정신과 일의 연관이 약화되어 있어 일하는 것 자체에 집중하기보다는 일을 어떤 식으로 할것이냐 또는 어떤 식으로 해야되느냐 하는 것에 집중하게 된다. 이런 뉴로틱한 사람은 자기가 진지하게 하는 일에서 오는 기쁨이나 만족감을 찾아보기 힘든데 그 이유는 너무 강박적이고 사소한 일에도 갈등과 두려움이 많고 자기가 하는 일을 낮게 평가하기 때문이다.

노이로제적 사람이 일하는데 있어서 장애가 나타나는 현상을 보면, 공통점보다는 노이로제 종류에 따라서 그 나타나는 모습의 차이가 크다는 사실에 놀란다. 설명했듯이 어려움이 있는 것을 깨닫는 것과 그 어려움으로 고통을 받는다는 것은 다른 문제이다. 그러나 일을 할 수 있거나 일을 할 수 없는 특수한 조건들에는 변화가 많다. 마찬가지로 꾸준히 노력할 수 있거나, 위험을 무릅쓰거나, 계획을 세우거나, 도움을 청하거나, 다른 사람에게 일을 위탁하거나 하는 능력들에도 또한 차이가 많다. 이런 차이점들은 주로 자기 내부정신의 갈등을 다루기 위해 택한 세가지 해결방법에 따라 결정된다는 것을 명심해야 한다. 즉 자아팽창형, 자아축소형, 체념형의 세가지 주된 해결법중 어느 형이냐에 따라 달라진다는 사실이다.

1. 자아 팽창형에서는 자기 능력이나 특별한 재능을 과대평가하는 경향이 있다. 또한 자기가 하고 있는 어떤 일이던지 유일무이하게 중요하다고 생각하는 경향이 있고, 또 그 일의 질(質)을 과대평가하는 경향이 있다. 만일 자신의 이런 생각에 동의하지 않는 사람이 있으면 그 사람은 자신의 일을 이해할 능력이 없거나 시기심이 있어서라고 일축해 버린다. 또 누가 이 사람들을 비판하면, 그것이 아무리 진지하고 양심적이라 할지라도, 그것을 적개심에 찬 공격이라고 간주한다. 자아 팽창형의 이런 태도는 자신과 자신이 하는 일에 대한 어떤 의심도 말살해야 한다는 생각때문에, 어떤 비판도 주시하지 않는다. 또한 자아 팽창성향 사람들은 자신이 하고 있는 일이 어떤 형태로던 크게 인정받아야 된다고 느끼고 또 인정 받을 자격이 있다고 느껴서 끝까지 밀고 나가며, 만일 그렇지 않으면 분개한다.

동시에, 자아 팽창형 사람들은 남을 인정하고 칭찬하는 능력이 아주 제한되어 있다.

김소월이나 베토벤이나 피카소나 프라톤 같이 세상이 인정하는 위대한 사람이나, 또는 자기가 경쟁할 필요가 없는 분야에서 잘하는 사람들이거나, 자신이 하고 있는 일의 독창성에 위협의 가능성이 없을 경우에만 칭찬한다. 또 자아 팽창형 사람들은 자기 앞에서 주변 사람이 다른 사람이 성취한 것에 대해 칭찬하는 것에도 대단히 민감하다.

이 팽창성향 사람들의 특징의 하나인 정복 욕구는 가끔 이 사람으로 하여금 뛰어난 생각을 보이게 하고, 자신의 의지력과 뛰어난 능력으로 극복할 수 없는 장애물이 있을 수 없다는 신조를 내포하게 한다. 이 사람은 자기의 정복능력을 증명하기 위해, 자신의 능력을 보이기 위해 남이 꺼려하고 손대기 싫어하는 업무를 시도한다. 그러나 문제는 이에 뒤따르는 위험을 과소평가할 때가 많다는 점이다.

이와 같이 자아 팽창형 사람은 자기 능력과 자신이 하는 일을 과대평가하는 반면 다른 사람과 주어진 일의 어려움을 과소평가하고, 남의 비판을 잘 받아들이지 않기 때문에 이런 요소들이 당면한 실제 문제를 흔히 깨닫지 못하게 되는 이유가 된다. 그런데 여기에서 오는 문제들은 팽창형중에서 자기도취형, 완벽형 또는 거만 보복형 중 어느 것이냐에 따라 달라진다.

첫째, 자기도취형(narcissistic)사람은 십중팔구 자신의 상상에 의해 좌우되는 경향이 있기에 위에 설명한 모든 요소들이 모두 뚜렷하게 나타난다. 세 가지 다른 유형의 팽창형 사람들 중에서 가장 생산적이긴 하나 여러가지 어려움에 부딪힌다. 그 중 하나로 자신의 흥미와 에너지를 여러 방향으로 분산시키는 점이다. 예를 들어 한 여인이 자신은 가장 완벽한 어머니, 주부, 훌륭한 예술가, 훌륭한 작가, 훌륭한 사회복지가가 되어야 한다고 믿고 있다고 하자. 결국 이 자기도취형 사람은 언젠가 자신이 이 모든 것을 다 할 수 없다는 것을 깨닫게 되는데, 이 사람은 그 이유를 모든 것을 다 잘하기에는 자신이 너무 많은 여러가지 재주가 있어 그렇다는 데로 돌린다. 그러나 이 사람은 거만한 태도를 숨기지 않으면서 한가지 재주만 있고 그것을 잘하는 사람을 부러워하기도 한다. 사실상 이 자기도취형 사람의 여러가지 능력이 문제를 일으키는 것은 아니다. 문제는 자신이 성취할 수 있는 일에 한도가 있다는 사실을 끝내 인정하지 않는데 있다. 그리하여 자기도취형 사람은 자신의 활동을 제한하겠다는 결심을 하지 못하고 모든 상황과 증거가 따라주지 않음에도 불구하고 얼마 안가서 자신의 원래 소신 즉, 다른 사람들은 이 많은 것들을 할 수 없으나 자기는 할 수 있고 또 완벽하게 해낼 수 있다는 원점으로 되돌아 간다. 자기도취형 사람에게는 자기 활동을 제한한다는 것이 패배와 경멸적 약점을 보이는 것이 되어, 남과 같이 제한이 있는 보통 인간이 된다는 것을 생각만해도 비열한 것으로 느껴져 참을 수 없는 것이 된다.

또 다른 자기도취형 사람들은 위의 자기도취형 사람들과 같이 동시에 여러가지 일을 벌려 에너지를 분산 낭비시키는 것이 아니라, 하나를 추구했다가 그것을 버리고 새로운 것을 또 추구하는 현상을 반복함으로써 에너지를 분산 낭비하기도 한다. 그러나 겉으로 보면, 타고난 재능이 있는 젊은 사람들이 여러가지를 동시에 손 대는 것이, 단순히 자기 흥미가 무엇인지 발견하기 위해 이것저것 시도해보는 것처럼 보인다. 이런 경우, 가까이에서 잘 검토를 해 봐야 이런 생각이 옳은지 그른지를 판단할 수 있다. 예를 들면 무용에 정열적 흥미가 있어 무용학을 공부하고 춤을 열심히 배워 처음에는 무척 장래가 커보이기 시작했다가 얼마 안가서 무용을 중단하고, 다음은 시를 쓰고 문학을 공부하다 이것도 중단하고, 또 다음은 간호학을 공부하고선 열정적으로 시작하나 단 시일내에 흥미를 잃는 현상을 반복하는 경우이다.

똑같은 현상을 자기도취형 성인들에게서도 볼 수 있다. 이런 사람들은 대단한 아이디어로 책을 쓸 큰 구상을 했다가 무슨 단체인가를 시작했다가 사업구상을 했다가, 무엇인가 발명한다고 몰두했다가, 아무 것도 제대로 완성하기 전에 흥미를 잃는 현상을 되풀이한다. 이 사람은 상상 속에서 빠르고 눈부신 성공을 그려 보지만 부딪치게 되는 첫번째 난관에도 급속도로 흥미를 잃어버린다. 그러나 이 사람의 자존심이 어려운 난관을 피하려 한다는 사실을 인정할 수 없기 때문에 흥미를 잃었다고 말하는 것이 이 사람에게는 체면유지 수단으로 내세워지는 것이다.

자기도취형 사람들의 특징 중의 하나인 병적 변덕에 두가지 요소가 작용하는데, 하나는 일할 때 세밀하게 신경쓰는 것을 피하고, 또 하나는 꾸준하게 노력하는 것을 피하는 것이다. 이런 태도는 일의 질을 망쳐 버린다. 이 자기도취형 사람은 기발한 아이디어를 내는 것이 자기들 몫이고 이 아이디어에 따른 자세한 일을 하는 것은 보통 사람들이 해야할 일이라고 생각한다. 이 사람은 일을 남한테 시키는데에는 아무런 문제가 없으며 만일 이 사람의 아이디어를 실천에 옮길 수 있는 부하직원이나 동료가 있어서 협조해주면 일이 잘 될 수 있다. 글을 쓴다거나 옷을 디자인한다거나 법적 문서를 작성하는 것과 같이 본인이 직접 일을 하지 않으면 안될 경우에는 자기 아이디어를 검토 재검토하고 통찰해보기 전에 일이 만족스럽게 완성된 것처럼 생각하기도 한다. 이런 사람은 정신분석 치료를 받고 있을 때도 이와 비슷한 현상이 벌어진다. 즉 자기도취형 사람의 과대망상적 요소 외에 결정적인 또 하나의 특징을 보게되는데 바로 자기자신을 구체적이고 세밀하게 보기를 두려워하는 것이다.

이 자기도취형 사람들이 꾸준하게 노력하는 능력이 부족한 것도 같은 맥락에서 온다. 즉 이 사람들의 특별한 자존심은 힘을 안들이고도 우월하게 되는 것이며, 이 사람들의 상상을 사로잡는 것은 극적이고 비상한 데서 오는 영광이며, 겸손하게 매일을 사는 것은 자신들에게는 모욕적이라고 생각한다. 이와 반대로 산발적 노력을 할 수도 있고, 응급시에는 힘차고 용의주도하게 대처할 수도 있고, 큰 파티를 열 수도 있고 갑자기 힘이 나서 몇 달동안 밀린 편지를 쓸 수도 있다. 이렇게 산발적으로 일을 해치우는 것은 이 사람의 자존심을 높여주나 꾸준하게 무엇인가를 하는 것은 자존심을 깎아내린다. 아무 노력도 하지 않고 있으면 언젠가 힘차게 일을 해서 큰 일을 해낼 수 있는 여력을 남겨준다는 것이다. 사실 이 자기도취형 사람이 꾸준히 노력하는 것을 기피하는 가장 큰 이유는 자기한테 무한한 힘이 있다는 착각을 믿는데 있다.

책을 출판한다든가 정원 일을 할 때 하룻밤 사이에 명작이 나오거나 꽃이 만발하는 것이 아니다. 자기가 시간과 노력을 기울이는 만큼의 결실을 얻는다는 제약이 있다는 것은 어쩔 수 없는 사실인데 이것을 이 자기도취형 사람은 받아들이기 거부한다. 그 이유는 이 사람은 자신은 월등한 힘이 있고 무한하게 성취할 수 있다는 착각에 매달려 자신이 믿어온 이 착각에 환멸을 느끼게 되는 일이 있을까 봐 우려하기 때문이다.

한마디로, 자기도취형의 사람은 좋은 자격을 갖추고 있음에도 불구하고 실제로 끝내는 일의 결과를 보면 흔히 실망스러운 이유는, 이 사람의 노이로제적 구조로 볼때 어떻게 일을 해야하는지를 모르고 자신의 착각에 머물러 있기 때문이다.

둘째, 완벽형의 사람은 자기 도취형 사람과는 많은 점에서 반대이다. 이 사람은 아주 조직적으로 일하며 세밀한 데까지 너무 꼼꼼하게 일한다. 무엇을 해야 되며 어떻게 해야 되느냐에 지나치게 묶여 자발성과 창조성을 잃어버린다. 따라서 일하는 속도가 느리며 생산성이 별로 없다. 무엇이던 정확하게 해야 한다는 강박심때문에 일을 너무 많이 하게 되고 쉽게 지쳐버리며 주변 사람들을 괴롭게 만든다. 이 완벽형 사람은 자기자신에게 완벽하기를 강요하듯이 남들에게도 같은 것을 강요하기 때문에 다른 사람들을 숨막히게 한다.

셋째, 거만하고 보복적인 형도 나름대로 강점과 단점이 있다. 모든 노이로제적 사람들 중에서 가장 비범한 일꾼이다. 감정적으로는 차가운 사람이지만 일하는 데는 열정이 있다. 이 거만하고 보복적 형태의 사람은 지나친 야망과 자기 일에 대한 집착 이외에는 생활이 공허하기때문에 일하지 않는 시간은 낭비하는 것으로 간주한다. 그러나 이 사람은 노이로제로 인해 아무것도 즐기는 능력이 없어 일하는 것을 즐거워 하는 것도 아니고 일에 지치지도 않는다. 그럼에도 불구하고 이 사람은 풍부한 자료와 능률적이고 예리하고 비판적 지능을 가지고도 이 사람의 능력과 일의 효능은 매마르기 쉽다. 자신의 영광과 자신이 하는 일에 흥미를 느낀다해도 흔히 자기 분야의 변두리에 머무르며 그 핵심부에 들어가지를 않는다. 예를 들어 이 사람이 글을 쓰는 사람일 경우, 자기는 글을 쓰지 않고 남이 쓴 글의 평론을 쓰고, 다른 예술 방면에서도 이와 비슷한 면을 보인다. 이 사람의 관심은 하는 일의 특수한 내용에 숙달하는 것이지 그것을 진정으로 즐기고 성장시키고 더 풍요롭게 하는 데에 있는 것이 아니다.

거만하고 보복형 노이로제 사람은 남을 칭찬하거나 다른 이에게 좋은 점수를 허용하지 않고, 생산성 결핍때문에 무의식적으로 남의 아이디어를 쉽게 자기 것으로 훔치기 쉽다. 다른 유형의 노이로제들과 대조적으로 이 사람은 조심스럽고 치밀하게 계획을 세울 능력이 있으며 앞으로 전망을 제법 분명하게 볼 수 있는 능력이 있다. 따라서 이 사람은 우수하게 일을 잘 짜기도 하지만 몇 가지, 능력을 떨어트리는 요소들이 있다. 즉, 남을 무시하고 자기 만이 일을 잘 할 수 있다는 독선때문에 남에게 일을 맡기지 못한다. 무슨 일을 하는 데 있어서 강제적 방법을 쓰거나, 자극을 주기보다 겁주어 이용하려 하거나, 자발심과 즐거움을 북돋아 주기보다는 오히려 이런 느낌을 억제하는 방법을 사용한다.

거만 보복형 사람은 장기 계획을 세우는 경향이 있기 때문에 일시적 좌절을 비교적 잘 견딘다. 그러나 자기가 어떤 시험대에 서게 되면 불안에 떨기 쉬워서, 인생을 이기느냐 지느냐하는 것에 집착해서 살아가는 이 사람이 질 수 있다는 생각이 떠오르면 그 두려움으로 고통을 느끼는 것이 당연하다. 반면 이 사람은 두려움을 초월해야 한다는 정신내부 강요가 있기 때문에 순간적으로라도 두려움을 느낀 사실때문에 자기자신에게 대단히 화가 난다. 또한 자신을 잘하느냐 못하느냐로 판정하는 사람에게 대해 대단한 분노심을 느낀다. 만일 이런 여러가지 감정들이 억제되면 심한 두통이나 심한 복통 혹은 심장 박동이 빨라지는 것과 같은 정신 신체적 증상들이 나타난다.

2. 자기축소형(self-effacing type)이 일하는 데서 보여주는 어려움은 자기팽창형 노이로제적 사람이 보여주는 어려움의 정반대이다. 자신의 목적을 너무 낮게 잡는 경향, 자기 재질과 자신이 하는 일의 가치와 그 일이 얼마나 중요한가 하는 것을 과소 평가하는 경향이다. 이 사람은 자신이 스스로 하는 일에 대한 의심과 자기 자신을 스스로 비난하는 비평때문에 고통을 받는다. 이 사람은 불가능한 것도 해낼 수 있다는 생각을 하기보다는 '나는 할 수 없다'는 느낌을 감당하기 힘들어 한다. 이 사람이 하는 일의 질은 반드시 나쁘지는 않으나 스스로 갖는 열등의식과 자기 비난으로 본인은 늘 고통스러워 한다.

이 사람은 남을 위해 일을 하는 한 아주 편안해 하고 일도 무리없이 잘해 나간다. 예를 들면 가정주부, 비서, 복지가, 간호원 등과 같은 일이다. 그런데 이때 두 가지 이상한 현상이 나타나 이 사람한테 문제가 있다는 것을 보여준다. 첫번째 현상은 이 사람이 혼자 일할 때와 남과 같이 일할 때에 현저한 차이를 보인다. 즉 혼자서 또는 자신만을 위해서 일할 때보다 남과 같이 일하거나 남을 위해 할 때는 현저하게 일을 잘한다. 예로서 사회사업가가 사람들을 도와줄 때는 아주 자신있게 행동하지만 그에 대한 보고서를 쓰게 될 때는 쩔쩔매거나, 학생이 선생님과 같이 그림을 그릴 때는 아주 잘 그리다가 혼자 그리면 조잡하게 그리는 것 등을 들 수 있다. 둘째 현상은 일하는 수준이 자기 능력보다 아래에 머문다는 사실이다. 이 사람은 자기에게 숨은 재주가 있다는 생각을 전혀 상상해 보지도 못한다. 그래도 혼자 어떤 일을 시작할 수도 있고, 서류 작성과 연설해야되는 자리에 진급할 수도 있고, 나름대로 독립적 활동을 해야한다고 스스로 압력을 줄 수도 있고, 타고난 재능을 적절하게 표현하도록 충동을 받을 수도 있다. 그런데 바로 이런 시점에서 즉 자기가 가지고 있는 노이로제적 구조때문에 오는 축소성 제약을 초월해서 무슨 일인가를 성취하려할 때 반드시 문제가 시작되는 것이다.

한편으로 이 자기축소형(self-effacing type) 사람들이 완벽성을 강요하는 것은 팽창형 노이로제 사람들만큼 강하다. 그러나 팽창성향 사람은 자기가 성취한 우수한 결과를 만족스럽게 즐기는데 반해 축소성향 사람은 자기를 늘 질책하며 항상 자기가 한 일에 스스로 흠잡기에 바쁘다. 자신이 강연을 잘 마친 후에도 이것저것 중요한 말을 빼놓았느니, 자기말 뜻을 강조하지 못했느니 등의 흠을 찾으며 아쉬워한다. 이 사람들은 완벽을 이루려는 희망없는 노력을 하면서 다른 한편으로는 자신을 계속 깎아내리는 자멸에 빠진다. 게다가 이 사람의 월등해져야 한다는 내부강요는 엉뚱하게 강화되는데, 즉 이 사람들의 특징인 야심과 자존심에 대한 금기는 이 사람이 개인적 성취를 하려고 애쓰는 것을 떳떳하지 못하게 느끼게 하여 궁극적 성취는 바로 이런 죄스러운 마음을 씻는 것으로 끝난다. 예를 들면 '만일 내가 훌륭한 미술가가 못되면 차라리 바닥을 닦는 청소부나 되리라' 하는 것이다.

한편, 이 사람이 이런 야심에 대한 금기를 범하거나 아니면 금기를 범하고 있다고 느끼면 이 사람은 자기파괴적이 된다. 앞에서 설명한 게임할 때 일어나는 현상과 흡사하다. 즉 자기가 이기고 있다고 느끼면 그 이후부터는 제대로 하지 못하게 된다. 즉 이기고 있다고 느낄 때마다 잘해서 이겨야된다는 느낌과 늘 겸손해야된다는 진퇴양난의 갈등에 빠져 제대로 진행을 못하거나 지게된다. 저자세를 유지해야 된다는 참으로 무서운 무의식의 힘이다.

이런 진퇴양난이 가장 눈에 띄는 것은 팽창성향적 욕구와 축소성향적 욕구의 갈등이 표면화 되기 직전에 이르렀을 때이다. 예를 들면 자기축소 성향이 있는 한 소설가가 글을 잘 써나가다가 작품이 잘 되어나가고 있는 것을 느끼고 만족스러워 하자마자 바로 흠을 잡기 시작하고 맥이 빠지고 진도가 잘 안나가게 된다. 그러다가 또 한 동안은 열심히 잘 써나가게 되나 이런 것을 반복하면서 결국은 화를 내며 쓰던 페이지를 찢어버리고 작품을 망쳐 버린다.

이렇게 노이로제적 성향이 있는 사람들에게서 두 가지 분명한 움직임을 볼 수 있다. 즉 앞을 향하는 창조적 움직임과 자기파괴적 움직임의 두 가지이다. 팽창성향이 억제되고 자기축소성향이 강한 사람의 경우는 앞을 향하는 진취적 움직임도 드물고 자기파괴적 행동도 극적이 아니다. 이런 경우 그 두 갈등은 눈에 잘 띄지 않고, 일하는 데에서 보여지는 이런 모습은 만성적이고 복잡하여 다루기가 힘들다. 일하는 데에서 겪는 어려움을 호소하나 왜 불평을 하는지를 바로 이해하기 힘들며 이 사람들이 가진 노이로제 전체 모습이 드러나야만 그 불평의 이유를 알게 된다.

이런 자기축소형 사람이 창조적 일을 하면서 자신이 주목하게 되는 것은 일에 집중을 하지 못한다는 점이다. 이 사람은 한줄기 생각을 계속하지 못하고 생각이 다른 곳으로 분산되거나 멍해지거나 잡생각에 사로잡힌다. 그러다가 안절부절 못하게 되고 낙서를 하거나 급하지 않은 전화를 하거나 손톱을 다듬는다. 이런 모습의 자기에게 짜증이 나서 다시 정신차려서 일을 하려 시도하지만 얼마 안가서 지쳐버리고 일하는 것을 단념하게 된다.

자기축소형 사람들은 결국 본인도 모르게 두가지 만성적 불이익과 씨름을 하지 않을 수 없게 된다. 즉 자기축소, 하는 것과 하고 있는 일을 무능하게 다룬다는 두 가지점이다. 자기축소하는 버릇은 건방지게 보이는 행동을 해서는 안된다는 금기를 범하지 않으려고 하는 데에서 온다. 이 자기축소 행위는 아주 포착하기 힘들게 자신을 깎아 내리고 의심하는 것으로써 자신에게 어떤 영향을 미치고 있는지도 모르게 에너지를 소모시킨다. 이 사람은 자기가 읽은 것, 관찰한 것, 생각한 것, 자기가 작성한 글 등을 쉽게 잊어버릴 수도 있다. 또 토론하는 데에서 한마디 해달라고 하면 전혀 할 말이 생각이 나지 않아서 사양했다가 뒤늦게야 여러가지 적절하게 언급할 수 있던 것이 많이 생각나는 경우를 들 수 있겠다.

자기축소형 사람은 한마디로 말해 자신을 낮춰야 되는 필요때문에 자신이 갖고 있는 능력을 발휘하는 것을 방해한다. 그 결과 이 사람은 자기가 무력하고 별볼일 없는 사람이라는 무거운 느낌을 가진 채 일을 하게 된다. 반면 팽창형의 사람은 남보기에는 별것 아닌데도 자기가 하는 모든 것은 대단히 중요한 것처럼 행동하고 축소형 사람은 남보기에 대단히 중요한 일을 하고 있는데도 불구하고 신통치 않은 일을 해서 미안하다고 말한다. 이 사람은 보람있는 일을 해야겠다는 것조차 느낄 수가 없는데 그 이유는 단지 완벽한 일을 해야한다는 강요뿐 아니라 그런 생각 갖는 것 조차도 건방지고 겁없이 운명에 도전하는것이라고 느끼기 때문이다.

자기축소형 사람들이 자신이 하고 있는 일을 다루는데에서 능률이 나지 않는 이유는, 자기주장을 한다고 느끼게 하는 것과 공격적인 것과 정복적인 것들에 대한 금기가 있어서이다. 일반적으로, 이런 행동들은 다른 사람들에게 강요하지 않고, 농간부리지 않고, 위압적이 아닌 것만으로 생각하는데 자기축소형 사람들에게는 생명이 없는 물체나 정신적 문제에도 이와 같은 태도를 보인다. 즉 자동차 타이어에 빵꾸가 나도 어찌할 바를 모를 뿐 아니라 자기 머리에 떠오른 아이디어를 갖고도 어쩔 줄을 모른다. 이 사람의 문제는 생산성이 전혀 없는 데에 있는 것이 아니다. 좋은 독창적 아이디어가 머리에 떠올라도 이것을 붙잡고 매달려 씨름하고 조직화하기에 너무나 위축되어 있는데에 있는 것이다. 왜냐하면 대인관계가 아닌 정신적 문제를 다루는데에서도 공격적이 되어서는 안된다고 느끼고 있기 때문이다. 또 어떤 아이디어가 많이 무르익으면 이 자기축소형 사람들도 자기 의견을 발표할 용기가 생기지 않는것은 아니다. 이런 무의식적 자제는 다만 그 초기 단계에 자신의 노이로제 때문에 자신한테도 어떤 의견이 생겼다는 것을 의식하지 못하게 되는데에서 온다.

이 자기축소형 사람들이 일을 하는데 있어서 이런 어려움들은 천천히 낭비적, 비효과적으로 나타나 능률없는 일을 조성하거나 아니면 아예 아무 일도 성취하지 못하는 결과를 가져온다. 그러면서도 이 사람은 완벽하게 일을 해야된다는 강박성에 쫓기기 때문에 고통받기 시작한다. 자기가 하고 있는 일의 질이 자신의 강요를 만족시켜야 될 뿐 아니라 일하는 방법 또한 완벽해야 한다고 고집한다. 예를 들면 악기를 전공하는 음악 학생이 자기축소 성향이 있을 때 남보기에 대단히 잘 하는데에도 본인은 형편없는 아마추어라는 느낌에서 벗어나지 못한다. 뉴로틱한 모든 사람에게서 볼 수 있는 이런 내부강요를 감안할 때, 자기축소형 사람들은 더구나 능률없이 일하기 때문에 거기에서 오는 자아 경멸심이 얼마나 크겠는가 하는 것은 쉽게 이해할 수 있다. 혹시 이 사람이 일을 잘하고 있거나 무엇인가 보람있는 것을 성취한다 해도 이 사람은 그 사실을 사실대로 느껴서는 안되는 것이다.

이 자기축소형 사람들은 책을 쓰는 일과 같이 창조적 일을 시작할 때 특히 난감해지는데 어떤 일을 완성하는 것을 피하는 경향이 있어 미리 충분히 계획 세우는 것을 어려워하기 때문이다. 우선 마음속으로 개요를 작성해 본다던가 재료들을 체계화해 보지 않고, 단순히 쓰기 시작해버리기도 하는데 이것이 다른 성향의 사람들한테는 오히려 바람직할 수도 있다. 팽창형과 같은 사람은 아무런 지장없이 시작할 것이고 초벌쓴 것에 그만 너무나 만족해서 더 이상 손질을 하지 않을 것이다. 그러나 축소향의 사람은 우선 생각과 양식을 체계화하는데 있어서 불가피하게 보이는 불완전한 것들을 발견한 뒤 어쩔줄 몰라 초벌을 완성할 수도 없다. 어색한 것이나 분명하지 못한 것이나 연결이 잘 안되는 것들을 아주 예리하게 느낀다. 그 내용에 대해 비판적인 것은 적절할지 모르나 거기에서 오는 무의식적 자기경멸심은 너무나 황당해 더 이상 일을 계속할 수 없게 된다. 다시 분발해 글쓰기를 몇 번 계속 반복하여 겨우 일을 완성할 수도 있으나 마지막 단계로 발표나 출판하기에 이르면 완벽해야 된다는 정신적 강요 때문에 불안감에 휩싸여 버린다.

이런 과정에서 불안감이 급성으로 올 수 있는데 그 원인은 두가지 상반되는 느낌에서 온다. 첫째로 하는 일이 어려워 잘 나가지 않을 때, 둘째로 하는 일이 너무나 잘되어 당황할 때이다. 물론 일이 잘 풀리지 않을 때 불안해지는 것은 이해가 되지만, 일이 너무나 순조롭게 잘되어갈 때도 불안해지고 하는 일을 방해하기 시작한다는 것, 바로 이것이 이 자기축소성향의 정신내부적 역동성을 이해하지 못하면 알아차리기 힘든 부분이다. 꼬이고 꼬인 힘든 일과 씨름을 하게되면 충격을 받아서 거의 기절하다시피 되거나 마비되어 버린다. 반면 일이 너무나 순조롭게 잘되고 있다고 느끼면 그만 그 일을 방해하기 시작한다. 이런 것을 이해하고 보면 몇가지 이상한 것들을 볼 수 있다. 그 하나는 자기한테 힘든 작은 일을 시작도 하기 전에 공포에 질려 버리는 것이고 또 다른 것들은, 매번 강의나 무대 출연하기 직전에 늘 감기에 걸리는 것, 어떤 사람은 명절 때 쇼핑하기 전에 이미 지쳐버리는 것 등이다. 이런 사람들은 일을 한꺼번에 못하고 조금씩 나눠 하게 되는데 그 이유는 일할 때 느끼는 긴장이 너무 커서 한 가지 일을 오래 계속할 수가 없기 때문이다. 이것은 글 쓰는것 같은 정신적인 일뿐 아니라 혼자하는 다른 종류의 일에도 해당된다. 예를 들면 정원 일 같은 것이다. 그런데 놀라운 것은 이 사람이 남을 위해 일하거나 남과 같이 일할 때는 줄기차게 일을 잘 해낸다는 점이다.

이 자기축소형 사람은 일하는 중간에 쉽게 딴전을 부린다. 일하다 말고 전화를 걸거나 이메일을 첵크한다. 흔히 스스로 자기 하는 일에 흥미가 별로 없다고 책망한다. 그러나 자기 하는 일에 대한 흥미나 의도는 진실할 수 있으나 실제로 일을 하는 과정에 대해서는 대단히 불쾌하게 느끼고 있다. 그런데 이 사람은 남의 비위를 맞추거나 애정을 받아야할 필요가 있기 때문에 친구나 가족이나 아는 사람이 무슨 일을 부탁하면 거기에 쉽게 응한다. 원인은 다르지만 마치 팽창형 중의 자기도취형 사람처럼 일들을 이것저것 벌려놓고 에너지를 분산시킨다. 이 축소형 사람들이 젊었을 때는 일이 힘들어 난관에 부딪혔을 때 쉽게 사랑과 섹스에 빠져버리기도 한다.

앞에서 다루어 본 자기축소형(self-effacing type) 사람들이 일을 할 때 보여주는 모습을 종합해 본다. 이 사람들이 혼자 어떤 창조적 일을 하게 되면 아주 극복하기 힘든 난관을 무릅쓰고 해야 한다. 계속적 불이익을 갖고 하거나 불안감과 고통을 느끼면서 하게 된다. 고통을 느끼지 않는 순간은 일을 처음에 발상한 후 내부정신적 갈등이 생기기 전과, 일이 드디어 완성되기 직전에 잠시 느끼는 만족감 정도이다. 그러나 결국 성취했다는 만족감이 곧 사라질뿐 아니라 그것을 성취한 것이 자기자신이라는 느낌까지도 잃어버린다. 왜냐하면 많은 정신적 난관에도 불구하고 일을 성취한 것에 대한 가치 인정을 자신한테 주어서는 안되기 때문에 자기가 완성한 일을 생각하거나 바라보는 것이 모욕적이 되기 때문이다. 이 사람들은 자신에게 어떤 난관이 있었다는 것을 기억하는것 조차도 모욕적으로 느끼는 것이다.

이 사람들은 이런 모든 어려움이 있어 아무것도 성취 하지 못할 가능성이 크다. 그래서 이 사람은 감히 혼자 어떤 일을 시작하지 못하며 일을 시작해도 중간에 중단해 버릴 수도 있고 하는 일의 질이 좋지 않을 수도 있다. 그럼에도 불구하고 하는 일에 별로 효과가 없다해도, 충분한 재주와 열정이 있고 꾸준하기만 하면 무엇인가 제법 좋은 일을 만들어 낼 수도 있다.

3. 체념형(resigned type) 노이로제적 사람의 일을 방해하는 요소들은 팽창형과 축소형 사람들의 경우와는 뚜렷하게 다르다. 이 체념형(resigned type) 노이로제적 사람들 또한 자기가 갖고 있는 능력보다 낮은 차원에 머무르며 이런 점은 자기축소형 사람과 비슷하다. 그러나 축소형 사람은 자존심과 공격성에 대한 금기를 지키는 것 이외에 누군가 기댈 사람이 있고 사람들이 자기를 좋아하고 필요로 하는 직장분위기에서 더 안전감을 느끼기 때문에 이런 현상을 보인다. 체념형 사람이 자기보다 낮은 차원에 머무르는 이유는 이렇게 하는 것이 이 노이로제적 사람의 특징인 활발한 삶으로부터 물러나는 필수 조건에 합치되기 때문이다. 이 체념형 사람이 생산성있게 일할 수 있는 조건은 자아축소형의 사람과 대조적인데 사람들로부터 멀리 떨어져야되는 경향때문에 이 체념형 노이로제적 사람은 오히려 혼자서 할 때 일을 더 잘 할 수 있다. 또한 위압적인 것에 예민하기 때문에 윗사람 밑에서 일하거나 분명한 규정과 법규가 정해져 있는 기관에서 일하기 힘들지만 그러한 입장에 적응할 수는 있다. 소망과 열망을 스스로 제한하고, 그리고 변화하는 것을 피하기 때문에 자기 기분에 맞지 않는 조건을 참고 받아줄 수 있다. 또 경쟁심이 없고 남과의 마찰을 피하는 경향때문에 감정적으로는 멀리하고 있지만 대부분의 사람들과 잘 지낼 수 있다. 그

렇다고 해도 이 체념형 사람은 행복하지도 않고 생산적이 되지도 못한다.

체념형 사람이 일을 꼭 해야 된다면 이 사람은 무소속으로 독자적으로 일하는 것을 선호한다. 물론 혼자 일을 하는 경우에도 이 사람은 남들이 기대하는 것을 느껴 사람들한테 강요당하고 있다고 느낄 수도 있다. 대조적으로 자기축소형 사람은 마감날짜와 같은 외부적 압력은 자신의 정신내부적 압력을 경감시키기 때문에 마감 날짜가 있는 것을 환영한다. 마감 날짜가 없으면 이 자기축소형 사람은 자기가 하고 있는 일을 무기한으로 향상 시켜야 된다고 느끼기 쉽다. 그러나 마감이 있으면 그것을 기대하는 어떤 사람을 위해 일한다는 것을 전제로 할 때, 마감날짜에 맞추기 위해 덜 세밀한것을 허용하고, 자신이 무엇인가를 끝낼 수 있다는 희망을 준다. 하지만 자기체념형의 사람에게 마감이라는것은 강요당하는 것으로 느껴 마감 날짜가 있는 것을 원망하고 무의식 저항을 크게 일으키기 때문에 이 사람을 무기력하게 만든다.

위에 예로 든 마감이라는 것은 이 체념형 사람이 강요 당하는것에 얼마나 예민한가를 보여주는 하나의 예에 불과하다. 이 성향을 가진 노이로제적 사람이 강요에 예민한 것은 무엇이던 간에 자기에게 권하는 것이나, 기대하는 것이나, 요구되는 것이나 일을 완성하기에 필요로 하는 것 등 모두에 적용된다.

체념형 노이로제적 사람들에게 가장 큰 어려움은 앞에서 설명했듯이 무기력한 것이며, 무기력이 크면 클수록 이 사람은 일을 상상속에서만 하게 된다. 무기력에서 오는 일의 무능함은 자기축소형에서 보는 무능함과는 그 원인과 나타나는 모습이 다르다. 자기축소형 사람은 이런저런 상반되는 내부정신적 강요에 쫓겨서 허둥대는 현상을 보이기 때문에 하는 일이 효과가 없고 이에 반하여 체념형 사람의 경우에는 기력이 없고, 자발성이 없고, 신체적 정신적 움직임이 느리기 때문에 하는 일이 효과가 없는 것이다. 그래서 일을 질질 끌고 뒤로 미루고 지연 시킨다. 자기축소형 사람이 남을 위해 남과 같이 일할 때 일의 효과가 나는 것과는 반대로 체념형 사람은 혼자 자유스럽게 일을 하게 되면 이런 모습들이 전부 사라지고 효과적이 된다.

이런 체념형 사람은 남의 기대에 맞추는 것에 반항적이면 반항적일수록, 남과 함께 또는 남을 위해, 혹은 정해 놓은 시간표에 따라 해야 하는 일은 줄인다. 자기가 하고싶은 대로 하기 위해 차라리 자기 생활수준을 최소한으로 낮추기도 한다. 이러한 진전은 참자아(real-self)가 자유스러운 조건하에서 성장할 수 있을 만큼 살아있는 한, 이 노이로제적 사람이 건설적인 일을 할 수 있는 가능성을 줄 수도 있다. 물론 이것은 이 사람에게 주어진 타고난 재능에 좌우된다. 이렇게 유리한 내부적 조건이 없으면 이 사람은 남이 생각지도 않은 일을 하거나 혹은 보통 사람들과 아주 다른 생활양식으로 살아가는 것에서 즐거움을 갖는 거친 사람이 될 위험성이 있다.

체념형 중 깊이없이 사는 사람들은(shallow living), 일이라는 것이 전연 문제가 되지 않는다. 왜냐하면 이 사람들에게 일한다는 것은 이미 진행되고 있는 퇴폐적 과정에 참여하는 것에 불과한 것이 되기때문이다. 체념형 사람에게는 참자아를 실현하려는 노력이나, 이상화한 자아를 현실화하려는 추진력이 제지되어 있을뿐 아니라 아예 포기해 버린다. 따라서 일을 한다는 것은 무의미하게 되는데, 그 이유는 이 사람은 이미 자기에게 주어진 재능을 발전시킬 의욕이 없어졌거나 차원이 높은 목표를 추구할 의욕이 없기 때문이다. 이 사람에게 일이라는 것은 단순히 재미있는 시간을 방해하는 필요악이 되고 만다. 즉 단순히 돈을 벌거나 체면을 살리는 도구에 불과하게 되는 것이다.

카렌 호나이는 노이로제적 사람들의 일하는 데서 보여지는 광범위한 어려움은 위에서 설명한 모든 요소들을 고려할 때에만 파악할 수 있다고 했다. 다시 말하면 일하는 데에 있어서 보여지는 특수한 모습과 장애는 전체 인격의 표현 이외에 다른 것일 수 없다고 말한다.

또 하나 고려할 것은, 일반적으로 노이로제 때문에 일하는 데에 어려움이 있다고만 말해서는 안 된다는 말이다. 왜냐하면 모든 노이로제를 한데 묶어서 공통적으로 말할 수 있는 일하는 어려움은 몇 가지에 불과하기 때문이다. 다만 노이로제 구조의 유형에 따라서 생기는 어려움을 구별할 때만 특수한 어려움의 정확한 모습을 볼 수 있는 것이다. 즉 위에서 자세하게 설명했듯이, 세 가지 노이로제형 중에서 어느 형이냐에 따라서 일할 때의 특수한 장단점이 뚜렷하게 다르게 나타나는 것이다. 이 사실은 확고하기 때문에 노이로제의 형을 알면 장애 모습을 거의 정확하게 알 수 있다. 치료적으로 볼 때 일반적인 노이로제를 다루는 것이 아니고 어느 특수한 노이로제형을 가진 사람을 치료하는 것이기 때문에 정확하게 어떤 유형인지를 분별하는 것은 어떤 어려움이 있을지를 빨리 파악하고 그 어려움을 정확하고 바르게 이해하는데 도움이 된다.

노이로제적 사람들이 일하는 데에서 여러가지 노이로제적 장애로 인해서 오는 고통의 분량을 전달하기는 어렵다. 그런데 일하는 것에서 오는 어려움이 반드시 의식적 고통을 수반하는 것만은 아니다. 많은 사람들은 자신들이 하고 있는 일에 어려움이 있다는 것조차 모른다. 일하는 데에서 오는 이런 어려움들이 필연적으로 수반하는 것은 인간의 좋은 에너지를 낭비하는 것이다. 일하는 과정에서 낭비되며, 갖고 있는 능력에 맞는 일을 하지 않는데서 낭비되며, 현재 자기가 쓸 수 있는 자원을 동원시키지 못해서 낭비하며, 생산되는 일의 질이 떨어져서 낭비하는 것이다. 개인적으로는 이 뉴로틱한 사람 자신의 인생의 중요한 영역에서 본인의 능력을 충분히 발휘하지 못하는 것을 의미한다. 그런데 이러한 개인적 손실을 모두 합쳐서 전체로 본다면 이것은 전인류적인 손실이 된다. 왜냐하면 이 세상에는 노이로제적인 사람이 무수히 많기 때문이다.

정신분석가들이나 일반인 모두가 노이로제적 장애로 인해 이러한 손실이 있다는 사실을 인정하면서도, 많은 사람들이 예술과 노이로제의 상호관계, 아니 더 정확하게 말하자면 예술가의 창조적 능력과 이 사람의 노이로제 사이의 상호관계에 대해 다음같은 질문을 하면서 문제로 삼으려 하지않는다. 즉 '노이로제가 고통을 가져 오고 특히 일하는데 어려움을 주는 것은 사실이지만, 예술적 창조성을 위해서는 필요불가결한 것이 아닌가?' '대부분의 예술가들은 뉴로틱 하지않은가?' '만일 예술가가 정신분석치료를 받으면 오히려 창조력을 억제하거나 파괴해버리지 않을까?' 하는 재미있고 그럴 듯한 질문들이다. 카렌 호나이는 이런 생각이 잘못되었다는 사실을 해명하기위해 이런 질문들을 하나하나 다루어 관련 요소들을 검토하고 있다.

첫째, 현재 갖고 있는 재능은 타고난 것이며 노이로제와는 관계없이 독립적으로 존재한다는 것이다. 한 연구에 의하면 대부분 사람들은 잘 고무해주면 그림을 그릴 수 있다. 그러나 누구나 다 모네가 되고 피카소가 되는 것은 아니다. 이 사실은 천부의 재능이 있다 해도 반드시 그것이 나타나는 것은 아니라는 사실을 뒷받침하는 것이다. 즉 노이로제가 이런 재능의 표현을 억제하는 역할을 한다는 사실에는 의심할 여지가 없다. 여태까지 설명한 여러 종류의 특징을 돌이켜보면 이해가 가겠지만 덜 수줍을수록, 덜 겁먹을수록, 덜 남의 비위를 맞추려 할수록, 옳고 완벽해야될 강요가 적을수록, 자기가 갖고 있는 재능을 더 잘 나타낼 수 있는 것이다. 정신분석치료를 통해 보여주는 것은 일반적인 생각과는 반대로 노이로제적 요소들이 얼마나 창조적인 일에 방해가 되는가 하는 사실이다.

둘째, 예술가가 창조적으로 일할 수 있는 능력은 어떤 노이로제적 조건과 연결되어 있지 않는가? 하는 질문에 대한 고찰이다. 이에 대한 대답을 위해서는 더 분명하고 정확하게 어떤 노이로제적 조건이 예술적인 일을 하는데에 유리한가 하는 것을 살펴보는데 있다. 자기축소성향이 강한 사람들 한테는 아주 불리하다. 이 사람들은 창조적이라는 것에 관심이 없는 사람들이며 자기들이 갖고 있는 노이로제가 자기들을 불구로 만들고 있으며 자기 자신을 나타내는 것을 방해하고 있다는 것을 잘 의식하고 있다. 다만 팽창성향이 있는 사람과 자기체념형중의 반항적 사람들은 정신분석을 받으면 창조적 능력이 없어지지 않을까 걱정하는 사람들이다.

그러면 이 사람들이 무엇을 걱정하고 두려워 하는가를 살펴보기로 한다. 호나이는 이 사람들의 정복에 대한 욕심이 뉴로틱하다고 느낄지라도, 바로 그것이 창조적 일을 할 용기와 열망을 주고 그러한 일을 하는 과정에서 부딪치는 모든 어려움을 극복하게 하는 추진력이 된다고 본다. 또 체념형의 사람들은 자기들을 묶어 놓은 다른 사람들과의 결합을 전부 뿌리치고 다른 사람들의 기대를 묵살해 버려야만 창조적이 될 수 있다고 느끼고 있다고 본다. 팽창형 사람들의 무의식적 두려움은 만일 자기가 신과 같은 정복욕에서 한치라도 양보하면 자기 자신의 능력에 대한 의문이 덮쳐 자아멸시감에 빠지게 되지 않을까 하는 것이며, 또 체념형중 반항성향의 사람은 정신분석을 받음으로써 자기능력에 대한 의문에 빠질 뿐 아니라 무조건 복종하는 자동인형이 되어 창조적 힘을 잃어버리지 않을까 두려워하는 것이라고 보는 것이다.

이처럼 노이로제적 사람들이 두려워하는 것의 반대쪽 극단은 사실상 있을 수 있는 가능성 즉, 창조성을 실제로 잃어버리는 것이기 때문에 이 사람들의 공포심은 이해할 수 있다. 그러나 어쨌든 이 공포심들은 잘못된 추리에서 오는 것으로 많은 사람들이 아직도 뉴로틱한 갈등에 빠져서 '이것 아니면 저것' 밖에는 생각할 수 없고, 아직은 자신의 갈등에 대한 진정한 해결책을 볼 수 없을 때, 즉 창조성을 발휘하는 것과 잃어버리는 것 사이를 갈팡질팡하는 것을 볼 수 있다. 그러나 정신분석치료가 적절하게 진전되고 도움이 되면 노이로제의 형에 따라서 자기멸시감이나 비위맞추는 경향을 보고 체험하지 않을 수 없겠으나 그러한 태도에 오랫동안 머물 수는 없을 것이다. 결국 이 노이로제적 사람들은 양극단의 강박적 요소들을 결국 정신분석을 통해 극복할 것이다.

셋째, 이 시점에서 앞의 두 질문보다 더 깊은 질문이 나올 수 있다. 즉 '만일 정신분석치료가 뉴로틱한 갈등을 해결할 수 있고 이 사람을 보다 행복하게 해 주고, 또 내부긴장을 많이 제거해 버린다면, 현 상태로 사는 것에 만족해서 창조하고 싶은 정신내부의 충동을 잃어버리지 않겠는가?' 하는 질문이다. 이 논쟁에는 소홀히 할 수 없는 두가지 뜻을 품고 있다. 하나는 사람들의 일반적 생각으로, 예술가가 창조하고 싶은 충동이 움직이려면 정신내부적 긴장 혹은 고통이 필요하다는 의미이다. 호나이는 이런 일반적 생각이 옳은지 그른지 모르지만, 설사 이 생각이 옳다해도 모든 고통이라는 것이 반드시 노이로제적 갈등에서만 생기는 것이냐고 반박한다. 호나이 생각에는 노이로제가 없어도 인생 살이에는 충분한 고통이 있다는 것이다. 특히 예술가는 보통사람들보다 미(美)와 조화(調和)에 예민할 뿐 아니라, 불화와 고통에도 예민하고 감정적 경험을 할 수 있는 보다 큰 역량을 갖고 있는 것이다.

넷째, 노이로제적 갈등이 생산적 힘을 갖고 있다는 암시이다. 호나이 생각에 이런 주장의 이유는 사람들 꿈의 경험에서 온다고 본다. 알다시피 꿈 속에서 무의식적 상상들이 일시적으로 소란을 피우는 정신내부적 갈등을 해결해 줄 수 있다. 그런데 꿈속에서 보는 이런 영상들은 너무나 농축되고 너무 적절하고 간결하게 표현되기 때문에 예술적 창작품에 유사하다. 그렇다면 표현하는 매체를 마음대로 선택할 수 있는 천부적 예술가가 자신이 꾸는 꿈속에서 하는 것처럼 필요한 작업을 해서 시를 쓴다던가, 그림을 그린다던가, 음악을 작곡할 수도 있지 않겠는가 말이다.

호나이는 개인적으로 이런 가능성을 믿는 쪽으로 기울어지고 있다고 말한다. 그러나 이러한 가설(假說)을 받아들이려면 다음과 같은 것들을 고려해야 한다. 꿈 속에서 사람들은 여러가지 다른 종류의 해결에 도달할 수 있다. 이 해결책은 중간에 넓은 범위의 가능성을 가진 여러가지 종류인 건설적일 수도 있고 노이로제적일 수도 있는 것들이다. 이 사실은 예술적 창조의 가치를 생각할 때도 마찬가지이다. 만일 한 예술가가 자신의 어떤 특별한 뉴로틱한 해결방법만을 표현했다고 하더라도 같은 노이로제적 해결의 경향을 갖고 있는 사람들이 많기 때문에 많은 공감을 얻을 수 있다.

그러나 순전히 노이로제적인 것이라면 그 가치가 떨어지지 않을까 하는 의문을 던져본다. 이것은 물론 연극이나 소설이 뉴로틱한 문제들을 발표해서는 안 된다는 뜻은 아니다. 오히려 대부분 사람들이 노이로제로 고통을 받는 오늘 날, 이런 노이로제적인 것들의 표출은 많은 사람들로 하여금 노이로제가 존재한다는 것과 그 중요성을 깨닫게 도와주고 또 마음속에서 이런 노이로제를 분명히 정리하는 것을 도와줄 수도 있다. 또한 연극이나 소설이 꼭 '해피'하게(happy) 끝나야 된다는 뜻도 아니다. 호나이는 '쎄일스맨의 죽움'이라는 유명한 미국의 연극을 예로 들어서 이것이 해피하게 끝나지는 않지만 정신적 갈등을 직접 다루지 않고 팽창성향의 해결방법을 썼을 때 올 수 있는 비극적 결과의 모습을 보여주는 문제작이라고 말하고 있다. 예술 작품은 그 작가가 어떤 입장에서 그 작품을 썼는지를 전달하지 못하거나, 뉴로틱한 해결방법이 유일한 해결법이라고 제시할 경우, 일반인들은 혼동하게 된다. 노이로제적 갈등이나 이것의 노이로제적 해결이 예술적 창조력을 마비시키거나 지장을 주기 때문에 이유없이 갈등이나 갈등의 해결이 예술적 창조력을 유도(誘導)한다고 동시에 말할 수는 없다. 아마도 이러한 갈등이나 그 해결이 대부분의 경우 예술가의 작품 활동에 훨씬 불리한 작용을 할 것이다. 그렇다면 창작하려는 건설적인 추진력을 줄 수 있는 갈등과 창작하려는 능력을 질식시키거나 방해하는 갈등과의 경계선을 어디에 그을 것인가하는 의문이 생긴다.

만일 노이로제적 갈등의 양으로 결정된다면 많고 적다는 양을 결정하는 경계선은 어디에 그을 것인가 하는 의문이 뒤따른다. 건설적인 것이나 노이로제적 해결이 무엇을 암시하는지를 고려할 때 또 하나의 방향이 제시된다. 즉 예술가의 갈등이 무엇이든, 이 사람은 그 갈등 속에 빠져 길을 못 찾고 헤매서는 안된다. 이 사람의 정신내부에 이러한 갈등과 맞서고 그 갈등에서 빠져나올 의욕을 북돋아 줄 수 있을 만큼의 충분한 건설적 요소가 있어야 된다. 이 말은 이 사람 속에 있는 참자아(real-self)가 갈등에도 불구하고 활동할 만큼 충분히 살아있어야 한다는 말을 의미한다.

결론적으로 흔히 사람들이 예술적 창조를 위해 예술가의 노이로제가 중요한 몫을 차지한다는 생각은 근거가 없다. 단 한가지 가능성은 예술가의 노이로제적 갈등이 창조적 일을 하도록 자극을 줄 수 있다는 점이다. 또한 이 사람의 갈등과 그 갈등에서 헤어날 길을 모색하는 것이 이 예술가의 예술적 작품 활동의 주제가 될 수도 있다는 점이다. 그러나 이 예술가는 자신의 참자아가 생동하는 만큼, 그리고 자신이 깊은 경험을 할 수 있고 자발적으로 이런 경험들을 표현할 능력이 허락하는 만큼의 창작 활동을 할 수 있는 것이다.

이제 드디어 뉴로틱한 갈등이 예술가를 움직이는 데에 필요불가결한 동력이라는 주장에는 오류가 있다는 것을 보게 되었다. 이런 갈등은 잘해야 일시적 충동을 발휘하게 하는 데에 그친다. 그러나 창조하려는 충동이나 창조력은 자아실현(self-realization)을 하고 싶은 갈망과 이 갈망을 움직이는 에너지에서만 발생할 수 있다. 이 에너지가 단순히 직접적으로 삶을 경험하는 것으로부터 자신을 내세우고 과시하려는 방향으로 전환하면 이 사람의 창조적 능력은 장애를 받지 않을 수 없게 된다. 반대로 한 예술가가 정신분석을 통해 자아실현을 하겠다는 갈망을 노이로제의 속박으로부터 해방시켜 주면 자신의 창조력을 회복시킬 수 있다. 만일 이런 건설적 추진력의 힘이 창조력의 원동력이 되고 있다는 사실이 알려졌더라면 예술가와 노이로제의 가치에 대한 이 논쟁은 아예 시작도 되지 않았을 것이다. 즉 예술가는 자기의 노이로제에 의해서가 아니고 노이로제가 있음에도 불구하고 창조를 할 수가 있는 것이다.

18

정신 분석치료의 대도 (大道)

노이로제는 계속 진전되는 병적 과정이다. 이 장에서는 이것을 치료하기 위한 정신분석적 치료에 대한 카렌 호나이의 생각을 고찰해보려 한다. 이것은 급성 장애를 유발하거나 잠잠하게 머물러 있을 수도 있으나, 이 특성이 의미하는 것은 그 어느 쪽도 아니다. 노이로제는 자체의 계기에 의해 발생해 자라며, 자체의 냉혹한 논리를 갖고 있는 과정으로 사람의 전인격 분야를 점차적으로 점령해 간다. 이에 노이로제적 사람은 갈등을 만들게 되고 그 갈등을 해결해야 할 필요성이 발생한다. 그러나 각 개인이 사용하게 되는 해결 방법은 꾸며낸 것에 불과하기 때문에 그 해결방법으로 인해 새로운 갈등에 직면하고, 당연히 그에 대한 해결책이 다시 필요하게 된다. 이런 과정을 거치면서, 이 노이로제적 사람을 제법 평탄하게 살아갈 수 있게 해 준다.

그러는 동안 노이로제는 자신의 참된 자아로부터 점점 더 멀어지게 만들며 자신의 개인적 성장을 위태롭게 만든다. 이런 노이로제적 사람에게, 거짓된 낙관이나 빠르고 쉬운 치유를 바라는 것을 막기 위해 정신 분석 치료의 중요성을 분명히 알려 주어야 한다. 치유(cure)라는 말은 불면증이나 공포증과 같이 그 증상만 없애는 것에 해당되는 것이며, 어떤 사람에게서도 이미 진행되고 있는 잘못된 성장 과정을 단 시일내에 치유할 수는 없다. 정신 분석가는 이런 사람의 노이로제적 근본 문제를 인식하도록 도와주고, 어려움에서 점차 벗어나도록 하여, 자신의 성장이 보다 건설적 과정을 밟아갈 수 있도록 도와줄 수 있다.

여기에서 여러 가지로 정의된 정신 분석 치료가 목표하는 바를 다 논할 수는 없다. 어떤 분석가나 각각 노이로제의 핵심요소라고 보는 것에 따라 분석의 목적이 설정된다. 예를 들어, 대인 관계의 장애가 노이로제 핵심문제라고 생각한다면, 분석 치료에서는 좋은 대인관계를 성립하도록 돕는 것을 목표로 삼을 것이다. 그러나 이 책을 통해 지금까지 내부정신 과정(intrapsychic processes) 성격과 중요성을 살펴보았기 때문에, 이제는 보다 더 포괄적 방법으로 그 목표를 설정해야 한다. 즉, 분석가는 환자로 하여금 자기 자신을 발견하도록 도와주어야 하며, 자기 자신을 발견함으로써 자아실현(self-realization)이 가능하도록 이끌어 주어야 한다. 정신 분석 치료를 통해 노이로제적 사람이 좋은 대인관계를 성립하는 능력을 찾는 것은, 자아 실현의 필수적 부분이며, 더 나아가 창조적으로 일할 수 있는 능력과 자신에 대한 책임을 질 수 있는 능력을 발전시키는 것까지도 포함되어 있다. 정신 분석가는 분석 치료의 첫 번째 시간으로부터 마지막 시간까지 자신이 세운 치료 방향과 목적을 확실히 기억해야 하는데 그 이유는 목적에 따라 어떠한 분석 치료적 접근을 할 지가 결정되고, 그 분석 치료의 분위기가 결정되기 때문이다.

정신 분석 과정의 어려움 정도와 분석 치료의 정확한 방향을 설정하기 위해, 분석 치료 과정에서 피분석자가 무엇을 다뤄야 할 것인지를 먼저 고려해 보아야 한다. 앞에서 상세히 설명한 것처럼 피분석자는 모든 노이로제적으로 필요로 하는 것과, 성장을 방해하는 모든 충동과 태도를 극복해야 하며, 자신에 대한 착각과 혼동된 목표를 단념해야만 자신의 진정한 잠재 능력을 알게 되고 올바르게 발전시킬 수 있는 기회를 얻게 된다. 자기 자신의 거짓 자존심을 포기해야만 자신에 대해 덜 적대적이 되고 건강한 자신감을 발전시킬 수 있다. 다시 말해, 내부 강요(should)가 강요하는 힘을 잃어야만, 자신의 진정한 느낌과, 소망과, 신념과, 이상(理想)을 발견할 수 있으며, 자신이 현재 갖고 있는 갈등을 직면해야만, 진정한 자기 정신의 융합을 이룰 기회를 맞을 수 있게 된다. 우선적으로 이런 것들을 고려해야 한다는 말이다.

정신분석가에게는 이런 것들이 분명하겠지만, 뉴로틱한 사람은 그렇게 느끼지 않는다. 즉 노이로제적 환자는 자기 자신이 인생을 살아가고 있는 방법, 말하자면 제 나름대로의 문제 해결 방법이 옳다고 확신하고, 자신의 방법만이 마음의 평화와 성취를 가져온다고 믿는다. 뿐만 아니라 스스로가 노이로제적으로 만든 자존심이 내적 용기와 자기 자신이 가치 있다는 느낌을 주며, 내부적 강제(should) 없이는 자기 인생에 혼동이 온다고 믿는다. 객관적인 주변 사람들에게는 이 노이로제적 환자가 주장하는 느낌들이 허위라고 쉽게 말할 수도 있으나, 노이로제적인 그가 이런 것들이 자신의 전부라고 믿는 한, 여기에 매달리지 않을 수 없게 된다.

노이로제적 환자는 자신의 주관적 가치판단에 매달리지 않으면 자신의 정신적 존재 이유가 위험하다고 느끼게 된다. 그리고 자신의 내부 정신적 갈등을 다루기 위해 찾은 해결책들, 즉 '정복' '애정' 혹은 '해방'이라는 말로 표현된 것들이 본인에게는 옳고 현명하며 바람직하게 보일 뿐만 아니라, 유일하게 안전한 것으로 여겨진다. 따라서 자신이 선호하는 '정복' '애정' 혹은 '해방'과 같은 해결책들은 자기 정신이 융합된 느낌을 주게 되어, 현실에서 자기 갈등과 정면으로 마주치면 자신이 파괴될지도 모른다는 느낌을 가지게 한다. 또한 이 뉴로틱한 자존심은 자신이 가치있고 쓸모있다는 느낌을 줄 뿐만 아니라 자신에 대한 증오심과 경멸심을 느끼지 않도록 돕는다.

정신 분석을 받고 있는 노이로제적 사람이 자기 정신 내부에 있는 갈등이나 자기 증오심을 자각하지 못하도록 스스로 방어하는 수단은, 자신의 성격구조에 따라 다르다. 자기 팽창형의 사람들은 두려움이나, 무력한 느낌, 애정, 보살핌, 도움, 동정 등이 필요하다는 것을 인식하기를 회피한다. 자기 축소형 사람들은 자신의 자존심이나, 자신에게 유리한 것을 추구하고 있다는 사실을 인식하는 것을 피한다. 자기 포기형 사람들은 자신의 갈등이 발현되는 것을 막기 위해 무관심하고, 무기력한 것을 전혀 흐트러지지 않은 태도로 나타낸다.

모든 노이로제 환자들이 갈등을 피하기 위해 공통적으로 사용하는 방법은 두 가지로 구성되어 있다. 어떤 갈등의 모습이 표면적으로 나타나지 않게 하는 것과, 그러한 갈등이 있다는 사실을 자각하지 않게 하는 것이다. 어떤 사람은 갈등의 이해를 지식화(intellectualization)나, 상호관계를 무시하고 구분화(compartmentalization)하는 방법으로 피하려 한다. 또 다른 사람은 그 방법이 더 광범위하여 무엇을 분명하게 생각해 보려는 것에 대해 무의식적 저항이나, 냉소하고 비웃는 방법을 사용한다. 이 두 방법 즉 불분명한 사고방식이나 비웃는 태도는 갈등이라는 문제를 흐리게 하여 결국 갈등의 실체를 볼 수 없게 한다.

피분석자가 자신에 대한 증오심이나 경멸심을 느끼는 것을 방지하기 위한 노력은 이행하지못한 내부 강요들(shoulds)을 알지 못하도록 피하는 것이다. 그러기 위해 분석 치료를 받을 때 도저히 용서될 수 없는 이러한 잘못들에 대한 참된 통찰(insight)에 대해 저항을 나타낸다. 따라서 분석가가 자기 증오심이나 경멸심에 대한 암시를 하면 부당한 비난으로 받아들이고 방어 자세를 취하게 된다. 그 자세가 투쟁적이든 순종적이던든 상관없이, 진실을 검토하지 못하게 저항한다.

피분석자가 자신의 주관적 가치를 보호하고 위험을 막기 위한 이런 모든 강한 필요성은, 분석가에게 의식적으로든 무의식적으로든 잘 협조하지 않는 이유를 설명해준다.

이제까지 이 뉴로틱한 사람이 보이는 방어적 태도는 자신을 합리화하고 노이로제적 자존심을 지키려는 등의 현상 유지를 목적으로 한다. 이것이 바로 카렌 호나이가 정의하는 분석 치료에서의 저항(resistance)이라는 것으로서, 이런 방어적 태도는 정신 분석 치료 기간 대부분에 걸쳐서 가장 두드러진 특징 중 하나이다. 체념형 사람의 분석 초기에는 자신의 무관심이나 자유는 원하지 않으며 어떻게든 마찰을 피하려는 성향이 분석을 대하는 태도를 결정한다. 그러나 팽창형과 축소형은 분석 치료의 진전을 방해하는 또 다른 힘을 사용한다. 자신들 인생살이에서와 마찬가지로 분석 치료의 과정을 통해 절대적 정복과 승리와, 애정을 얻고자 무단히 노력한다. 따라서 단순히 피분석자의 방어하려는 것 만이 두드러지는 것이 아니라 분석가와 피분석자가 서로 반대방향으로 끌어당기려는 현상을 보게 된다. 따라서 두 사람이 '성장', '발전' 등의 같은 말을 쓰고 있다고 해도 그 뜻은 전혀 다를 수 있다. 말하자면, 분석가는 참자아(real self)의 성장을 마음속에 두고 하는 말이지만, 피분석자는 이상화한 자아(idealized self)를 완벽하게 성장시킨다는 것을 마음에 두고 하는 말인 것이다.

여기에서 이 '방해적 힘' 즉 '저항'이라는 것을 한번 고찰해보기로 한다. 왜냐하면 성공적인 정신 분석을 하기 위해서 우선 이 모든 방해적 요소들을 제거해야 되기 때문이다.

첫째로 이 방해적 힘은 피분석자가 정신분석을 받아보겠다고 하는 그 동기 속에 이미 들어 있다. 사람들은 두통, 공포증, 우울증, 불안증, 대인기피증 등의 증상, 또는 가정불화를 견디다 못해서, 또는 막연하게 자기 인생이 제대로 안 되고 있다는 느낌, 등의 문제를 갖고 정신분석가를 찾아온다. 모두 그럴듯한 이유이나 여기에서 분석가는 의문을 던져봐야한다, 누가 고통스러운 것인지, 즉 너 자신인지 아니면 너의 자존심인지?

물론 어느 쪽이냐 하는 것을 분명하게 가려볼 수는 없으나 분석가가 염두에 둘 것은 기존의 어려움을 자존심이 더 견디기 힘들게 한다는 사실이다. 왜냐하면 뉴로틱한 사람들 생각에는 모든 어려움을 극복할 수 있어야 하는데에 자존심이 걸려있기 때문이다. 예를 들면 대인공포증이 있는 사람이 남들 앞에서 얼굴이 붉어지는 것은 이 사람의 자존심이 허락하지 않는다. 남편한테 사사건건이 잔소리를 하던 여인이 이혼을 당하고는 '내가 너한테 얼마나 잘해줬는데, 나한테 잘해주기는 고사하고, 감히 네가 나를 어떻게 버려!' 하면서 자기 자존심이 얼마나 상하는지를 분노로 토로한다. 또한, 아주 대수롭지 않은 문제가 있는데도 이것이 자존심을 상하게 하면, 분석 치료를 받아 보겠다고 오는 계기가 될 수도 있다.

다른 한편, 정신 분석 치료를 꼭 필요로 하고 그리하면 크게 도움이 될 수 있는 사람이 자존심 때문에 정신 분석 치료를 피하는 경우도 있다. 자기 충족과 독립에 자존심을 갖고 있는 사람은 남한테 도움을 받는 것을 모욕으로 느끼기 때문이다. 이런 노이로제적 사람은 자기 문제는 자기가 해결할 수 있어야 한다고 주장하며, 자아 극복에 자존심을 걸고 있기 때문에 어떤 노이로제적 문제가 있다는 생각조차 용납하지 않는다. 고작해야 이 사람들은 자기 친구나 자기 가족의 노이로제를 문제삼아 상담하러 올 수도 있다. 이런 경우 정신 분석가는 뉴로틱한 사람들중에서 적지 않은 사람들이 자기 자신의 노이로제적 어려움을 이렇게 간접적으로 정신 분석가에게 얘기하는 것이 분석 치료를 접하는 유일한 방법일 수도 있다는 사실을 명심해야 한다.

즉, 자존심 때문에 스스로의 어려움을 현실에 맞게 다루고, 도움받는 것을 피하려 할 수 있다. 여기서 말하는 자존심은 정신 분석 치료받는 것만을 방해하는 특별한 자존심이 아니다. 앞에서 설명한 내부 정신적 갈등의 세 가지 해결 방법의 모든 유형에서 볼 수 있는 어느 요소에 의해서나 방해될 수있다. 예를 들면, 체념형에서는 체념성향이 너무 강한 나머지 자신은 원래 이렇게 생겨 먹었는데 치료는 받아서 무엇하겠냐고 자신의 문제를 그대로 받아드릴 수도 있다. 또 순종형에서는 자기 자신을 위해 치료를 받는 것은 이기적이라고 분석 치료를 시작하지 않을 수 있다.

둘째, 이미 앞에서 설명했다시피 또 하나의 방해하는 힘은 피분석자가 정신 분석 치료에서 남몰래 기대하는 바가 다르다는 데 있다. 분석 치료가 자신을 괴롭게 하는 요소들을, 자신의 노이로제적 구조는 바꾸지 않고, 제거해야 한다고 기대하고 있는 것이다. 말하자면 자기가 이상화한 자아를(idealized self) 실현해야 한다고 기대하는 것이다. 나아가서 이런 기대는 자신의 정신분석 목적 뿐만 아니라 그 목적을 어떻게 달성하느냐 하는 방법까지 포함하고 있다. 이럴 경우 이 사람이 분석 치료를 받는다는 것은 무엇이며 자신이 어떤 노력을 해야 하는지에 대해 제대로 생각해 보는 일이 거의 없다. 그 이유에는 몇가지 요소들이 있다. 물론 정신분석에 대해 책을 읽거나, 남이나 자신을 분석해 보겠다고 몇번 시도해본 일 밖에 없는 사람이 그 과정을 이해하기가 힘든 것은 사실이다. 그러나 어떤 새로운 일을 할 때와 마찬가지로 자존심이 방해하지 않는다면 조만간 그 과정을 분명히 알 수 있게 되는 것은 당연하다. 하지만 뉴로틱한 사람일 경우, 그렇지 못한 것이 문제다. 예를 들면, 팽창 성향이 있는 사람의 경우, 정신 분석 치료의 과정이 얼마나 어려운지를 과소평가하고 그 어려움을 극복할 자신의 능력을 과대평가하여 분석 치료에 방해가 된다. 또한 자기 축소형의 사람일 경우에는 자발성이 없는 것과 무기력한 것 때문에 마비되어 분석가가 기적적으로 자신의 문제의 실마리를 보여줄 때까지 참을성 있게 구경꾼처럼 기다린다. 이런 모든 생각이나 희망은 이런 뉴로틱한 사람들의 이상적인 기대 뒤에 숨어 있는 것이다.

이러한 기대가 분석을 지연시킬 것은 분명하다. 원하는 결과를 위해 자신이나 분석가가 요술 부리기를 기대한다면, 분석 치료를 받기 위해 노력할 자발성이 약해져 분석 치료는 의아스러운 것이 되고 만다. 이럴 때에, 이러한 피분석자에게 합리적 설명을 한다는 것은 전혀 효과가 없는데, 왜냐하면 아무리 합리적으로 설명한다 해도, 이 사람의 기대 뒤에 숨어 있는 내부정신의 강요(should)와 주장(claims)이 필요로 하는 힘에는 역부족이기 때문이다. 이런 경향이 계속되는 한, 이 피분석자는 치료를 단기에 끝내기를 원한다.

정신 분석 치료 과정 중 방해하는 힘이 나타나는 양상은 다양하다. 그 저항하는 힘을 빨리 알기 위해 정신 분석가는 이런 다양한 현상들에 대한 지식이 필요하다. 하지만 카렌 호나이는 분석과정을 먼저 이해하는 것이 테크닉보다 중요하다고 믿고, 환자의 저항을 식별하는 방법을 간단히 설명하고 있다. 그것들을 다음에 다뤄 보려 한다.

피분석자는 말다툼을 하려 한다던가, 비꼰다던가, 공격적이 된다던가, 또는 정중하게 고분고분하는 표면의 뒤로 숨는다. 또 말이 회피적이고, 자주 바뀌며, 다루던 내용을 잊어버린다던가, 자신에 대한 얘기를 마치 자기와 관련이 없는 것처럼 아무 감정없이 이야기한다. 자신에 대한 증오심이나 경멸의 말을 되풀이 하여, 분석가가 더 이상 진행을 하지 못하게 하는 것 등을 들 수 있다. 이런 저항적인 태도는 피분석자의 문제를 직접 다루는 데에서 보이거나, 피분석자와 분석가 사이의 관계에서 나타난다.

정신분석적 관계에서 환자는 다른 인간관계에서보다 분석가와의 인간관계를 쉬운 것으로 느낄 수 있다. 피분석자의 다른 인간 관계와 비교할 때, 정신 분석적 관계에서는 분석가의 반응이 크게 작용을 하지 않는데, 그 이유는 정신 분석가가 피분석자인 환자의 문제를 이해하려는 데 집중되어 있기 때문이다. 한편, 정신 분석적 관계에서 환자가 다른 인간 관계보다 어렵게 느끼는 점은, 환자 자신이나 분석가가 치료를 목적으로 피분석자인 환자의 갈등과 불안감을 휘저어 놓는 데에서 온다.

그러나 정신 분석적 관계도 하나의 인간 관계이기 때문에 환자가 갖고 있는 일반적 대인 관계의 어려움이 정신 분석적 관계에서도 똑같이 작용한다. 몇 가지 예로서, 정복, 애정, 자유의 강박적 필요성이 이 관계의 방향을 결정하여 이 피분석자는 지도받는 것, 배척받는 것, 강요받는 것 등에 대단히 민감하게 된다. 또 정신 분석 과정에서는 피분석자의 자존심이 상하게 마련이어서 쉽게 모욕당했다고 느낀다. 피분석자가 자신의 기대와 주장 때문에 쉽게 좌절되고 분석가에게 남용 당했다고 느끼게 된다. 자기 비난과 자기 멸시감이 동원되어 마치 자신이 실제로 비난받고 멸시당한 것처럼 느낀다. 또한 자기파괴적 분노를 느낄 때는 자신의 분석가에게 욕을 퍼붓고 자제력을 잃는다.

피분석자의 무의식적 저항의 마지막으로 생각할 수 있는 것은 정신 분석가의 중요성을 너무 과장하는 것이다. 뉴로틱한 피분석자들은 정신분석가는 공부와 수련의 힘으로 자기들을 도와주는 단순한 인간이 아니라 초인간적 선과 악의 힘을 사용하는 의료인이라고 몰래 믿고 있는 것이다. 피분석자 분석에 대한 두려움과 기대가 이런 태도를 초래하여, 자신의 분석가는 자기 자존심을 짓밟고 자기멸시감을 불러 일으켜 자신을 해칠 수도 있고, 마술적으로 자신을 완치시킬 수 있는 힘도 갖고 있다고 믿는다. 즉 피분석자가 의미하는 바는 피분석자 자신은 가만히 있을테니 정신 분석가가 다 알아서 자신의 병을 고쳐 놓으라는 태도이다.

위에 열거한 여러가지 저항들의 의미를 몇가지 관점에 따라 살펴보기로 한다. 정신 분석 치료 중 분석가는 환자들이 예외없이 정신 분석 과정을 지연시키는 태도를 보게 된다. 피분석자는 정신 분석 치료 과정이 자신을 검토하고, 이해하며 개조할 수 있는 훌륭한 과정으로 이해하고 자신의 많은 시간과 돈을 투자하여 진행함에도 불구하고, 정신 분석을 어렵게 하거나 때로는 더 이상 정신 분석의 진전과 진행을 거의 불가능하게 만든다.

그런데 재미있는 사실은 프로이드가 저항(resistance)에 대해서 얘기했듯이 피분석자의 이런 저항이 정신 분석가가 더 깊히 탐색하고 살펴가야 할 방향을 알려주는 지표도 된다는 사실이다. 카렌 호나이 역시 이것에 동의하며 환자가 감싸거나 또는 확대하려는 것, 그리고 물리치려는 위험 등의 주관적 가치를 이해할 수 있는 만큼, 분석가는 피분석자의 내부 정신세계에 있는 중요한 움직임을 발견하게 된다.

더구나 이런 방어하는 기전들이 분석 치료를 당혹하게 하고 분석가는 이런 저항이 적기를 원하지만, 이런 저항들이 없는 경우보다 저항이 나타나는 것이 정신분석의 절차를 덜 애매하게 해주기도 한다. 정신 분석가는 조급한 해석(interpretation)을 피하려고 노력하지만, 전지전능한 신통력이 있는 것이 아니기 때문에, 때로는 분석가가 다룰 수 없는 걱정스러운 요소들이 동원된다는 사실을 피할 수 없다. 즉 정신 분석가가 피분석자에게 무해하다고 생각되는 한 마디를 했을 때, 환자가 이것을 무척 거북하게 받아들일 수도 있고, 때론 아무런 언급을 하지 않아도 환자 자신의 연상으로 두려운 전망을 펼쳐낼 때도 있다. 결국 이 방어라는 것들이 아무리 피분석자의 정신 분석 진전에 방해가 된다 해도, 그것이 직관적 자기 보호적 과정의 표현인 한, 긍정적 요소를 포함하고 있고 또 불가피한 요소들이다. 그 이유는 그 피분석자의 자존심 체계(pride system)에 의해 형성되는 불확실한 내부 정신적 조건에 의해 생기는 부산물이기 때문이다.

정신 분석 치료 과정에서 자주 불안감이 생기는데 환자는 이것이 자기 자신에게 있는 어떤 문제의 하나라고 생각하고 무척 놀랄 수 있다. 그러나 대부분 경우에 그것은 환자가 이미 갖고 있는 문제가 아니며, 따라서 이 불안의 의미는 발생하는 맥락에 따라 검토해야 한다. 우선 이렇게 피분석자가 불안을 호소할 때는, 이 시점에서 환자 자신이 견디기 힘든 갈등이나 자기 증오심에 직면하기에 이르렀다는 것을 의미할 수 있다. 이런 경우 이 피분석자는 스스로 평소에 불안감을 다루는 방법을 사용하여 일단 불안감을 경감시킬 수 있다. 그러나 이것은 분석 치료에 별로 도움이 되지 못한다.

이에 반해 이렇게 나타나는 불안감이 아주 긍정적 의미를 보이기도 하는데 그 이유는 이 피분석자가 자신의 문제들을 심각하게 직면할 수 있을 만큼 강하게 되었다는 것일 수도 있기 때문이다.

정신 분석은 인류역사를 통해 계속 장려 되어온 아주 오래된 길이다. 서양의 소크라테스나 동양의 붓다 철학이 제시한 것은 이 정신 분석이란 자신을 알게 됨으로써 인생 방향을 바로 잡는 길이라는 것이다. 새롭고 명확한 것은 프로이드가 자기 자신을 이해하는 그 방법들을 제시했다는 사실이다. 정신분석가는 피분석자로 하여금 자기 자신의 정신 속에서 움직이고 있는 모든 힘들 즉 방해적이고 건설적인 모든 힘들을 깨닫게 하도록 도와준다. 그래서 이 사람의 성장을 방해하고 있는 움직임과는 싸우고, 건설적인 힘은 증가시키도록 도와주는 것이다. 물론 이 두 가지 움직임은 따로따로 순차적으로 일어나는 것이 아니라 동시에 일어나는 것이지만, 카렌 호나이는 이것을 한 가지씩 따로 설명하고 있다.

호나이는 자신이 강의한 정신에 관련된 모든 것은 치료에 관한 것이며, 그 자료들은 수강하는 각자에게 자기 자신의 문제를 발견하는 기회를 준다고 했다. 마찬가지로 자신의 자존심 체계와 거기서 파생하는 모든 문제들을 뿌리뽑기 위해 환자들은 이 책에 저술된 모든 요소들을 깨달아야 한다. 즉 자기 영광의 추구, 노이로제적 주장, 내부정신의 강요, 자존심, 자기증오심, 자신으로부터의 소외됨, 갈등, 자신이 택한 독특한 해결책, 그리고 이런 요소들이 대인 관계에 미치는 영향, 또 자신의 창조적 활동의 능력 등이다.

정신 분석을 받는 환자는 각각의 요소들을 따로 따로 볼 것이 아니라, 모든 연관성과 상호 작용까지 볼 수 있어야 한다. 이런 점에서 가장 중요한 것은 자신에 대한 증오심이 자존심과 불가분의 동반자이며, 어떤 요소 하나가 있으면 또 다른 요소도 반드시 있으며 각 요소들이 전체 구조와의 전후 관계 상으로만 고려되어야 한다. 피분석자의 자기 내부 강요(should)는 자기 나름대로의 자존심에 의해 결정되며, 이 강요를 충족시키지 못하면 자기 비난을 일으키고, 이 자기 비난으로부터 자신을 보호할 필요를 발생시키게 되는 것이다.

여러 요소들을 인지(認知) 한다는 것이 이 요소들의 정보를 갖는 것을 의미하는 것이 아니고 지식을 갖게 되는 것을 의미한다. 카렌 호나이는 스콧트랜드 철학자 John Macmurray의 말을 다음과 같이 인용하고 있다. '정보라는 것은 개인의 감정이 섞이지 않고 객관적인 무엇에 관한 것으로서 지식이 될 수는 없다. 과학은 지식이며 어느 특수한 것에 관한 것이 아니라 보편적이다. 지식이란 행동을 하기 위해 존재하는 것이다.

다음에 카렌 호나이가 설명하고 있는 것은 정신 분석 치료를 이해하는데 가장 핵심적인 요소들 중의 하나이다. 책을 읽고 좋은 강연 듣는 것이 자기 자신을 이해하는 데 약간의 도움은 주겠지만, 사람을 근본적으로 개조하는 데에는 부족하며 이를 위해서 정신 분석을 직접 받는 것이 필요불가결하다. 자기 자신에 대해 안다는 것은 두 가지를 의미한다.

첫째, 환자가 자신이 많은 거짓 자존심을 가지고 있거나, 남의 비판이나 실패에 과민하고, 자기 자신을 책망하는 경향이 있거나, 자기 자신한테 많은 정신적 갈등이 있다는 등등의 일반적 생각을 갖게 되는 것은 도움이 되지 않는다. 중요한 것은, 이런 요소들이 자기 정신세계에서 어떻게 움직이고 자신의 어느 특정된 인생 기간에서 어떤 구체적 모습으로 나타나고 있는지를 인식하는 것이다. 자기 내부정신에 있는 강요(should)에 대해 보편적으로 아는 것은 도움이 안 된다. 어떤 강요가 있을 때 그것이 어떤 경우에 어떤 모습으로 나타나며, 왜 그런 내적 강요가 필요하게 되었으며, 자기 생활의 어떤 점에서 어떻게 영향을 미치고 있는지를 알아내야 도움이 되는것이다. 여러가지 이유로 피분석자는 자신의 문제를 애매하고 감정없이 다루기 때문에, 노이로제적 피분석자에게 독특하고 구체적인 것을 강조할 필요가 있는 것이다.

둘째, 자기 자신을 안다는 것이, 단지 이지적(intellectual)이 되어서는 안 된다. 물론 처음에는 이렇게 시작할 수 있으나 감정적(emotional) 경험이 되어야 한다. 역사적으로 볼 때, 정신 분석 치료의 초기에는 자신에 대한 이지적 지식이 치료 요소로 생각되었었다. 그 당시에는 이 지식이라는 것이, 억제되었던 어렸을 때의 기억을 되찾는 것이었다. 또 자기가 갖고 있는 어떤 경향이 비합리적이라는 것을 깨닫는 것이 치료 효과를 준다고 생각했었다. 그러나 점차적으로 감정적 경험이 더 중요하다는 것을 깨닫게 되었으며 현대적 정신분석은 모두 감정적 경험이 더 중요하다는 것을 강조하고 실행하고 있을 뿐 아니라 이지적 지식만을 늘어놓는 것은 앞에서 이미 언급했지만 오히려 정신 분석 치료의 저항으로 간주하고 있다.

당연한 의문으로, 그러면 왜 피분석자가 자신 속에 움직이는 역동적 힘을 지식적으로만 알아서는 안 되고 반드시 감정적 경험으로 느껴야 할까 하는 질문이 나온다. 카렌 호나이는 그 이유를 다음과 같이 명쾌하게 설명하고 있다. 이지적으로 아는 것은 엄격한 의미에서 깨닫는 것이 아니어서 피분석자 본인에게 실감을 주지 않고, 따라서 자기 개인적 소유물이 되지 않으며, 자기 자신 속에서 뿌리를 내리지 않기 때문이다. 피분석자가 이지적 눈으로 보는 어떤 독특한 것이 정확할 수 있으나, 마치 광선을 흡수하지 않고 반사만 하고 있는 거울과 같아서, 이 피분석자는 그 지식을 남에게 적용할 수는 있어도 자기 자신에게는 적용하지 못한다.

또한, 피분석자가 자신의 이지적인 것에 대한 자존심이 생겨, 남들이 기피하고 외면하는 것을 발견한 것에 대해 자랑스럽게 느끼게 된다. 예를 들어, 자기 자신의 독특한 문제인 보복 성향이나, 남한테 남용 당한다는 느낌 같은 것을 이리저리 조작해서 아주 당연하고 이치에 맞는 반응으로 만들거나, 자신의 이지적 힘만이 자신의 문제들을 해결하기에 충분한 것으로 만들어 버리기도 한다. 즉 알기만 하면 문제가 해결된다는 태도이다.

더구나 피분석자가 지금까지 갖고 살아온 무의식적 혹은 잠재의식적 느낌과 자신을 몰고 가는 추진력이 비합리적이라는 사실을 큰 충격으로 경험할 때만이, 자기 정신 속에 움직이고 있는 무의식적 힘의 강도와 강박성을 인식하기 시작한다. 예를 들면, 보답 없는 사랑 때문에 괴로워하는 이유가 아마도 자존심이 상했기 때문에 모욕을 당했다고 느끼는 데에서 올 가능성이 있다는 것을 인정하는 것 만으로는 불충분하다는 것이다. 실제로 모욕감을 감정으로 느끼고, 자존심이 어떻게 자신을 조종하고 있는지를 볼 수 있어야 한다. 또 자신의 분노나 자책감이 정도 이상으로 지나치다는 것을 애매하게 아는 것만으로는 충분치 못하다. 그 분노와 자책감이 가져오는 모든 영향과 충격을 충분히 본인이 몸으로 느껴야 된다. 그래야만 자기 자신에 대해 점점 더 알고 싶고 변하고 싶은 의욕을 느끼게 된다.

아직까지 단지 알기만 하고 느끼지 못했던 느낌들이나 내부 추진력들의 움직임을 올바르게 느끼는 것도 중요하다.

여태까지 무의식적이었던 느낌이나 추진력을 생생한 감정으로 경험하는 일이 갑자기 일어날 수도 있어서 이것이 마치 어떤 계시를 받은 것처럼 인상적일 수도 있다. 그러나 이런 현상은 일반적으로 어떤 문제를 심각하게 다뤄가는 과정에서 점차적으로 일어난다. 카렌 호나이가 제시한 좋은 예가 있다. 한 피분석자가 처음에는 자기한테 보복심이 섞인 짜증스러운 느낌이 있는 것을 감지했다고 하자. 이것이 자기 자존심이 상한데서 오는 것이라고 연결할 수도 있다. 그러나 그것만으로는 불충분하고, 어떤 시점에서 이 사람이 상한 자기 자존심의 강도와 보복심의 감정적 강도를 있는 그대로 생생하게 느껴야만 분석 치료가 진전된다.

다시 살펴보면 피분석자의 분개심 정도가 실제로 피분석자가 당한 일의 정도와 비교해 볼 때 그것을 정당화할 만큼 대단하지 않았다는 사실을 감지해야 한다. 다음은 이런 분개심이 사실은 자신의 어떤 기대심을 실망시킨데서 왔다는 것도 느껴야 한다. 물론 분석가가 자기 분개심이 지나친 것 같다는 암시를 하겠지만, 피분석자 자신도 그것이 전적으로 정당하다고 느껴야 된다. 그러나 점차로 자기가 갖고 있는 기대심이 자기 생각에도 불합리하다고 느끼게 되고 자기의 기대심이 융통성 없는 내부 강요조건들(claims)인 것을 깨닫게 된다. 또 이런 강요의 대단한 내용과 그 넓은 범위도 보게 된다. 다음은 이런 강요하는 것들이 제대로 관철되지 않을 때 피분석자 자신이 얼마나 좌절감을 느끼고 얼마나 무섭게 분개하는 지를 경험하게 된다. 드디어 피분석자 자신의 내부강요 힘이 얼마나 큰 가를 보게 된다. 그러나 피분석자는 아마도 이런 노이로제적 요소들을 단념하느니 죽는 것이 낫다고 느낀다는 사실을 깨닫기까지는 정신 분석 치료에 보다 긴 시간이 필요하다는 것도 알아야 한다.

카렌 호나이가 들고 있는 또 하나의 예가 있다. 살아가면서 이리저리 빠져 나가는것, 혹은 가끔 남의 눈을 속이는 것이 현명하다고 알고 있는 한 환자가 있었다. 이에 대한 자각이 커짐에 따라, 자기보다 더 좋은 일로 더 잘 빠져나가는 사람들을 얼마나 부러워하는지, 그리고 남이 자기를 속였을 때 얼마나 분노를 느끼는지를 깨닫게 된다. 시간이 지남에 따라 사실은 점점 자기가 남을 속이고 허세를 부릴 능력이 있는 것을 얼마나 자랑스럽게 생각하는지를 인정하게 된다. 분석이 진행됨에 따라 어느 시점에 가서는 자신이 이런 행동을 하는 것이 걷잡을 수 없는 열정이라는 것을 뼈속까지 느껴야만 분석 치료에 진전이 올 수 있다.

다음에는 이런 문제가 제기된다. 만일 피분석자가 이런 감정을 느끼지 못하면 어찌할까 하는 것이다. 그렇다 하더라도 사람이 인위적으로 감정을 일으킬 수는 없다. 그러나 분석가와 피분석자가 함께, 느끼는 것과 있는 그대로를 자연스러운 강도로 느끼는 것이 바람직하다고 확신하고 분석을 진행한다면 도움이 된다. 이것은 단지 이지적으로 머리속에서만 아는 것과, 같은 것을 감정으로 느끼는 것과를 구별하는데 주의를 기울일 수 있게 해주기 때문이다. 또한 감정적 경험을 방해하는 요소들을 분석하는 데에도 주의를 이르켜 주기도 할 것이다. 분석가는 이런 요소들이 피분석자가 모든 것을 감정으로 경험하는 것을 방해하는지, 아니면 어떤 특수한 것에 대한 감정의 경험만을 방해하는지를 확인하는 것도 중요하다. 이 방해하는 요소들 중에서 주목할만한 것은, 판단이 아직 서지 않은 사실에 대해 어떠한 감정도 가질 수가 없다는 것이다. 예를 들면, 자기가 대단히 남 생각을 한다는 한 환자는 자기가 또 남한테 불쾌할 정도로 건방지게 행동한다는 사실을 알게 되었다. 그러자 이런 태도가 옳지 않고 이런 태도를 버려야 된다는 가치판단을 내리게 되었다.

이런 반응들은 마치 노이로제적 경향에 대해 단호한 태도를 취하고 이런 경향을 바꾸기를 원하는 것처럼 보이지만, 사실은 이런 경우 이 사람은 자신의 자존심과 자아 규탄의 굴레 사이에 끼게 되어 노이로제적 경향들을 충분한 강도로 경험하기도 전에 성급하게 지우려고 서두르게 한다. 이런 예로서 남을 이용한다는 것에 강한 금기를 갖고 있는 어떤 환자가 자신의 이 겸손한 생각 밑에는 자신의 이익을 챙기려 한다는 것과 어떤 일에서 이익을 얻지 못하면 화가 치민다는 것, 자신에게 어떤 면에서 중요한 사람이 자신보다 잘사는 것을 보면 배가 아파지는 경향이 있는 것을 발견하자마자 이 피분석자는 번개같이 자신을 밉살스러운 사람이라 결론짓고, 이 좋지 않은 노이로제적 경향을 느껴 경험하고 또 그 밑에 깔려 있는 공격성을 이해할 수 있게 해줄 실마리를 잘라버렸다. 이렇게 해서 이 사람은 자신이 유용한 사람이 되어야 한다는 강박심과 똑같이 강한 욕심을 채우려는 것 사이에서 발생하는 갈등을 깨달을 수 있는 문도 닫아 버린 것이다.

자기 자신에 대해 많이 생각해 보고 내부정신에 많은 문제와 갈등이 있다는 것을 지각한 사람들이 흔히 스스로는 자기 자신을 잘 알고 처신을 잘 하고 있다고 생각하나 아직도 깊은 내부에서는 여전히 불안하고 비참하게 느껴진다고 말하는 것을 듣는다. 이런 경우 이 사람의 통찰(insight)이 너무 한쪽으로 치우쳤거나 아니면 피상적이기 쉽다. 즉 앞에서 설명한 것과 같은 깊이 있고 종합적 느낌이 있는 통찰이 못 되는 것이다. 피분석자가 자기 내부 정신 속에 어떤 중요한 힘이 작용하고 있고 그것이 자기 인생에 어떤 영향을 미치는지를 충분히 경험했을 때, 이 때 얻은 통찰이 이 사람을 어떻게 얼마만큼 해방시키는데 도움을 줄 것인가를 생각해 보지 않을 수 없다. 이런 깨달음은 고통을 주기도 하고 때로는 안심시키기도 하는데, 이런 통찰이 피분석자의 성격을 어떻게 바꿀 것인가를 생각해 보아야 한다. 카렌 호나이는 이런 통찰과 경험의 치료적 효과를 사람들이 너무나 과대평가하고 있다고 지적하고, 치료적 요소들이 정확하게 어떤 것인지 알고 싶기 때문에, 이런 깨달음이 가져오는 변화 즉 그 가능성과 제한을 다음과 같이 고찰해 보고 있다.

자신 내면에서 어떤 방향전환(re-orientation)이 진전되고 있지 않는 한 아무도 자신의 자존심 체계(pride system)와 해결책에 대해 터득할 수 없는 것이다. 이런 방향전환의 계기가

될 수 있는 요소들을 살펴보면,

첫째, 이 피분석자는 자기가 자신에 대해 가져온 어떤 생각들이 너무 환상적이라는 것을 깨닫기 시작하며 스스로에 대한 내부정신적 강요가 누구에게나 실현하기는 불가능하지 않을까 하는 의심을 시작하게 되고, 타인에 대한 기대와 주장도 별로 근거가 없으며 실현도 불가능하다는 것을 생각하게 된다.

둘째, 자신이 갖고 있지도 않거나 아니면 자기가 생각하고 있는 정도에 미치지 않는 어떤 특성들을 이제껏 무척 자랑스럽게 생각해왔다는 사실을 발견하기 시작한다. 예를 들면 자기가 독립심이 강하다는 것을 크게 자랑스럽게 느껴왔는데 알고 보니 진정한 내부적 자유보다는 남이 자기한테 무엇을 강요하지 않나 하는 것에 과민한 것에서 온다는 것을 발견하거나, 무의식적 허식으로 가득 차 있기 때문에 여태까지 생각해온 만큼 양심적 사람이 못된다는 것을 보기 시작한다. 또한 자기가 훌륭한 지도자라고 자랑스럽게 느껴왔는데 생각해 보니 자기집 안에서도 어른 노릇을 못해왔다는 것을 본다던가, 남에게 잘하는 호인이라고 자랑스럽게 여겨왔는데 살펴보니 남에게 잘보이고 남이 자기를 좋아해주길 원하는 강박적 필요에 쫓긴 행동이었다는 것을 알게 되는 것 등이다.

셋째, 자신이 갖고 있는 인생 가치관과 목표가 얼마나 타당한가를 의심하기 시작한다. 스스로 많이 자책 하는 것이 단순히 자기가 도덕적이라서 그런가? 세상사에 냉소적인 것이 자신의 편견을 넘어서는 데서 오는 것이 아니라 단순히 자신의 신념에 대해 책임지는 것을 피하는 행동이 아닐까? 모든 다른 사람들이 사기꾼이라고 생각하는 것이 아마도 단순한 세속적 지혜가 아니지 않는가? 아마도 자신이 무관심한 데서 많은 손해를 보고 있지 않을까? 아마도 지배나 사랑이 모든 것에 대한 궁극적 대답이 아니지 않을까? 등의 의심을 시작하게 된다.

이런 모든 변화들은 점차적으로 현실검증과 가치검증을 불러오는 움직임이다. 이런 단계를 통해 자존심 체계는 점차적으로 침식당하게 되며 바로 이런 것들이 정신 분석치료의 목표인 방향전환(re-orientation)을 위해 필요하고 중요한 조건들이다. 그러나 아직까지는 피분석자가 환멸을 느끼게 하는 과정에 지나지 않는다. 이와 동시에 건설적 움직임이 동반되지 않으면 이런 움직임들만으로는 철저하고 지속적인 해방을 가져올 수 없다. 이 중점적 부분에서 카렌 호나이는 전통적 프로이드 정신분석 이론과 자신의 이론의 일부 차이를 아래와 같이 설명하고 있다.

정신 분석의 초창기에 정신 분석이 정신치료(psychotherapy)의 한 형태라고 생각한 일부분석가들은, 분석한 후에는 통합(synthesis)과정이 뒤따라야 된다는 의견을 지지했다. 말하자면 이 사람들은 무엇인가를 부순 다음에는, 그에 따라서 살아가고 믿고 일할 수 있는 긍정적인 무엇인가를 제공해 주어야 한다는 생각이었다. 이런 제시는 정신분석에 대한 오해에서 비롯되었고 많은 허구를 포함하고 있으나 그래도 얼마쯤은 좋은 직관에서 비롯되었다고 볼 수 있다. 이런 제시들은 프로이드학파 보다는 카렌 호나이학파의 정신분석적 생각에 더 가깝다. 왜냐하면 프로이드는 치유 과정을 카렌 호나이와 다르게 보았기 때문이다. 즉 방해하는 요소들을 제거하고 무엇인가 건설적인 것을 준다는 데 있어서, 호나이는 성장의 가능성을 주어야 된다는 이론이다. 위에서 말한 정신분석학 초기 생각의 중요한 맹점은 정신치료자의 역할을 잘못 지목한데 있다. 말하자면 환자 정신내부에 있는 건설적 힘을 믿지 않고 치료자가 인위적 방법으로 인생을 긍정적으로 사는 방법을 제공해야 한다는 것은 분명한 오류라는 것이다.

고대로부터 내려오는 의학의 지혜 즉 치유의 힘은 육체적이든 정신적이든 선천적으로 타고 나기 때문에 육체와 정신에 병이 생기면 의사는 단순히 환자에게서 해로운 것을 제거하고, 환자한테 이미 있는 자연 치유의 힘을 발휘하도록 도와주는 역할을 잘 하면 되는 것이었다. 이와 마찬가지로 정신치료에 있어서도, 환자를 잘못된 생각으로부터 각성케 해서 이 사람에게 장애를 주고있는 힘을 약화시킴으로써 참자아(real self)의 건설적 힘이 성장할 기회를 갖도록 하는 것이다.

정신 분석가가 이런 과정을 도아주는 작업은 환자의 자존심 체계(pride system)를 분석할 때와는 다르다. 자존심 체계를 분석할 때는 정신 분석 테크닉 훈련 외에, 무의식적 복잡성에 대한 광범위한 지식과, 피분석자의 내부 정신 속에 내재된 갈등을 이해하는 것이 필요하다. 또한 참자아의 건설적 힘을 발굴하고 이해하고 연결시키는 분석가의 개인적 능력도 필요하다. 피분석자가 자기 자신을 발견하는 것을 도와주기 위하여 정신 분석가는 참된 자아가 어떠한 방법으로 나타나는지에 대한 명확한 지식과 경험이 필요하다. 왜냐하면 그 나타나는 모습은 분명하지 않고, 사람마다 나타나는 방법이 다르기 때문이다. 또 분석가는 언제 어떻게 피분석자로 하여금 이런 과정에 의식적으로 참여하게 할 것인지를 잘 판단해야 한다. 그러나 무엇보다도 가장 중요한 것은 정신분석가 자신이 건설적인 사람이어야 하고, 피분석자가 자기 자신을 발견하도록 도와주는 것이 분석가 자신의 궁극적 목적이라는 분명한 신념이 있어야 한다.

피분석자 속에 있는 치유하는 힘은 분석 치료의 첫 시작때부터 작용한다. 초기에는 이 힘이 미미하므로 자신의 자존심 체계(pride system)와 대항해 싸우려면 쓸 수 있을만큼의 힘을 동원시켜 줘야한다. 그래서 분석 초기에 분석가는 환자가 보이는 분석 치료에 대한 호의와 관심을 이끌어가면서 치료를 진행해야 한다. 이유가 무엇이던 환자는 본인의 문제를 제거하고 생활의 질을 향상시키기 위해서 정신 분석 치료를 시작한 것이다. 이런 문제들의 흔한 예로는, 자신의 결혼생활, 자식들과의 관계, 본인의 성생활, 독서하는 능력, 정신 집중력, 사회생활, 돈버는 능력 등이 있다. 또 환자는 단순히 이지적으로 정신 분석이나 자신에 대한 호기심이 있을 수도 있다. 분석 치료가 진행되는 동안 환자는 자기 생각의 독창성이나 통찰을 빨리 잘하는 것으로 분석자에게 좋은 인상을 주고 싶어할 수도 있다. 또한 분석가의 비위를 맞추거나 완벽한 피분석자가 되기를 원할 수도 있다. 분석 초기에는 선뜻 또는 열심히 협조할 수도 있는데 그 이유는 본인이나 분석가가 마술적으로 자기 문제를 완치 해줄 수 있는 힘이 있다는 기대에서이다. 예를 들면, 분석 초기에, 피분석자는 자신이 타인에게 잘 보이기 위해 너무 고분고분하고 무조건 남의 비위를 맞추려 한다는 사실만을 깨닫고 이제 이 문제가 완치되었다고 믿는다. 물론 이 정도의 자극으로는 분석 과정에서 정말로 괴로운 시기를 견뎌내기 힘드나 초기에는 충분하다. 정신 분석이 진전됨에 따라 자신에 대해서 몇 가지를 더 깨닫게 되고 분석 치료에 대한 흥미가 더욱 다져진다. 이때 정신 분석 치료자는 이런 동기들을 잘 알고 이용하는 것이 중요하며 이런 신뢰성이 없는 동기들 자체를 언제 어떻게 분석 대상으로 삼아야 할지를 결정해야 한다.

정신 분석 치료에 있어서 '참된 자아'를 초기부터 동원시키는 것이 가장 바람직하나 이런 시도가 타당하고 의미가 있는지는 피분석자의 관심과 상태에 따라 좌우된다. 이 환자의 에너지가 자아 이상화를 공고히 하고 참자아를 억제하는 경향을 보일 경우에는 이 시도가 효과가 없을 것은 당연하다. 정신 분석 후기에도 그렇지만 분석초기에 가장 큰 도움은 환자의 꿈(dream)에서 온다. 카렌 호나이가 간단히 설명하는 꿈의 근본적 원리는, 꿈 속에서 사람들은 일상적인 의식상태에서 보다 자신의 현실에 보다 더 가깝고, 건강하든 노이로제적이든 간에 자신의 갈등을 해결하려는 시도를 반영하며, 다른 데서는 보이지 않을지라도, 꿈 속에서는 건설적 힘이 작용하고 있는 것이다.

건설적 요소를 포함한 자신의 꿈을 통해, 피분석자는 신기할 정도로, 자신의 착각된 세계보다 진정한 감정과 잘 맞는 자신의 마음속에서 움직이고 있는 자신의 세계를 엿볼 수 있다. 스스로에게 잘못하고 있는 것에 대한 동정심을 상징적으로 표현하는 꿈들도 있고, 슬픔과 향수와 선망에 대한 꿈도 있으며, 생동적이 되려고 애쓰는 꿈도 있고, 감옥에 갇힌 것을 깨닫고 빠져 나오려 하는 꿈도 있으며, 화초를 유연하게 가꾸는 꿈도 있고, 자기 집안에 여태까지 있는지도 몰랐던 방을 발견하는 꿈을 꾸기도 한다.

정신분석가는 물론, 상징적 언어로 표현되는 이런 것들의 뜻 즉 자신의 무의식적 메세지와 힘을 이해하도록 도와준다. 또한 분석가는 현실에서 감히 느끼거나 표현하기 어려웠던 감정이나 선망들을 꿈속에서 느끼고 경험하고 표현하는 것이 얼마나 의미있는가를 강조해 주어야 한다. 예를 들면, 꿈 속에서 자신이 느끼는 슬픈 감정과 현실에서 낙관적으로 나타내는 감정 중 어느것이 더 진실에 가까운지를 물어 봄으로써 피분석자가 쉽게 진실을 깨닫도록 도와줄 수 있는 것이다.

정신분석 치료가 진행됨에 따라 다른 접근 방법도 가능하다. 환자 자신이 얼마나 자신의 느낌과 소망과 신념을 모르고 있는 지를 의아하게 느끼기 시작할 때가 올 것이다. 이때 분석가는 이러한 느낌이 활성화 되도록 장려해야 된다. 어떤 방법으로 하던지간에, '자연스럽다'라는 말을 쓰는 것이 적절하다. 왜냐하면 사실 자신의 감정을 느끼고 자신의 소망이나 신념을 아는 것은 극히 자연스러운 것이기 때문에, 이런 자연스러운 기능이 제대로 작동을 하지 않을 때, 의아해 하는 데에는 충분한 이유가 있는것이다. 만일 환자 자신이 이런 의문을 자발적으로 묻지 않는다면 분석가가 이런 의문을 적당한 때에 먼저 제기할 수도 있다.

이런 현상이 별것 아닌 것처럼 보인다. 그러나 의아해 하는 것이 지혜의 시작이라는 일반적 진리를 여기에서 터득하게 할 뿐 아니라, 환자 자신이 자신으로부터 멀리 소외되어 있는 것을 알아 차리게 하는 것이 중요하다. 이것은 마치 독재 정치 밑에서 살아온 사람이 민주적 생활 방식을 보게 되는 것과 흡사하다. 이 사람은 자기 인생에서 무엇인가 바람직한 것을 놓치고 있다는 것을 점차 알게 된다.

환자 자신이 '내가 누구인가?'하는 질문에 관심을 보이기 시작 하면 분석가는 좀 더 활발하게 환자 자신이 스스로에 대해 알지 못하고, 자신의 진실한 감정, 소망과 신념에 대해 무관심한 것에 대해 주의를 끌게 해주어야 한다. 예를 들어, 어떤 사람이 자기 마음 속에 가벼운 갈등이 생겨 지나치게 놀라고 걱정할 때, 분석가는 이 문제를 여러 면에서 다룰 수 있다. 즉 이 사람은 모든 것이 합리적 지배하에 있어야 안전하다고 느낀다거나, 혹은 작은 갈등이 이 험한 세상 일을 다룰 수 있는 자기 힘을 약화시킬가봐 두려워하는 데에서 이런 현상이 일어난다고 볼 수 있다. 또 참자아에 초점을 맞춰, 정신적 갈등의 규모가 너무 커서 놀랄 수 있고, 이 사람 속에서 활동하고 있는 참자아의 힘이 아직 미미해서 아주 작은 갈등이라도 다룰 수 없어 놀랄 수도 있음을 지적해 줄 수도 있다.

또 다른 예는 한 남자가 두 여자 중 어느 쪽을 택해야 할지 몰라 괴로워한다고 하자. 분석 치료가 진전됨에 따라 이 사람은 여자 뿐만 아니라 어떤 아이디어나, 직장, 거처 등 어느 것이나 마음을 정하는데에 극도로 심각한 문제가 있다는 것이 명확해 진다. 분석가는 이 문제를 여러 각도로 접근할 수 있다. 우선 이 문제에서 이 환자가 결정을 내릴 때 어떤 것들이 개입되는 지를 살펴보아야 한다. 환자가 결단내리기 힘든 문제가 호전됨에 따라, 분석가는 환자의 자존심이 모든 것을 어떻게든 차지하는 데에 있으며, 따라서 자신이 직접 무엇인가를 선택해야 할 필요가 있게되는 것을 명예롭지 못한 자존심의 실추로 느낀다는 것을 발견하게 된다. 한편, 참자아의 입장에서 보면 환자가 결단을 내리지 못하는 까닭은, 자신이 무엇을 선호하는지 어디를 향해서 가고 있는지를 깨닫기에는 자아로부터 너무 멀어져 있기 때문임을 제시해 줄 수 있다.

또 하나의 예로, 어느 피분석자는 남한테 너무 고분고분하고 잘해주려는 것이 문제임을 호소한다. 환자 자신은 마음이 내키지도 않고 하고 싶지도 않은것을, 단순히 남이 원하고 기대하기 때문에 늘 하고 있다고 한다. 이 문제도 여러가지 면에서 접근할 수 있다. 즉 피분석자가 항상 남들과 마찰을 꼭 피해야된다고 믿는 점, 자기 자신이 쓰는 시간과 노력은 별로 중요시 하지 않는 점, 모든 것을 혼자 해치우는 것을 자랑스럽게 생각하는 점 등을 살피게 하여 방향을 잡을 수 있다. 분석자는 이 환자에게 간단한 질문을 제시해 볼 수 있다. '자기 자신이 무엇을 원하는지 혹은 자신에게 무엇이 옳은 것인지?'하는 질문을 해 본 일이 있는가 하는 질문이다. 이런 간접적 방법으로 참자아를 동원시키는 이외에 환자가 느낌이나 생각으로 크게 독립성을 보이거나, 자기 자신에 대해 책임을 느끼거나, 진실한 자신이 어떠한 지에 대한 관심이 증가하거나, 자신의 체하는 태도나 내부적 강요나 자신의 문제를 외향화하는 경향 등을 의식하여 표현할 때, 분석자는 이 적절한 시기를 놓치지 않고 환자를 고무하고 장려해야 한다. 분석 치료시간 사이 사이에, 스스로 자기분석(self-analysis)에 집중하여 노력하는 것도 격려하고 칭찬하는 것을 잊지 말아야 한다. 분석가는 이러한 피분석자의 태도와 실천들이 이 사람의 대인관계에 어떤 영향을 미칠 것인가에 대해서도 파악해서 강조해 주어야 한다. 다시 말하면, 피분석자는 다른 사람들 대하는 것을 덜 두려워하게 될 것이고, 남들에게 덜 의존할 것이며, 따라서 다른 사람들에게 좀 더 친절하고 동정적이고 따뜻한 감정을 갖게 됨을 보여 주는 것이다.

때로는 피분석자가 분석 치료를 받아가면서 보다 자유스럽고 생동감이 생겨 아무 고무할 필요가 없을 때도 있기도 하고, 때로는 자신이 이렇게 호전 되도록 거쳐온 과정들의 중요성을 과소평가하기도 한다. 정신 분석가는 피분석자의 이런 경향도 분석해야 할 필요가 있는데, 그 이유는 이것이 무의식적으로 참자아의 출현을 두려워하는 데에서 올 수가 있기 때문이다. 또 무엇이 그 자신을 더 자발적이 되게 하고, 결단을 더 잘 내릴 수 있게 하는지, 자신을 위해서 더 활발하게 되었는지에 대해, 의문을 던지는것이 필요하다. 왜냐하면, 이렇게 함으로써 피분석자가 '본래의 자기자신'이 되는데 필요한 용기를 불러 일으킨 요소들을 이해하게 도움을 줄 수 있기 때문이다.

환자가 좀더 든든한 발판 위에 서게 되면 자신의 내부갈등을 좀 더 잘 다룰 수 있게 된다. 그러나 분석가가 피분석자의 인지 과정을 오래전부터 지켜봐 왔고 환자 자신도 이 갈등들의 증표들을 감지했을 지라도 피분석자가 자신의 모든 갈등만을 보게 되었다는 뜻은 아니다. 다른 노이로제적 문제도 마찬가지로 여러 과정을 거쳐야 하며 점차적으로 감지하게 될 뿐만 아니라 발견되는 문제들에 대한 치료가 정신분석의 전 과정 동안 계속되어야 한다는 것이다. 그러나 피분석자가 자신으로부터 소외된 것이 줄어들지 않으면 어떤 갈등도 자신의 문제라고 받아들이기가 어렵고 문제를 다루기가 힘들다.

여지껏 봐왔지만 자신의 갈등이 문제라는 것을 깨닫는 과정을 방해하는 요소들이 많이 있다. 그 중에서도 자기 자신으로부터 소외되는 것(alienation from self)이 가장 으뜸인데 이런 관계를 가장 쉽게 이해할 수 있는 방법은 대인 관계에서오는 갈등을 살펴 보는 것이다. 가령 이 피분석자가 자기를 반대 방향으로 끌려는 두 사람, 어머니와 아버지 혹은 각각 다른 두 여인과 긴밀한 관계를 갖고 있다고 하자. 이 때 피분석자 자신의 느낌과 소신이 적을수록 두 사람들에 의해 이리저리 끌려 다니게 되며 파편화될 수 있다. 반대로 피분석자의 자기 소신이 확고하면 다른 사람들에 의해 영향을 덜 받게 된다.

피분석자가 자신의 갈등을 점차적으로 의식하게 되는 과정에는 변화가 많다. 어머니나 배우자에게 대한 상반된 느낌, 섹스에 대한 상반된 태도, 어떤 학파에 대한 상반된 느낌 등과 같이 어떤 특수한 입장에 관해서 분할된 느낌을 인식할 수 있다. 카렌 호나이는 자기 자신의 내부 갈등을 인식하는 과정을 예를 들어 설명하고 있다. 어느 피분석자는 자기 어머니를 미워하는 한편 또 지극히 헌신적인 것을 감지하게 된다. 이것은 단순히 한 특수한 사람에 대한 경우이지만 마치 자기의 하나의 갈등을 의식한 것처럼 보인다. 그러나 사실 이것은 이 환자가 자기 나름대로 본 것에 불과하다. 즉 한편으로는 자신의 어머니가 너무 희생적이기 때문에 불쌍하게 느끼고, 다른 한편으로는 자기한테 헌신적으로 잘 해야 한다고 늘 잔소리하기 때문에 분노심을 느낀다. 이 사람의 성격으로 보아 양쪽 다 쉽게 이해할 수 있는 반응이다. 다음 단계에는, 자기가 사랑, 동정이라고 느낀 감정이 더 분명해진다. 즉 자기가 이상적 아들이 되어야 되고 어머니를 행복하고 만족하게 해 줘야 한다는 내부강요를 느끼고 있다. 그러나 이것이 불가능하기 때문에 죄책감을 느끼게 되고 이 감정을 메꾸기 위해 더 어머니에게 잘하려고 노력하게 된다. 그런데 여기에서 중요한 점은 이 내부 강요는 이 한가지 경우에만 해당되는 것이 아니고, 자기 인생에서 어떤 경우에나 자기는 완벽해야 된다는 내부강요가 있다는 사실이다. 그러자 이 사람의 내부갈등에 다른 요소가 등장하게 되는데 그것은 아무도 자기를 귀찮게 하지 말아야 하며, 그런 사람을 아주 싫어하는 초연한(detached) 사람이라는 것을 깨닫는 것이다. 이제 이 사람의 내부 갈등의 모습이 분명해진다. 여기까지 이 사람의 정신분석의 진전은, 처음엔 자신의 어머니에 대한 갈등의 느낌을 어머니의 잔소리하는 성격 때문이라고 외향화 한 것으로부터, 다음에는 모자 간의 관계에 대해 자기 자신의 갈등을 깨닫게 되고, 마지막으로 자기의 내부 정신에 큰 갈등이 있으며 이것이 자기 인생의 모든 면에 영향을 미치고 있다는 것을 깨닫는 것이다.

또 다른 피분석자는 자신의 인생 철학에 갈등이 있는 것을 어느 순간에 알아 차린다. 예를 들어 한 축소형 사람이 자기 안에 사람들을 멸시하는 요소가 있는 것과 남에게 잘해야 한다는 것에 반항하는 요소가 있는 것을 갑자기 깨닫거나, 자기가 어떤 특전들을 받아야 한다는 커다란 요구가 있는 것을 감지한다. 처음에는 이것이 갈등이라고 전혀 느끼지 않다가 분석이 진전되면 이것이 자신의 지나친 겸손과 누구한테나 잘해야 한다는 강요와 갈등이 생성되는 것을 깨닫게 된다. 다음에는 자기의 강박적 착함에 별 보답이 없는 것을 느끼고 자기가 너무 순진한 어린애 같다는 것에 일시적으로 분노를 느낀다. 이때 피분석자는 그만 너무 충격을 받게 되어 이 느낌을 무의식 속으로 억압해 버린다. 그런 다음에 자신이 자존심을 느끼게 되거나 남보다 유리하게 되는 것에 대한 금기가 두드러지게 보이게 되며 그것이 얼마나 불합리하고 융통성이 없는 지 의아하게 느끼게 된다.

이렇게 자신의 착하고 성자같은 성향이 침식되기 시작하면서 자기의 질투심과 시기심을 감지하게 되고, 자신의 이익을 위한 계산적 욕심을 보게 되며 남에게 주는 것을 사실상 아까워 하는 자신을 보게 된다. 이렇게 자신의 내부 정신에 갈등들이 들어있다는 사실에 좀 더 익숙해지게 된다. 역동적으로 볼 때, 이 사람은 정신분석을 통해 점점 더 정신적으로 강해져 이런 성향들에 충격을 덜 받게 되고 이런 갈등적인 문제들을 해결하기 위하여 정진할 수 있게 된다.

또 다른 환자는 자신의 정신내부에 애매하고 무엇을 뜻하는지 모를 어떤 갈등이 있다는 것만 감지하는 경우가 있다. 이런 경우 이성(理性)과 감성(感性)의 갈등 또는 애정과 일 사이의 갈등이라고 본인은 말할 수도 있다. 그러나 이런 형태의 갈등은 접근하기가 어려운데, 왜냐하면 애정이 일하는 것과 상반되지 않으며 또 이성이 감성과 상치되지도 않기 때문이다. 분석가는 이런 것들을 직접 다룰 수는 없지만 피분석자의 이런 영역에 어떤 갈등이 있다는 정도를 인식하고 마음에 담아 두어 문제가 무엇인지를 점차적으로 이해하도록 노력하게 된다.

물론 처음에 이 환자는 이것이 자기 개인에 해당되는 문제라고 생각하지 않고 자기가 처해 있는 어떤 여건에서 오는 문제라고 생각한다. 여자 환자의 경우, 직업을 갖는것과 애정 생활을 하는 것이 주부이며 어머니인 여자에게 어려운 일이라고 지적할 수도 있지만 분석을 계속하면서 차츰 그런 입장이 문제라기 보다는 자기 자신에게 다른 문제가 있다는 것을 인지하게 된다. 즉 자신의 애정 생활에 있어서는 병적인 의존성이 강하나 일하는 데에서는 노이로제적 야심과 승리를 하려 하는 태도를 보인다. 이 성향 중의 후자는 보통 억제되어 있어서 잘 보이지 않으나 직업인으로서 성공적일 만큼은 활발하다. 이론적으로 말하면 이 사람은 자기 축소적 성향을 애정 생활에, 자기 팽창적 성향을 자기 직업에 배정한 것이라 할 수 있다. 그러나 실제적으로 이런 분할을 명확하게 하기는 어렵다. 때문에 분석을 통해, 정복하고 싶은 충동이 애정 관계에서도 활동하고 있고 또 자아 축소적 성향이 직장 생활에서 작용하고 있어 이 여인이 점점 불행하게 느껴오고 있음을 깨닫게 되는 것이다.

또 분석가가 볼 때 피분석자가 자기 생활방식이나 어떤 가치관에 있어 아주 뻔하게 상치되는 것들을 보여 주기도 한다. 처음에는 아주 친절하고 밝고 지나치게 겸손한 자기 모습들을 보여 준다. 그러다 얼마 안가서 잔인하고 고약한 경향이 밑에 깔려 있고 사회적 특전이나 이성을 정복하려는 야심이 보이는 권력과 명예를 추구하는 추진력이 나타난다. 때로는 남에게 원한을 오래 간직해서는 안 된다는 신조를 보이나 어떤 때는 복수심에 가득 찬 분노를 보이기도 하며 정신 분석이 진행되는 동안 자신이 감정에 흔들리지 않고 복수할 수 있는 능력을 얻기를 원하기도 하고, 또 다른 한편 수행자와 같은 초연함을 얻기를 원하기도 한다.

그런데 문제는 이 사람들이 자신의 이런 태도, 추진력이나 신조가 상반적이라는 사실을 이해하지 못하는 것이다. 오히려 이 사람들은 자신들이 미덕의 길을 가고 있는 사람들보다 감정이나 신조가 훨씬 넓은 범위를 차지한다고 자랑스럽게 느낀다. 말하자면 상호 연결이 되어 있는 것을 무시하고 여러 칸막이 만드는 성향(compartmentalization)이 극단적으로 되는 것이다. 그러나 분석가가 이 시점에서 이 문제를 직접 다루기가 아주 힘든 이유는 이런 칸막이 현상을 유지하기 위해 이 피분석자의 진실과 가치에 대한 감각의 둔화, 현실적 증거를 무시하려는 그리고 자기 자신에 대한 책임을 회피하려는 힘들이 너무 강하게 동원되기 때문이다.

또 이 시점에서 자아 팽창적이고 자아 축소적 추진력의 의미와 힘이 점차적으로 노출

된다. 그러나 사람들의 회피성과 무의식적으로 정직하지 못한 경향을 어느 정도 해결하기 전까지는 이 칸막이 성향(compartmentalization)을 다루는 것은 역부족이다. 이것을 다루자면, 사람들의 철저하고 끈질긴 외향화 경향과, 상상속에서만 내부 정신적 강요를 충족시키는 경향, 자기 비난을 하지 않도록 그럴 듯한 핑게를 찾아내고 그것을 믿는 비상한 능력들을 철저하게 먼저 다루는 것이 요구된다. 사람들의 이런 노이로제성 방법들은 나름대로 마음의 평화를 주겠으나, 점점 영적 요소들을 약화시켜 자아 증오심과 자신들의 내부 갈등 직면하는 것을 아주 힘들게 만든다. 이런 문제들을 다루려면 오래 계속되는 분석치료를 요하나 그래야만 환자들은 점차적으로 자신의 내부 갈등들을 실감하고 씨름할 수 있는 충분한 힘을 성장시킬 수가 있는 것이다.

지금까지 말한것을 종합해 보면, 갈등(conflicts)이라는 것은 그 방해하는 성격 때문에 정신 분석치료의 초기에 희미하게 나타난다. 확실히 보인다 해도 어떤 특수한 경우와 관련되어서 보이거나 아니면 애매한 모습으로 나타난다. 또는 순간적으로 나타나 어떤 의미를 주기에 너무 짧을 수도 있고, 연결이 끊어진 칸막이로 나타나기도 한다. 갈등들이 해소되어가는 진전 방향을 보면, 우선 갈등의 참 모습을 보게 되며 또 그것이 자기 자신의 갈등이라는 것을 알게 되고, 갈등의 중요한 요점에 이르러 갈등들을 멀리 떨어진 현상만으로 보는 대신에 가까운 자신들 마음 속에서 어떻게 갈등을 일으키고 있는지를 보게 된다.

이런 분석 치료 과정은 힘들고 괴롭지만, 해방감을 주기도 한다. 어떤 틀에 박힌 해결법 대신, 이제는 갈등들을 분석 치료로 접근할 수 있는 것이다. 분석치료 시작한 처음부터 계속 깎아 내려오고 있는 소위 주된 해결법 즉 노이로제적 해결법의 가치라는 것이 드디어 붕괴되며, 낯설거나 아직 덜 발전된 성격의 모습이 발굴되고 이것들이 더 발전할 수 있는 기회를 갖게 된다. 분석치료의 초기에 나타나는 모습들은 아직도 노이로제를 추진시키는 동력들로 이것들은 아주 유용하다. 즉 자기 축소형 사람은 건전한 자기 주장을 할 수 있게 되기 전에 우선 자기 중심적 모습을 꼭 보게 되며 참된 자아존중에 가까워지기 전에 자신의 노이로제적 자존심을 꼭 먼저 경험하게 한다. 마찬가지로 자아 팽창형 사람도 우선 순수한 겸손함과 부드러운 감정을 발전시키기 전에 자신의 비굴한 모습과 다른 사람들을 필요로 하는 모습을 꼭 보고 경험하게 하는 것이다.

이 모든 분석 작업이 진행되면서 피분석자는 이제 모든 내부 정신의 갈등 중에서 가장 총체적 갈등 즉 자신의 자존심 체계와 참자아 사이의 갈등(central inner-conflict)과, 자신이 이상화한 자아를 완벽화하려는 추진력과 인간으로서 주어진 자기의 잠재 능력을 발전시키려는 소망 사이의 갈등을 직접 다룰 수 있게 된다. 그래서 점차적으로 내부 정신의 역동적 힘들이 하나씩 나타나게 되고 중심적 내부갈등(central inner conflict)이 뚜렷하게 부상하는 것이다. 이 시점에서 분석가는 자칫 환자가 놓칠 수 있는 이 갈등을 잘 보고 다룰 수 있도록 선명하게 잘 보살펴야 한다. 이렇게 역동적 힘들을 하나씩 다루기 시작하면서 소득이 크나 가장 파란만장한 정신 분석의 시기에 접어들게 되는 것이다.

이때부터 나타나는 파란은 내부 투쟁의 강도를 직접 나타내는 것으로 그 강도는 다루고 있는 정신내부 투쟁의 문제가 이 사람에게 얼마나 중요한지에 비례한다. 이러한 파란의 바닥에 깔려 있는 질문은, 이 사람이 자기 망상, 주장과 헛된 자존심 속에 아직도 남아 있는 위대하고 화려한 잔재를 간직하려고 안간힘을 쓰고 있는 것인지, 아니면 모든 제약을 갖고 있으나 이런 어려움을 가진 채 성장할 수 있는 가능성이 있는 인간임을 받아 들일 수 있는가, 하는 질문이다. 카렌 호나이는, 한 인간이 택해야 하는 인생의 기로에서 이것보다 더 근본적 기로는 없다고 천명하고 있다.

이 시기의 특징은 빨리 되풀이 되는 굴곡이 있다는 점이다. 때로 이 사람은 다양한 모습으로 나타나는 전진 상태를 보이는데 감정이 더 살아있고, 보다 자발적이고, 직설적이며, 자기가 할 생산적인 것을 생각해 낼 수 있고, 다른 사람들에게 보다 친절하며, 동정적이 된다. 자신의 여러가지 소외적 모습에 보다 더 예민해지고 스스로 이것을 처리할 줄 알게 된다. 그럴 사정이 아닌데, 또는 자신의 잘못을 검토해보지도 않고, 남을 비난하고 있다는 것을 알아 차린다. 또 자기 인생에서 자신을 위해 해온 일이 너무 없다는 것을 깨닫기도 하고, 심한 죄의식에 빠지지는 않으면서 냉철한 판단과 후회로써, 과거에 자신이 정직하지 못하고 잔인한 경우가 있었던 것을 되새겨 보기도 한다. 보다 중요한 것은 자기 자신 속에도 장점이 많다는 것과, 현재 자신이 가지고 있는 재질들에 눈을 뜨게 되고, 자신이 끈질지게 자기 향상을 위해 노력한 것에 대해 긍지를 느끼게 되는 것이다.

이런 좀 더 현실적인 자기 평가가 꿈에도 나타난다. 어떤 환자는 자신이 상징적으로 여름 산장으로 나타나는데 그것을 오래동안 가꾸지 않고 살지도 않아 황폐되어 있지만, 그 건물이 만들어져 있는 재료는 아주 좋은 것들이라는 것을 본다.

이런 건설적 시기에는 다시금 자기를 미워하고 경멸하는 반발적 시기가 일시적으로 뒤따르는데 주로 자기 증오심과 자기 경멸심이 잠깐 되살아나는 것이다. 이런 자기 파괴적 느낌은 그대로 느껴질 수 있고, 남에게 남용당했다고 느끼는 데에서 오는 보복심이 외향화되기도 한다. 다른 경우는, 자아 증오심은 막연하게 느끼나 심한 불안감을 느끼게 되어 자기 파괴적 충동을 일으키기도 한다. 또 불안감을 그대로 느끼지 않고 다만 이 사람이 불안감을 습관적으로 다뤄 온, 방어 수단들, 즉 술을 마신다던가, 섹스에 빠지거나, 노름이나 게임에 빠지거나, 과대 망상적으로 거만해지는 등의 나쁜 버릇이 잠시 되살아 나기도 한다.

이런 일시적 혼란의 시기가 지나면, 진정으로 호전(好轉)되는 변화가 뒤따르나 이 변화가 진정한 것인지 아닌지를 정확하게 확인할 필요가 있고 이 호전된 것이 얼마나 확고한지 또 어떤 요소들이 일시적으로 증상들을 재발하게 했는지 고려해보아야 한다.

이 시점에서 이 사람은 자신의 변화와 발전을 과대평가할 수 있는 가능성이 많은 것을 명심해야 한다. 로마가 하루 아침에 이루워진 것이 아니라는 사실을 아주 쉽게 잊어 버린 것이다. 자기가 이전에 할 수 없었던 일들을 지금 할 수 있다는 사실 때문에 이 환자는 마치 자신이 완벽하게 적응하고 건강해진 사람의 표본임에 틀림이 없다고 주장한다. 좀 더 자연스런 자아로 처세할 수 있게 되었지만, 다른 한편으로는, 자기가 이렇게 호전되었을 때, 이상화시킨 자아를 완벽하고 영광스러운 모습으로 실현할 수 있는 마지막 기회로 이용하려 할 수도 있다. 이런 과잉 목표와 욕망이 아직도 지나쳐서 일시적으로 탈선시킬 수도 있다.

아직도 잠재되어 있는 문제들이 있음에도 불구하고 이 피분석자는 마치 자신의 모든 문제가 해결된 것처럼 약간 들뜬 기분을 갖는다. 그러나 이런 상태가 오래 계속될 수는 없다. 물론 이젠 문제들을 예전보다 더 잘 다룰 수는 있지만, 전에 갖고 있던 문제들이 아직 계속되고 있다는 것을 피할 수 없음을 느끼게 되기 때문이다. 이때에 자기가 정상에 올라섰다고 흥분했던 만큼 자기 자신을 또 질타하게 된다.

또 다른 유형의 피분석자는 자신에게 진전이 있다는 것을 자기 자신과 분석가에게 인정하는 것을 몹시 조심하는 것도 볼 수 있다. 이 유형의 피분석자는 자신이 향상된 것을 오히려 축소시키는 경향이 있어서 확실한 향상이 있어도 자신의 내부 정신적 문제에 또 부딪치거나 혹은 자신이 감당할 수 없는 외부적 문제가 오면 비슷한 재발증상들을 보일 수 있다. 바로 직전의 경우에 설명한 환자들과 같은 일시적인 재발과정이 일어나는데 유일한 차이는 이 후자의 경우 상상으로 만들어 내는 영광스러운 요소가 없다는 것이다. 두 환자들의 경우, 이 사람들은 어려움과 한계가 있고, 어떤 특수 재능이 없는 자기 자신을 아직 받아 들일 준비가 되어 있지 않은 것이다. 그래서 이런 자기 태도를 자신이 완벽하지 않으면 사람들이 자신을 용납하지 않기 때문이라고 남에게 그 책임을 전가하는 외향화를 하기도 한다.

이런 유형의 피분석자들에게 급성장애를 가져오는 요소는 앞에서 설명했다시피, 아직 자신이 다룰 수 없는 어려움 때문이었다. 그러나 지금 다루고 있는 반등적으로 잠시 악화를 불러오는 요소는 어려움이 아니라 오히려 반대로 건설적 방향으로 한발 다가가는 것이다. 즉 이 경우에는 이 사람의 반응이 요란한 것은 아니고, 단순히 자기 자신에 대해 동정심을 느끼고, 처음으로 자기가 특출하지도 않고 그렇다고 못난 사람도 아니고 일반인들과 똑같이 열심히 살려고 애쓰고 있는 사람이라는 것을 느끼는 것이다. 또 여지껏 자신을 미워한 감정은 잘못된 자존심이 꾸며낸 것이며, 자신에 대한 존중심을 갖기 위해 영웅이거나 천재일 필요가 없다는 것을 깨닫게 된다. 이런 자기 자신에 대한 태도 변화는 꿈 속에서도 나타난다. 피분석자가 이런 건설적 경험을 한 후에 잠시 실망에 차 일이 손에 잡히지 않고 의기소침하게 되기도 한다. 그 원인은 자기의 자존심이 잠시 반동을 일으켰기 때문이다.

흔히 이런 반작용은 피분석자가 자신을 위해 숙고한 후에 어떤 건설적 결정을 내려 건설적 행동을 한 후에 온다. 한 예를 들면, 어떤 여인이 자기들 관계가 노이로제적 필요에 의해 성립되었고 장래가 없다는 것을 정신분석을 통해 깨닫고 이 애정 관계를 끊어 버리는 경우와 같은 것이다. 아주 단호하지만 상대방 감정을 최대한 상하지 않게 그 인연을 끊어 버렸다. 이 여인은 관계를 끊은 후 처음에는 그런 어려운 일을 해낸 것이 기분이 아주 좋았으나 얼마 안 가서 심한 불안감에 떨게 되었는데 그 이유는 새로 얻은 독립성에 놀래고 남들에게 자기를 내세우고 공격적이 되어 남이 자기를 싫어하게 될까봐 불안해진 것이다. 그래서 일시적으로 지나치게 겸손해질 수도 있다.

위에서 설명한 것처럼, 건설적 진전이 있은 뒤에 일시적으로 증상이 악화되는 반등 현상이 왔을 때, 물론 피분석자는 무엇이 어떻게 돌아가는지 이해하지 못해 어리둥절 해진다. 자기가 악화 되고 있는 것이 아닌가 느끼고 절망적이 되기도 한다. 자기가 호전되었다는 것이 환상이 아니었을까, 자기 병이 너무 심해 희망이 없는 것이 아닌가, 아무리 해봐도 되지 않는 이 정신분석 치료를 때려 치워버릴까, 등의 느낌에 사로잡히게 되고, 혼동감, 실망감, 의기소침에 사로잡히게 된다.

그런데 사실은 이런 현상들이야 말로 자아 이상화와 자아실현 사이에서 씨름하는 긍정적 증표인 것이다. 이것이야 말로 이 두 움직임들이 이 사람 마음 속에서 다투고 있는 한, 서로 상극이 된다는 분명한 증거이다. 사실 이런 현상이 일어나는 이유가 자기 자신을 현실적으로 보기 때문에 오는 것이라고 하기 보다는 자신의 한계를 받아들일 마음의 준비가 되어가고 있기 때문이다. 또 자신을 위해 결정을 내리고 무엇을 실천하기 때문에 오는 것이라기 보다는 자기의 참된 이익에 주목하고 자기 자신에 대해 책임을 지려는데에서 오는 것이며, 자기 주장을 사실적으로 할 수 있는 데에서 오는 것이라기 보다는 이 세상에서 자기의 위치를 차지할 마음의 준비가 되어가고 있는데에서 오는 현상인 것이다. 한 마디로 말하자면 성장 초창기에 오는 어려움과 고통인 것이다.

그러나 피분석자 자신이 자기가 이룬 건설적 움직임의 중요성을 느껴야 충분한 보람이 있는 것이다. 때문에 분석자는 이렇게 재발된 것 같은 반등 반응에 놀라지 말고 이것이 기복임을 보고, 환자 자신도 그것을 보도록 도와주어야 한다. 반등작용은 예측할 수 있을 만큼 규칙적으로 오기 때문에 몇 번 이것이 반복되면 환자의 상태가 호전을 보일 때 환자에게 미리 반등작용이 있을 것이라는 것을 경고해주는 것이 바람직하다. 그렇다고 해서 일시적 반등을 예방할 수는 없겠지만, 환자의 기복이 거의 정기적으로 오는 것을 예측 할 수 있다는 것을 미리 알면, 반등이 있을 때 덜 당황할 수 있고 객관적으로 이것을 처리할 수 있는 것이다. 다른 어느 때보다도 위험에 처했다고 느끼는 피분석자의 '자아' 편에 서서 지지해 주는 것이다. 그 지지는 그저 안심시키고 고무시키는 것 뿐만 아니라 이 환자가 마지막 투쟁을 하고 있다는 사실을 알려주고, 그 투쟁에서 이길 수 있다는 확율과 투쟁의 목적도 전해줘야 된다.

반등 반응이 반복될 때마다 매번 그 의미를 이해하게 되면 이 피분석자는 전보다 더 강한 모습으로 거기에서 나오게 되고 반등 반응은 점점 짧아지고 약해지며 건전한 시기는 점점 더 건설적이 된다. 그래서 이 사람의 변화와 성장의 전망은 더욱 가능성이 확실해 진다.

해야할 일은 늘 충분하게 있는 법이지만 아직도 못다한 남은 일들은 이제 이 피분석자가 혼자 힘으로 스스로 해낼 수 있는 시기가 가까워졌다. 마치 여태까지는 악순환이 이 사람의 노이로제를 더 악화 시켰듯이, 이제는 호순환이 이 사람의 성장을 더욱 촉진시키게 된다. 예를 들어, 만일 피분석자가 자신의 절대적 완벽성의 표준을 완화시키면 자아 비난이 적어질 것이고, 자기 비난을 외향화해서 남을 비난하는 일도 줄어들 것이며, 자기 자신에게 좀 더 솔직해지고, 두려움 없이 자기 자신을 검토할 수 있을 것이다. 그러므로 분석가에게 덜 의존하게 되고, 점점 더 자신감이 증가하며 남들이 덜 위협적으로 느껴져 더 친절하게 되고, 자신의 발전을 혼자 힘으로 밀고 나갈 수 있는 능력과 용기와 자신감도 점점 증가된다. 반등 반응있을 때 느끼는 심한 불안감도 없어질 것이며 또 하나의 두려움 즉 노이로제적 버팀목 없이 인생을 살기 힘들지 않을까하는 두려움도 사라질 것이다. 사실상 이 환자에게 있어서 노이로제는 마술사와 같은 것이었었다.

더구나 피분석자가 자기 자신이 되려는 움직임은 이전에 느꼈던 어떤 감정과도 다른 성취감을 주며 이 성취감의 느낌은 점점 더 길어질 것이며 이 사람의 성장과 자아 실현을 위해 계속 정진하도록 하는 돕는 자극과 격려가 된다.

정신 분석적 과정은 아주 다양하고 많은 어려움으로 가득 하기 때문에 피분석자가 이 책에서 설명한 모든 단계까지 미치지 못할 수도 있다. 그러나 성공적으로 정신 분석 과정을 성실히 마치는 피분석자는 자신과 타인, 자신이 하는 일과의 관계에서 눈부신 개선이 있을 것이다. 그러나 이런 발전이 정신 분석치료를 끝내는 표준이 되는 것은 아니며 단지 아직 더 도달해야 할 더 깊은 심층적 변화를 시작하는 표현에 불과하다.

정신분석은 오로지 분석가와 피분석자 자신만이 인생의 가치와 방향과 목적에 변화가 시작되는 것을 지각하게 된다. 자기에게 주어진 잠재 능력들을 실현하려는 의욕이 더욱 강해져 아직도 숨은 노이로제적 자존심과 요구, 가식, 외향화가 있어도 이 사람은 이것들이 자신의 성장에 방해가 되는 것들이라는 것을 알아볼 수 있게 된다. 피분석자는 이것들을 미리 발견해 극복하려 노력하게 되며 자기 자신과 어려움 그대로를 받아들이기 시작했기 때문에 자기 자신의 개선을 위해 인생 과정 중 필수적이라는 것을 인정하게 된다.

피분석자가 앞으로 할 일들은 자아 실현에 관련된 모든 것을 말하며 첫째, 자기 자신에 관하여는 자신의 느낌과 소망과 신조를 보다 더 분명하고 보다 깊숙히 경험하도록 노력해야 한다. 자신이 갖고 있는 자원을 발굴해 건설적 목적으로 사용할 수 있는 능력을 경험하도록 애쓰며 자기 자신의 결정에 책임진다는 확고한 자세로 자기 인생의 방향을 매순간 감지하여 나가는 것을 의미한다.

둘째, 다른 사람들과 관계에서는 자신의 개선된 변화를 자기의 진정한 느낌으로 남을 대하고 어떤 결점이 있더라도 있는 그대로의 남을 존중하도록 노력하는 것이 아주 중요하며, 다른 사람을 자신이 이용하는 상대가 아니라 상호 의존해야하는 본질로 상기해야 한다.

셋째, 자신이 하는 일에 관련해서 자기 자존심과 허영심을 만족시키기보다 하고 있는 일 자체를 더 중요히 여기는 것이며 자신에게 주어진 특별한 재질을 발견해 발전시킴으로써 보다 생산적이 된다는 것을 의미한다.

이런 방향으로 정진해 나아가는 이 피분석자는 조만간 자기 개인에게만 집중했던 관심을 초월하는 단계에 이른다. 자신의 노이로제적 자아 중심적 성격을 탈피해 자기 인생과 관련된 여러 문제와 넓게는 세상과 관련된 문제에도 눈을 뜨게 된다. 그 동안 마음 속에 지녀온 자신이 유일무이한 중요한 존재라는 생각으로부터 거대한 전체의 일부분이라는 것 까지를 차츰 경험하게 된다. 즉 큰 세상 속에 있는 자기 몫의 책임을 받아 들이고 자신이 할 수 있는 최선의 긍정적 공헌을 할 의도가 생기게 된다.

비로소 피분석자가 이 단계에 도달했을 때, 그는 개인의 지평선을 넓힐 뿐만 아니라 세상에서의 자신의 위치를 발견하고 활발한 사회 참여로 소속감과 삶의 확신을 느끼게 됨으로 아주 중요하다.

19

카렌 호나이의 노이로제적 이론에 대한 고찰

이 저서에서 필자가 소개한 카렌 호나이의 노이로제(neurosis) 이론은 호나이가 쓴 이전의 문헌에서부터 다룬 개념에서 발전된 것이다. 카렌 호나이도 처음에는 프로이드의 본능설(theory of instinct)을 포기한 여러 분석가들(Adolph Meyer, H.S. Sullivan, Erich Fromm)처럼 노이로제의 핵심이 대인 관계의 문제에서 온다고 보았다. 그래서 호나이도 노이로제가 정신적 성장을 막아버리는 환경적 요소 즉, 문화적 조건들에 의해서 발생한다고 지적했으며, 어린 아이로 하여금 자기 자신과 남에 대해 기본적 자신감을 발전시키는 대신 기본적 불안감(basic anxiety)을 발전시킨다고 했다. 그러나 본 저서를 통해 분명히 설명하고 있지만 호나이의 이론은 이 대인관계의 갈등이 노이로제 발전의 핵심이 아니라 자신이 만드는 내부갈등이 그 핵심이라는 것을 역설하고 있다. 이번 장에서 그 이론의 발전과정을 고찰해보려 한다.

호나이가 말하는 기본적 불안감의 정의는 '잠재적으로 적의에 차있는 세상 속에서 고립되고 무력하게 느끼는 감정' 을 말한다. 이 기본적 불안감을 최대한으로 줄이기 위해 자발적으로 만드는 세가지 움직임 즉, 사람들을 향해서, 사람들과 맞서서, 그리고 사람들로부터 멀어지려는 움직임이 강박적이 된다. 이 움직임들이 자발적인 경우에는 서로 조화가 될 수 있으나 강박적이 될 때에는 서로 부딪히게 된다. 이렇게 생긴 갈등을 기본적 갈등(basic conflict)이라고 불렀으며 이것은 다른 사람들에 대한 갈등적 욕구와 갈등적 태도를 갖는 데에서 발생하는 것이다. 이러한 갈등의 해결을 위한 첫번째 시도는, 이런 욕구와 태도의 일부를 최대한으로 발휘하고 다른 부분은 견제함으로써 통합해보려는 시도이다.

내부 정신적 과정을 초기에 언급하지 않은 것은, 그것이 대인 관계에서 진행되고 있는 과정과 너무 밀접하게 얽혀 있기 때문이며 이것을 언급한 몇 가지 예를 제시하고 있다.

즉, 뉴로틱한 사람의 애정에 대한 욕구를 다루면서 이러한 욕구를 충족시키기 위해서 자기자신의 질적 향상과 자신의 태도를 잘 닦아야 된다는 내부정신적 움직임을 고려하지 않을 수 없는 것이다. 또 카렌 호나이의 조기 저서인 자아분석(self-analysis)에서는 노이로제성 경향들인 모든 것을 쥐고 흔들려는 강박적 욕구, 또는 완벽성에 대한 강박적 욕구와 같은 내부정신적 의미가 있는 것들을 열거한 바 있다. 호나이는 자신의 이론 발전의 초기에는 그 초점을 대인 관계적 요소들에 맞추었으며 노이로제란 근본적으로 대인관계상의 장애라고 생각했었다는 사실을 인정하고 있다.

이런 대인관계적 장애라는 정의를 넘어서는 첫번째 뚜렷한 시도는, 다른 사람들과 관련된 갈등이 자아 이상화(self-idealization)에 의해 해결될 수 있다는 주장을 한 것으로부터 시작된다. 호나이가 '우리의 내부적 갈등'(Our Inner Conflicts)이라는 초기 저서에서 자기의 '이상화된 모습'(idealized image)이라는 개념을 제시했을 때는 이것의 중요성을 본인도 충분히 알지 못했고 그저 내부갈등을 해결하려는 또 하나의 시도라고만 생각했었으며, 이것이 문제해결을 완성 시켜주는 기능이 있어 사람들이 이 개념에 끈질기게 매달린다고만 보았다고 한다.

그러나 이후 수년에 걸쳐, 이상화한 자아(idealized image)의 개념이 새로운 깨달음으로 이끄는 중심과제가 되었다. 이것이야 말로 이 책에서 설명한 모든 내부정신적 분야로 들어가는 문호가 되었다. 호나이는 자기 자신이 프로이드 이론들과 더불어 과학적으로 자랐기 때문에 내부정신적 세계가 존재한다는 것을 이미 알고 있었으나 프로이드가 해석한 것은 몇 가지만 수긍을 했기 때문에 내부정신세계라는 것은 미지의 영역으로 남아 왔음을 언급했다.

호나이는 점차적으로 뉴로틱한 사람이 이상화한 자아상은, 단순히 자신의 가치와 중요성에 대해서 허구적 신념을 이루게 할 뿐 아니라, 이것이 뉴로틱한 사람에게서 좋은 에너지를 점점 박탈해가 거대한 괴물을 만드는 현상이라는 것을 깨닫게 되었다. 결국 이 이상화한 자아는 성장하려는 추진력과, 자기에게 주어진 잠재 능력들을 실현시키려는 추진력을 박탈하고 만다. 즉 이 사람은 현실적인 자신의 어려움에 맞서고 잠재 능력을 실현하는 데에는 흥미를 잃고, 자기가 이상화한 자아를 실현하려는데 노력을 기울인다는 의미이다. 이것은 성공과 권력과 승리를 통해 세속적 영광을 추구하는 강박적 추진력을 내포할 뿐 아니라, 자신을 신과 같은 존재로 만들어 보려는 독재적 내부체계를 함축하고 있다는 것, 그리고 노이로제적 주장과 노이로제적 자존심의 발전을 내포하고 있다는 것을 깨닫게 된 것이다.

이렇게 이상화한 자아의 원래 개념을 펼치고 있는 동안에 호나이는 새로운 문제를 발견했다. 즉 뉴로틱한 사람이 자기 자신에 대한 태도에 집중하고 있는 동안에 자신을 이상화한 만큼 강하게 그리고 비합리적 방법으로 자신을 미워하고 경멸하는 것을 보게 된 것이다. 이 대립적인 양극단은 한동안 호나이의 마음 속에 분리되어 존재해오다가 두 가지가 아주 밀접하게 연관되어 있을 뿐 아니라 한 과정의 양면이라는 것을 깨닫게 되었다. 즉 신과 같은 존재가 사실적 존재를 미워한다는 것이다. 두 과정이 하나의 실체라는 것을 깨달은 후에는 양극단이 정신분석 과정을 통해 보다 쉽게 접근할 수가 있게 되었다. 이로 인하여 노이로제의 정의도 바뀌게 되었는데, '노이로제란 자기자신 및 타인과의 관계에 장애가 있는 상태'라고 정의하게 되었다.

이 학설이 한동안 호나이 이론의 중심을 차지했는데 얼마 뒤에는 이것이 두 방향으로 발전되어 갔다. 다른 많은 사람들과 마찬가지로 호나이 자신에게도 늘 수수께끼와 같던 '참자아(real-self)에 대한 의문이 호나이 생각의 제일 표면으로 나온 것이 그 하나이고, 자아 이상화로 시작해서 자기자신으로부터 점점 소외되어가는 전체적 내부정신 과정을 보기에 이르른 것이 그 두번째 방향이다. 더욱 중요한 것은 호나이가 마지막으로 분석한 바에 의하면 자아증오심이 참자아를 향해 맞선다는 사실이다. 앞에서 이미 설명했지만 자존심 체계(pride system)와 참자아 사이의 갈등을 호나이는 중심적 내부갈등(central inner conflict)이라고 이름 했고 이것이 노이로제적 갈등의 범위를 확장시키게 되었다. 그 이전까지는 노이로제적 갈등이라는 것을 서로 용납할 수 없는 두 강박적 추진력 사이의 갈등이라고 정의해 왔었다. 이 개념을 그대로 유지해가면서 호나이는 점점 노이로제적 갈등이 이런 종류의 갈등만이 아니라는 것을 보게 되었다. 즉 노이로제적 요소들 사이에 일어나는 갈등만이 아니라는 것이다. 말하자면 중심적 내부갈등은 참자아의 건설적 힘과 자존심 체계의 저지하는 힘 사이, 건전한 성장과 이상화한 자아의 완벽성을 증명하려는 힘 사이에서 보이는 갈등인 것이다. 그러므로 정신 분석치료는 자아실현을 도와주는 중요한 수단이 된 것이다. 카렌 호나이는 임상 경험을 통해 위에 설명한 내부 정신적 과정이 분명하다는 사실을 보게 되었다.

뿐만 아니라 일반적 문제에서부터 보다 구체적 문제를 다루면서 이에 대한 지식이 점점 더 늘어났으며 호나이의 관심은 다른 종류의 노이로제 또는 노이로제적 성격의 변화하는 모습으로 옮겨졌다. 처음에는 이 변화라는 것이 내부과정의 감지 차이 혹은 접근 차이인 것처럼 보였으나 점차적으로 이것이 내부정신적 갈등들을 여러가지 방법으로 잘못 해결한 데에 기인한다는 것을 깨닫게 되었다. 그런데 이러한 해결 방법들이라는 것이 뉴로틱한 성격의 다양한 형들을 성립하는 새로운 일시적 근거를 제공하였다.

누구나 어떤 이론을 형성하고 보면 같은 분야에서 일하는 다른 사람들의 이론과 비교해보고 싶어지지만, 카렌 호나이는 제한된 시간과 에너지 때문에 프로이드의 비슷한 이론과 비교해서 그 유사점과 차이점만을 간단히 언급했다. 프로이드가 어떻게 자기 이론에 도달했는지의 그 섬세한 점들을 이야기할 수는 없고, 전체 문맥에서 한가지 이론만을 떼어서 말하는 것은 철학적으로 용납할 수 없으나, 이론 해석의 상세한 점에서 차이가 있지만 자세한 설명은 피하기로 한다고 전제하면서 아래와 같은 설명을 하고 있다.

호나이가 '영광을 찾아가는'(search for glory) 요소들에 대한 것을 재검토해 보았을 때, 마치 새로운 분야로 파고 들어가는것을 경험했는데 이때 프로이드의 뛰어난 관찰력에 감탄하지 않을 수 없었다고 말하고 있다. 프로이드가 아직 과학적으로 아무도 탐구하지 않은 영역을 개척한 것이 인상적이었으나 '영광을 찾아가는' 요소들에 관한 것은 몇 가지 밖에 찾을 수 없었다. 프로이드가 보지 못했는지 아니면 중요하다고 생각하지 않았는지 모르지만 그 중의 하나는 호나이가 말한 '노이로제적 주장'(neurotic claims)에 관한 것이다. 프로이드가 본 것은 뉴로틱한 사람들은 다른 사람들에게 지나치게 많은 것을 기대하기 쉬우며 이런 기대심을 조급하게 드러낸다는 사실이다.

그러나 프로이드는 이것을 '구강성 리비도'(oral libido)의 표현이라고 생각했으며 이런 주장이 어떤 특수한 성격을 띨 수 있다는 사실, 즉 이런 주장의 완전한 실현을 강요할 자격이 자기한테 당연히 주어져 있다고 느낀다는 사실을 간과하고 있다. 또 이러한 주장이 노이로제에서 어떠한 중요한 역할을 하는지도 간과하고 있다. 또 다른 한가지는, 여기저기에서 자존심이라는 말을 사용하고 있음에도 불구하고 프로이드는 노이로제적 자존심의 특수한 성격과 함축성을 인지하지 못하고 있다. 그러나 프로이드는 뉴로틱한 사람들에게서, 자신들의 마술적 힘과 만능적인 환상에 대한 믿음을 갖고 있음을 관찰했으며, 자신이나 자신의 도덕성(ego ideal)에 대한 만족 같은 자기 과대평가, 절제하는 것을 미화하는 것 등도 관찰했으며 강박적 경쟁심과 야심, 권력, 완벽성, 칭찬, 인정받는 것 등을 모두 이루고 싶어한다는 것도 관찰했다.

그러나 프로이드가 관찰한 이런 여러 가지 요소들이 프로이드 자신에게는 그저 다양하고 서로 연관되지 않은 현상으로 남아 있게 된다. 프로이드는 이런 다양한 것들이 한 곳에서 나오는 강력한 흐름의 표현들이라는 것을 보지 못했다. 환언하자면 다양성에 통일성이 있다는 것을 보지 못한 것이다.

호나이는 프로이드가 영광을 위한 추진력과 이 추진력이 뉴로틱한 과정에서 차지하는 의미와 영향을 깨닫지 못한 데에는 세가지 이유가 있다고 보았다.

첫째, 프로이드는 문화적 조건들이 인간의 성격형성에 미치는 힘을 인지하지 못했다. 이 맥락에서 흥미로운 것은 프로이드는 명성과 성공에 대한 갈망이 모든 인간에게 보편적으로 있는 경향이라고 본 것이다. 그 당시 이것은 유럽의 많은 정신분석가들도 마찬가지였다. 따라서 주위에서 흔히 볼 수 있는 우월하고 지배하고 승리하려는 강박적 추진력은 주위에서 '정상'이라고 생각되는 범위를 벗어나지 않는 한 검토해 볼만한 가치가 있는 문제로 생각하지 않았던 것이다. 프로이드가 이것을 문제로 취급한 경우는 분명하게 당혹스러운 정도가 되거나 아니면 당대의 여성관에 의한 '여성다움'을 벗어나 여자한테서 보여질 경우에만 해당되었다.

둘째, 프로이드는 노이로제적 추진력을 '리비도'(libido)의 현상이라고 보는 경향이 있기에, 자신을 영광스럽게 만드려는 행동은 리비도적으로 자신에 대한 흡족한 느낌을 표현하는 것으로 본 것이다. 예를 들면, 자기 사랑의 대상(love-object)을 과대평가 하는 것처럼 자기를 과대평가 한다던가, 야심적인 여자는 남자 생식기 부러움증(penis envy)을 앓고 있기 때문이라거나, 남이 나를 찬양하기를 바라는 것은 자기도취의 에너지 공급이 필요한 것을 말한다는것 등을 열거할 수 있다. 따라서 프로이드의 이론과 치료 탐구는 과거와 현재의 특별한 애정생활 즉 자신과 남에 대한 리비도적인 관계를 검토하는 방향으로 가고, 환자가 보이는 자기 찬양이나 야망에 대한 특수한 질이나 기능이나 그 영향 등을 검토하는 방향으로 가고 있지 않은 것이다.

셋째, 프로이드의 진화적–기계적 사고방식이다. 말하자면, 현재 보이는 현상은 순전히 과거의 조건들에 의해 만들어졌으며 과거의 것들 이외 것들은 포함될 수 없으며, 일단 이런 것들이 만들어진 뒤의 발전과정에서 새로운 것은 만들어 질 수 없으며, 현재 우리가 볼 수 있는 것은 모습을 바꾼 과거의 것에 불과하다는 말이다. 즉 원래 만들어진 것이 변함없이 재분포 된다는 말이다. 이런 철학적 전제에 따르면, 지나치게 경쟁심이 강한 것은 해결되지 못한 '오이디푸스 컴플렉스'(Oedipus complex)나 형제간 경쟁심의 결과라고 보면 만족하게 설명이 될 것이다. 또 자기가 만능적이라는 환상은 유아 때 누구나 갖는다는 '원초적 자기도취'(primary narcissism)를 보이는 발달 단계에 고정되거나 그 단계로 후퇴한 것으로 보면 만족스럽게 설명이 될 것이다. 이런 견해는 유아시기의 '리비도'적 경험과 연관을 성립시키는 것이며 이렇게 해석을 해야 깊이가 있고 만족스럽다고 보는 견해인 것이다.

그러나 카렌 호나이의 견해로 볼 때, 이런 식의 해석은 자기 문제에 대한 통찰을 방해하며 그 치료 효과가 제한된다고 주장한다. 호나이는 이점을 설명하기 위해 한 증례를 인용했다. 어느 환자가 자신의 정신 분석가가 자신에 대해 쉽게 모욕적이라고 느끼는 경향이 있다는 것과 또 여자를 대할 때 모욕당할까 봐 늘 두려워한다는 것을 발견했고, 다른 남자들처럼 남성적이지 않고 매력적이지 않다고 느끼는 것을 발견했다. 이 사람은 어려서 자기 아버지한테 모욕당한 장면을 기억하고 있다. 이런 여러가지 과거와 현재의 자세한 자료와 꿈을 기반으로 해서 다음과 같은 해석을 주었다고 하자. 즉 이 사람에게는 분석가나 그와 같은 권위적 인물들은 아버지를 대표하는 것이며, 모욕감을 느끼거나 모욕당할까 봐 두려워 하는 것은 아직도 해결되지 못한 오이디푸스 컴플렉스에 의한 반응에서 오는 것이라고 해석해 주었다고 하자.

이 분석 결과로 이 사람은 그 증상이 완화되고 모욕감도 덜 느끼게 될 수도 있다. 이 사람은 부분적으로 이 분석에서 도움을 받은 것이다. 이 사람은 자기 자신에 대해서 몇 가지를 알게 되었고 자기가 느끼는 모욕감은 이치에 맞지 않는다는 것을 깨달았다. 그러나 이 사람의 자존심을 다루지 않고서는 이 사람의 변화라는 것은 완전한 것이 될 수 없다. 오히려 이 사람의 표면상의 호전은 자기의 자존심이 비합리적 생각과 어린애 같은 행동을 용납하지 못하는 데에서 왔다고 볼 수 있다. 즉 이 사람이 자기의 자존심 때문에 새로운 내부강요(shoulds)를 만들어낸 데에 있을 것이라는 말이다. 다시 말하자면, 유치하게 행동하면 안되고 성숙한 사람처럼 행동해야 된다는 강요와 유치하기 때문에 모욕감을 느껴서는 안 된다는 강요에 따르게 되어 더 이상 모욕감을 느끼지 않게 된 것이다. 이렇게 되면 겉으로 보기에는 진전인 것 같지만 사실은 이 사람의 성장을 방해하는 것이 된다. 왜냐하면 이 사람의 모욕감은 밑에 숨어버려 이 문제를 정면 대결하여 다룰 기회가 희박해졌기 때문이며 분석치료가 이 사람의 자존심을 직접 다루는 대신 오히려 자존심을 치료에 이용하고 있기 때문인 것이다.

이상에 열거한 여러가지 이론적 이유로 프로이드는 영광을 추구하는 행위의 영향을 보지 못했다. 프로이드가 관찰한 팽창성향의 추진력 속에서 본 요소들은 있는 그대로의 것이 아니라 유아기의 리비도적 추진력에서 파생한 것이었다. 프로이드의 사고방식은 팽창성향이 그것 자체의 중요성을 갖고 있고 인과관계를 갖고 있다는 사실을 보는 것을 방해한 것이다.

호나이는 여기에서 자신의 이론을 더 분명히 하기 위하여 신프로이드학파 정신분석학자인 '아들러'(Alfred Adler)를 프로이드와 비교하여 아들러 학설을 인용하고 있다. 아들러는 권력과 우위성을 위한 추진력이 노이로제에 있어 중요한 역할을 한다는 사실을 깨달은 큰 공헌자라고 말한다. 그러나 아들러는 권력과 우위성을 얻는 방법에 너무 집착해서 그 개인이 겪는 고통의 깊이를 보지 못했으며 이에 관여된 문제들의 피상적인 면에 머물고 말았다고 보았다.

카렌 호나이는 자신의 이론인 자아증오심(self-hate)의 개념과 프로이드의 자아파괴적 본능(self-destructive instinct) 즉 죽음의 본능의(death instinct) 개념 사이에 커다란 유사점이 있는 데에 놀랐다고 말한다. 적어도 자기파괴적 충동의 강도와 그 의미하는 바에 대해서 두 사람이 다 같은 이해를 하고 있고, 어떤 점에서는 같은 견해를 갖고 있는데 예를 들면 정신내부적 금기(taboo)의 파괴성이나, 자기비난에서 오는 죄책감의 파괴성 같은 것들이다. 그럼에도 불구하고 이 영역에서도 커다란 차이점이 있다. 프로이드가 말하는 자기파괴적 충동의 본능적 성격은 그것이 최종단계임을 말한다. 왜냐하면 본능적이라고 하는 것은 확실한 정신적 또는 심리적 조건에서 생기는 것이 아니며 또 이런 조건들을 바꾼다 해서 문제를 극복할 수는 없기 때문이다. 이런 본능적 요소의 존재와 기능은 타고난 인간성의 표현에 불과하게 된다. 따라서 인간은 근본적으로 이러한 고통을 받고 자기를 파괴해 버리거나, 남들로 하여금 이러한 고통을 받게 하고 파괴하게끔 만드는 선택밖에 할 수 없으며, 이런 충동은 경감되거나 조정할 수는 있겠지만 최종적으로 바꿀 수는 없다. 만일 프로이드와 더불어 자기 파괴와 죽음의 본능을 가정한다면, 호나이가 말하는 그 복잡하고 의미심장한 자기증오심은 단순히 하나의 본능의 표현에 불과하게 된다. 한 사람이 있는 그대로의 자기를 미워하거나 경멸할 수 있다는 것은 프로이드의 견해에서는 아주 생소한 것이었다.

프로이드와 그의 전제를 받아 들이는 사람들도 그 많은 숨은 다양성과 결과를 거의 보지는 못했지만, 자기 증오심이 생긴다는 것을 관찰하기는 했다. 프로이드가 해석한 자기 증오심 같다고 한 것은 사실은 관계없는 다른 표현이었다. 여기서 프로이드가 말한 것은 아마도 무의식적으로 남을 미워하는 것일 수도 있다. 즉 우울증에 빠진 사람이 필요한 자기 도취적 에너지(narcissistic energy)의 공급이 잘 되지 않아 좌절감을 느껴 무의식적으로 미워하던 어떤 사람이 범한 과오때문에 자기자신을 비난할 수 있는 것이다. 물론 이런 현상이 정규적으로 일어나는 것은 아니지만 이것이 프로이드가 주장하는 우울증 발생 이론의 주된 근거이다. 우울증에 빠진 사람은 의식적으로는 자기 자신을 미워하고 비난하지만 사실 무의식적으로는 내향화한(introjected) 원수를 미워하는 것이다. 아니면 자기증오심처럼 보이는 것이 사실은 내향화한 권위자 역할을 하는 '수퍼 에고'(superego)에 의한 징벌의 과정일 수도 있다. 또 자기 증오심이 대인 관계적 현상으로 바뀌는 것을 볼 수 있다. 즉 남을 미워한다던가 아니면 그 미워하는 감정을 두려워하는 현상이 오는 것이다. 혹은 자기 증오심이 유아기 리비도의 항문 가학성(anal-sadistic)시기로 후퇴하는 데에서 오는 '수퍼에고'의 가학성 현상(sadism)이라고 볼 수도 있다. 이렇게 프로이드의 이론적 입장에서 보면 자기 증오심은 카렌 호나이의 이론과 전혀 다르게 발생할 뿐 아니라 그 성격도 호나이 이론과는 판이하게 다르다.

프로이드 이론의 맥락에 엄격하게 따르는 많은 정신분석가들도 그의 '죽음의 본능'(death instinct) 이라는 이론은, 호나이가 보기에도 정당한 이유로 배척했다. 만일 프로이드가 말하는 자기파괴적 성향에서 본능적 성격을 제거해 버리면 프로이드 이론의 틀 안에서 이 성향을 설명하기는 힘들 것이다. 호나이는 이것을 다른 방법으로 설명하기가 충분치 못하여 프로이드가 자기파괴적 본능을 그렇게 강조한 것으로 간주하고 있다.

또 프로이드가 수퍼에고(super-ego)에서 온다고 주장하는 강요 및 금기(demands and taboo)와 호나이가 말하는 내부강요의 독재성(tyranny of the shoulds)사이에는 분명한 유사성이 있다고 호나이는 말한다. 그러나 그 의미를 고려하면 바로 두 갈래로 나뉘게 된다. 우선 프로이드는 super-ego라는 것이 양심과 도덕성을 대표하는 정상적 요소이며 다만 지나치게 잔인하거나 가학적이면 노이로제라고 부른다. 한편 호나이가 보기에는 어떤 종류와 강도를 막론하고 내부강요(should)와 금기(taboo)는 양심과 도덕성을 표방한 노이로제적 성향이다. 프로이드에 의하면 수퍼에고(super-ego)는 부분적으로 '오이디푸스 컴플렉스'(Oedipus complex)에서, 또 다른 일부는 본능에서 유래한다고 보았다. 호나이의 견해에 의하면 내부강요(shoulds)라는 것은 자기 자신을 자기 자신이 아닌 어떤 존재로, 말하자면 신과 같은 또는 완벽한 존재로 개조하려는 무의식적 추진력을 말하며 만일 이것이 좌절되면 자기 자신을 미워하게 되는 것이다. 이런 차이점에서 오는 의미는 심장하지만 호나이는 한가지 중요한 점만을 이 시점에서 다루고 있다. 즉, 내부강요(should) 와 금기(taboo)를 프로이드처럼 수퍼에고에서 오는 것이 아니고 호나이처럼 한 특별한 종류의 자존심에서 유래되는 당연한 결과라고 본다면, 왜 이것이 어떤 성격구조의 사람에게서는 강하게 요구되고 또 다른 성격구조의 사람에게서는 강하게 금지되고 있는지를 보다 정확하게 이해하는데 도움이 된다는 점이다.

이러한 설명은 각 개인의 수퍼에고(super-ego) 또는 내부 독재의 강요에서 오는 여러가지 태도, 프로이드 문헌에 사용된 남의 비위를 맞추려는 태도, 복종적 태도, 반항하는 태도 등을 보다 잘 이해하는 데에도 적용될 수 있다. 프로이드는 이것들을 보편화해서 모든 노이로제에서 볼 수 있다고 했거나, 아니면 동정심과 연결된 우울증이나 강박신경증에서만 볼 수 있다고 했다. 그러나 호나이의 노이로제 이론에 따르면 이런 태도들의 종류는 특수한 성격구조에 따라서 결정된다. 이런 두 학자의 차이에 의해서, 이런 문제들에 대한 치료의 목적이 달라진다. 즉 프로이드의 경우에는 단순히 수퍼에고(super-ego)의 심한 정도를 감소시키려고 할 것이나, 호나이의 경우에는 내부독재를 전부 제거해버리고 자신의 진정한 소망과 신조에 따라서 인생의 방향을 결정하도록 도와주는 것을 목표로 삼는 것이다. 이런 호나이 이론의 가능성은 프로이드의 이론에는 전혀 존재하지 않는다.

여기까지 설명한 것들을 종합해 보면, 프로이드와 호나이의 두 접근방법에서 어떤 개별적 현상이 비슷하게 관찰되고 묘사되어 있으나 그 역동성(dynamics)의 해석과 의미는 완전히 판이하다. 개별적 현상을 떠나서 상호관계를 종합적으로 본다면 더 비교해볼 여지가 없다.

호나이가 볼 때 가장 의미심장한 상호 관계는 무한한 완벽성 및 권력의 탐구와 자기증오심 사이의 연관성이다. 이 두 가지가 불가분하다는 깨달음은 고대로부터 있어온 것이지만 호나이는 이런 사실들이 자기가 원하는 것을 갖기 위해 만드는 '악마와의 계약'(devil's pact)이라고 표현할 수 있는 이야기들에 의해 가장 상징적으로 잘 표현된다고 말하고 그 예를 설명하였다. 정신적 영적으로 고통받고 있는 한 인간이 있고 악마나 마귀같은 상징으로 표현되는 유혹이 있으며 다음에는 모든 고통을 없앨 뿐 아니라 무제한의 힘을 준다는 약속이 있고 드디어 마지막으로 그 힘을 얻는 것에 대해 자기의 혼을 내주거나 빼앗기는 대가를 치룬다는 이야기다. 호나이가 인용한 예들은 아담과 이브의 이야기, 오스카 와일드의 소설 '도리안 그레이의 초상화' 등이 있다. 이런 유혹을 물리친 예수와 붓다는 성인으로 추대 받는다.

이와 같은 주제는 민속 설화나 신화나 신학 등 선과 악의 양자대립이 다뤄지고 있는 곳에는 상징적이지만 시종일관 되풀이해서 나타나고 있다. 또 이런 주제는 일반 사람들의 의식 속에 오랫동안 자리잡고 내려왔다. 호나이는 정신과 정신분석학도 또한 이런 심리학적 지혜를 인정할 때가 되었다고 말했다. 1950년대에 출판했고 지금 내가 쓰고 있는 이 책의 골자를 이루고 있는 카렌 호나이의 가장 핵심적인 저서 '노이로제와 인간의 성장(Neurosis and Human Growth)이라고 하는 책에서, 호나이가 말하기를, 이 같은 주제가 노이로제적 과정과 흡사하다는 것은 놀라운 일이라고 감탄하고 있다. 즉 정신적 고통에 시달리고 있는 한 사람이 이 고통에서 벗어나기 위하여 자기 상상으로, 제멋대로 자신에게 무한한 힘을 갖게 하나, 자기 혼을 놓치고 자기증오심(self-hate)이라는 지옥 속에서 고초를 겪는 현상을 말하고 있는 것이다.

카렌 호나이는 이런 현상의 비유적 해명을 떠나 다시 프로이드로 돌아가서 말하기를, 프로이드는 이런 것들을 보지 못했고 이제 더 분명히 그 이유를 이해할 수 있다고 말한다.

즉 프로이드는 호나이가 설명한 '영광의 추구'를 서로 얽힌 여러가지 추진력의 복합체로 보지 않았고 따라서 이것의 역동적 힘 또한 이해할 수가 없었다고 말한다. 프로이드는 '자기파괴적 충동'의 지옥스러움을 분명히 보았으나 이것을 본능에서 오는 자동적 추진력의 표현이라고 보았기 때문에 이것을 심리적 역동성을 떠나서 본 것이 된다.

또 다른 관점에서 살펴 본다면 호나이가 제시한 뉴로틱한 과정은 '자기 자아의 문제'이다. 즉 이것은 '이상화한 자아'를 위해서 '참자아'를 버리는 과정이며, 타고난 인간으로서의 능력 대신에 이상화한 '가짜 자아'를 실현하려는 노력이며, 이 두 '자아' 사이의 파괴적 싸움이며, 이 싸움을 본인이 할 수 있는 최선의 방법으로 무마하려는 방법이며, 삶이나 정신분석을 통해 자신의 건설적 힘을 동원시키는 과정이며, 자신의 참자아를 찾아내는 과정인 것이다. 이런 의미에서 볼 때 영광을 추구한다는 문제는 프로이드한테 거의 아무 의미도 없는 것이었다. 프로이드가 말하는 'ego'라는 개념을 볼때, 거기에 묘사된 '노이로제적 자아(self)'라는것은 자발적 에너지로부터 소외되고, 자신의 진정한 소망으로부터 소외되고, 스스로 결단을 못 내리고 그 결단에 대한 책임도 지지 못하며, 자기의 현실 검토(reality testing)를 통해 주위 환경과 심하게 부딪치지 않도록 조심하는 사람으로 기술하고 있다. 만일 프로이드가 제시한 이런 노이로제적 자아를 건전하고 약동하는 자아로 착각한다면 키에르케고르(Kierkegaard)나 William James가 처음에 제시한 '참자아(real self)'의 복잡한 문제는 일어날 수가 없었을 것이다.

마지막으로 호나이는 자신이 설명한 뉴로틱한 과정을 도덕적 영적(moral or spiritual) 가치면에서 살펴보고 있다. 이런 입장에서 볼 때 인간의 노이로제라는 것은 진정한 인간의 비극적 요소들을 다 갖추고 있다. 인간이 파괴적으로 될 수 있는 가능성이 아무리 크다 해도, 인류 역사는, 자기 자신과 그 주위를 에워싸고 있는 세상에 대한 심오한 지식을 얻기 위해 생생하고 지칠 줄 모르는 노력을 해왔고, 깊은 종교적 경험을 위해, 위대한 영적인 힘과 도덕적 용기를 기르기 위해, 또 모든 분야에서 위대한 성취를 위해, 그리고 삶의 개선을 위해, 생생하고 지치지 않는 노력을 해왔음을 보여 주고 있다. 그리고 명심할 것은 무엇보다도 인간의 최선의 에너지가 이런 노력에 사용되어 왔음이다. 자신의 지식의 힘과 상상의 힘으로 인간은 아직 존재하지 않은 것을 가시화(可視化)할 수 있으며, 인간은 어느 시점에서 자신과 자신이 할 수 있는 것을 초월해 발전할 수 있는 것이다. 물론 인간에게는 제한이 있지만 그 제한이 확고하거나 최종적인 것은 아니다. 거의 모든 사람들은 내적 외적으로 자기가 성취하고 싶은 것보다 실제로는 뒤쳐지고 있다. 그러나 그 뒤쳐지고 있다는 것 자체가 비극적인 것은 아니며, 건전한 인간적 노력에 상응하는 노이로제적 내부 정신과정이 비극적인 것이다. 내적 고통의 압력 때문에 사람은 자기가 도달할 수 있도록 주어지지 않은 최상적이고 무한한 것을 잡으려고 안간 힘을 쓰며, 바로 이런 노력의 과정에서 참자아 실현을 위한 최상의 추진력이, 이상화한 자아를 현실화하려는 데로 빠지게 함으로써 자기자신을 파괴하며, 자기가 실제 소유하고 있는 잠재능력을 낭비하고 마는 것이다.

프로이드는 인간의 성품에 대해서 비관적 전망을 갖고 있었는데 프로이드의 이론적 전제에 따르면 그럴 수 밖에 없었다. 그가 본 바에 의하면 인간은 어느 쪽으로 향하던지 숙명적으로 불만족스럽도록 만들어져 있다. 인간은 자기 자신과 인류문명을 파괴하지 않고서는 자기의 원시적이고 본능적 충동에서 만족스럽게 벗어날 수 없는 것이다. 자기자신과 더불어 행복할 수도 없고 남과 더불어 행복할 수도 없다. 가능한 선택이라는 것은 혼자 괴로워 하던지 아니면 다른 사람들을 괴롭히는 이자택일(二者擇一) 밖에는 없다. 사물을 이렇게 본 프로이드는 어떤 그럴듯한 해결책도 받아들이지 않았는데, 사실 프로이드가 생각하는 범주 안에서는 이 악덕한 두 가지 선택중 어느 하나로부터도 헤어날 길이 없는 것이다. 잘해봤자 에너지가 잘못 쓰이는 것을 줄이는 것과, 에너지를 조금 더 잘 조정해서 쓰는 것과, 승화(昇華, sublimation)시킬 수 있을 뿐이다.

프로이드는 인간에 대해 비관적이었지만 노이로제에 담겨있는 인간의 비극을 보지 못했다. 호나이는 다시 강조하기를, 건설적이고 창조적 힘에 의한 노력들이 저지적이고 파괴적 힘에 의해 파손되었을 때만 인간경험의 비극적 낭비성을 볼 수 있다고 하였다. 프로이드는 인간 속에 분명히 있는 건설적 힘에 대해 분명한 견해가 없었을 뿐 아니라, 이러한 힘의 참된 성격을 부정하지 않을 수 없었다. 왜냐하면 프로이드의 사상체계에는 파괴적이고 본능적(libidinal) 힘과 거기에서 파생되는 복합체만 있기 때문이다. 프로이드에게 창조성(creativity)과 사랑(Eros)이라는것은, 단순히 본능적 또는 리비도적 추진력의 승화한 형태에 불과했다. 쉽게 말하자면, 호나이가 역설하는 참자아를 실현하려는 노력이라는것이 프로이드에게는 단지 자기도취성 리비도(narcissistic libido)의 표현에 불과했던 것이다.

프로이드의 인간을 보는 철학은 그 심오한 의미로 볼 때 비관적이다. 카렌 호나이의 철학은 인간 노이로제의 비극적 요소들을 다 인식하면서도 낙관적이다.

찾아보기

가

나

바

사

아

자

차

파

S

참고문헌

카렌 호나이의 저서

The neurotic personality of our time: 1937, 1994

New Ways in Psychoanalysis: 1939, 2000

Self Analysis: 1942, 1994

Our Inner Conflicts: 1945, 1994

Are You Considering Psychoanalysis? : 1946, 1962

Neurosis and Human Growth: 1950, 1991

카렌 호나이 학파 정신분석가들의 저서

(Horney's) Feminine Psychology. : Edited by Harold Kelman, M.D. 1967,

Development in Horney Psychoanalysis. Edited by Jack L. Rubins, M.D.

Karen Horney, Gentle Rebel of Psychoanalysis. By Jack L. Rubins. 1978

Karen Horney Final Lectures. Edited by Douglas H. Ingram, M.D. 1987

Karen Horney, The therapeutic Process. Edited by Bernard J. Paris. 1999

Karen Horney

- 본명은 Karen Clementia Theodora Danielson
- 1885년 9월 16일, 독일에서 태어남
- Freiburg 대학, Gottingen and Berlin에서 수학, 1911년 medical degree 받음
- 1915–1920 Karl Abraham과 Sigmund Freud와 함께 정신 분석 공부에 심취
- 의사 면허 취득과 함께 Berlin 병원에서 정신과에서 일했으며 Berlin 정신분석 협회의 회원
- 1920–1932 13여 편의 논문
- 1930년 사회 문화적인 요소에 기인한 인간발전의 이론을 확립하였다.
- 1932년 미국으로 이주, 시카고 정신분석회 창립
- 1934년 뉴욕으로 이사, 개인 진료와 New School for research에서 강의
- 1937년 The Neurotic Personality of our time 출간
- 1939년 New Way in Psychoanalysis 출간
- 1941년 New York Psychoanalytic Institute 사퇴하고 새로운 그룹인 Association for the Advancement Institute for Psychoanalysis와 The American Institute for Psychoanalysis를 창립
- Self Analysis 출간
- 1945년 Our inner Conflicts 출간
- 1950년 Neurosis and Human Growth 출간
- 1952년 사망시까지, Association's American Journal of Psychoanalysis의 편집
- 1952년 12월 4일 영면, 67세
- 1955년 Karen Horney Clinic 설립
- 1967년 Feminine Psychology 출간
- 1987년 Final Lectures 출간

저자 소개

김 병 석

- 정신과 전문의 정신분석학자
- 서울의대 졸업, 카렌 호나이 정신분석학교 졸업,
- 미국정신과 전문의, 정신분석 학자
- 코니아일랜드 병원 정신과 부과장
- 뉴욕주립대 임상교수 및 카렌 호나이 정신분석학교 강사 역임
- 세인트 조지 의과대학 임상교수
- 대한최면치료학회 설립 초대회장 역임
- 뉴욕국악동호회 초대회장 역임
- 한국국악협회 미동부지회 초대이사장 역임
- 한미문화연구원 창립 초대회장
- 한인회제정 제 1 회 장한 한국인상 수상
- 한국동포사회 공로상, 김환기 재단
- 금년의 자랑스런 의사상 2014. 뉴욕시 건강 및 병원 사단법인
- 등단 수필가, 한국일보 고정칼럼니스트
- 저서 : 울고싶다 죽고싶다 그래도 살고싶다
  미국생활의 정신건강 / The Road to American Dreams
  최면으로 창조하는 삶 / 호스피스와 정신건강

개인진료사무실 141-30 33 Avenue Flushing New York 11354
(예약전화번호) 917-696-7107 / dbkimmd@gmail.com

진료내용

일반정신과, 정신분석, 정신치료, 최면치료, 결혼치료, 가족치료, 자녀문제치료, 알콜중독치료, 취중운전, 법정문제, 정신과 상담.

카렌 호나이의 분석 정신

초판인쇄일 : 2015년 3월 10일
초판발행일 : 2015년 3월 20일
저　　자 : 김 병 석
펴 낸 이 : 오 무 근
펴 낸 곳 : 도서출판 **하나의학사**
출 판 신 고 : 제25100-2013-000061호(1988.4.1)
주　　소 : 서울시 서대문구 거북골로7-7 하나빌딩 1층
전 화 번 호 : (02) 730-2555, 2556
팩　　스 : (02) 730-2557
이 메 일 : hanampc1@naver.com

정가 22,000원

ISBN 979-11-85696-10-2 93510